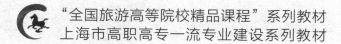"全国旅游高等院校精品课程"系列教材
上海市高职高专一流专业建设系列教材

食品营养与卫生

FOOD NUTRITION AND HYGIENE

尹玉芳 / 主编

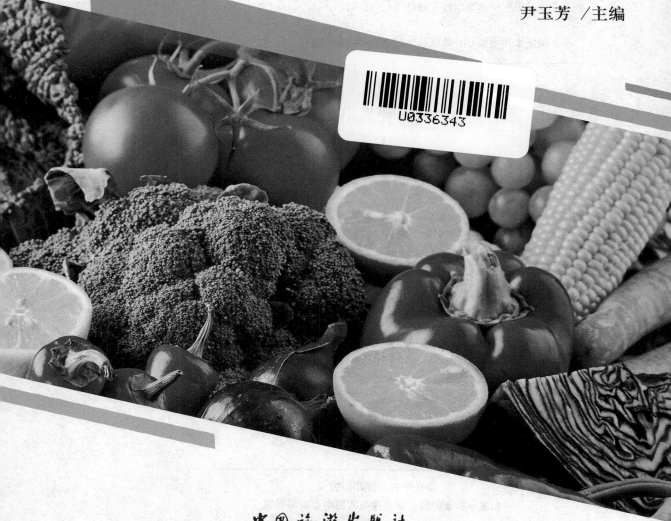

中国旅游出版社

项目统筹：谯　洁
责任编辑：郭海燕
责任印制：冯冬青
封面设计：中文天地

图书在版编目（ＣＩＰ）数据

食品营养与卫生 / 尹玉芳主编 . -- 北京 ： 中国旅
游出版社， 2022.10
　全国旅游高等院校精品课程系列教材
　ISBN 978-7-5032-6967-7

Ⅰ．①食… Ⅱ．①尹… Ⅲ．①食品营养－高等学校－
教材②食品卫生－高等学校－教材 Ⅳ．① R15

中国版本图书馆 CIP 数据核字（2022）第 091626 号

书　　名：食品营养与卫生

作　　者：尹玉芳主编
出版发行：中国旅游出版社
　　　　　（北京静安东里6号　邮编：100028）
　　　　　http://www.cttp.net.cn　E-mail:cttp@mct.gov.cn
　　　　　营销中心电话：010-57377108，010-57377109
　　　　　读者服务部电话：010-57377151
排　　版：北京旅教文化传播有限公司
经　　销：全国各地新华书店
印　　刷：北京明恒达印务有限公司
版　　次：2022年10月第1版　2022年10月第1次印刷
开　　本：787毫米×1092毫米　1/16
印　　张：22.5
字　　数：420千
定　　价：42.00元
ＩＳＢＮ　978-7-5032-6967-7

编委会

总　序

　　为全面落实全国教育大会精神和立德树人根本任务，根据《国家职业教育改革实施方案》总体部署和《上海深化产教融合推进一流专科高等职业教育建设试点方案》（沪教委高〔2019〕11号）精神，我校积极落实和推进高等职业教育一流专科专业建设工作，烹饪工艺与营养、酒店管理、西餐工艺、旅游英语、旅游管理和会展策划与管理六个专业获得上海市高职高专一流专业培育立项。在一流专业建设中我校拟建设一批省级、国家级精品课程，出版一系列专业教材，为专业建设、人才培养和课程改革提供示范和借鉴。

　　教材建设是旅游人才教育的基础，是"三教"改革的核心任务之一，是对接行业和行业标准转化的重要媒介。随着我国旅游教育层次和结构趋于完整化、多元化，旅游专业人才的培养目标更加明确。因此教材建设应对接现代技术发展趋势和岗位能力要求，构建契合产业需求的职业能力框架，将行业最新的技术技能标准转化为专业课程标准，打造一批高阶性、应用性、创新性高职"金课"。拓展优质教育教学资源，健全教材专业审核机制，形成课程比例结构合理、质量优良、形式丰富的课程教材体系。

　　以一流专业建设为契机，我校积极探索校企共同研制科学规范、符合行业需求的人才培养方案和课程标准，将新技术、新工艺、新规范等产业先进元素纳入教学标准和教学内容，探索模块化教学模式，深化教材与教法改革，在此基础上，学校酒店与烹饪学院组织了经验丰富的资深教师团队，编纂了本套系列教材。本套教材主要包括：《酒店经营管理实务》《酒店安全管理》《酒店接待实务》《接待业概论》《酒店专业英语》《茶饮文化》《调酒技艺》《咖啡技艺与咖啡馆运营》《酒店督导技巧》《食品营养与卫生》《厨房生产管理》《面点制作工艺》《中式烹调技艺》《餐厅空间设计》《酒店服务管理》等。既有专业基础课程教材，又有专业核心课程教材。

专业基础课程教材重在夯实学生专业基础理论以及理解专业理论在实践中的应用场景，专业核心课程教材从内容上紧密对接行业工作实际；从呈现形式上力求新颖，可阅读性强，图文并茂；教材选取的案例、习题及补充阅读材料均来自行业实践，充分体现了科学性与前瞻性的结合；从教材体例编排上按照工作过程或工作模块进行组织，充分体现了与实际工作内容的对接。

本套教材的出版作为上海旅游高等专科学校一流专业建设的阶段性成果，必将为专业发展及人才培养成效再添动力。同时，本套教材也为国内同类院校相关专业提供了丰富的选择，对于行业培训而言，专业核心课程教材的内容也可作为员工培训的素材供选择。

上海旅游高等专科学校

一流专业建设系列教材编委会

2020 年 11 月 于上海

前　言

食物是人类生存与活动最基本的物质保证，而食物的营养水平和安全卫生又与人类的智力和身体健康、与民族的兴衰和发展密切相关。只有遵循营养学的基本原理，合理营养，平衡膳食，科学安排日常饮食，才能保证人的身体健康，有充沛的体力和精神进行工作和学习。

随着时代的发展和人们生活水平的提高，到酒店和餐饮机构就餐的人越来越注重营养和健康，这势必要求从业人员有更丰富的食品营养学和配餐知识。并且，食品安全事件偶有发生，影响了人们的身体健康和生命安全，食品安全问题也已经成为社会关注的焦点。为了适应当前经济发展的需要，应对人们对食品安全的关切，从根本上解决与食品卫生相关的各类实际问题，我们需要从最基础的专业教育抓起，让学生学习和运用食品营养专业知识。

为了适应酒店管理与数字化运营专业和餐饮智能管理专业的教学需要，本教材在介绍食品营养学、配餐理论知识和食品卫生知识的基础上，讲解相关知识时注重联系酒店和餐厅经营管理和服务过程中的实际情况和客人需要，具有较强的专业针对性。

本书内容共十一章，其中第一章至第七章为食品营养学知识，第八章和九章为配餐知识，第十章和第十一章为食品安全卫生知识。具体的内容为：第一章食品营养学概论，第二章能量，第三章营养素的分类及其功能，第四章食物分类及其营养价值，第五章储存加工对食品营养价值的影响，第六章膳食营养与疾病，第七章公共营养，第八章特定人群的营养与配餐，第九章餐饮企业的营养配餐，第十章食品污染，第十一章食物中毒。每一章由引言和学习目标开始，以引起学生的注意和思考，每一章后面附有练习题目，帮助学生回顾和掌握本章主要知识内容。本教材由上海师范大学旅游学院 / 上海旅游高等专科学校副教授尹玉芳老师编写。

编　者

2022 年 8 月

目 录
CONTENTS

目录

第一章
食品营养学概论

学习目标

1. 掌握食品营养学的概念。
2. 理解食品营养学的研究内容。
3. 了解食品营养学的发展过程。

● 引　言

食品营养学是研究食品与人体健康的一门科学，是营养学的分支学科。世界各国针对各自国民的营养问题，加强国家政府的干预，根据国情分别采取有针对性的措施，纷纷制定各国的营养计划、政策与法规。中国也越来越重视营养调查与食物研究，中国营养学会也取得了很多的成就。

第一节　食品营养学的概念

一、食品的概念

食品（food），有时也称食物。根据我国《食品安全法》第九十九条对"食品"的定义如下：食品，指各种供人食用或者饮用的成品和原料以及按照传统既是食品又是药品的物品，但是不包括以治疗为目的的物品。

《食品工业基本术语》对食品的定义：可供人类食用或饮用的物质，包括加工食品，半成品和未加工食品，不包括烟草或只做药品用的物质。

二、食品营养学的概念

营养学是研究食物与机体的相互作用，以及食物营养成分（包括营养素、非营养素、抗营养素等成分）在机体里分布、运输、消化、代谢等方面的一门学科。随着营养学的发展，出现了许多营养学分支学科，如人类（基础）营养学（human nutrition）、临床（医学）营养学（clinical nutrition）、食品营养学（food nutrition）等。

食品营养学（food nutrition）主要研究食物、营养与人体生长发育及健康的关系，提高食品营养价值的方法以及食物资源的开发途径，营养与健康的关系等。食品营养学研究的目的是根据机体在不同生理、病理情况下体内新陈代谢的需要，确定合理的机体营养素需求量，制定科学的营养素利用原则，从而从膳食营养上满足人体需要，保障人体健康。

三、食品营养学的主要研究内容

食品营养学是研究食品与人体健康的一门科学，是营养学的分支学科。主要研究食物、营养与人体生长发育和健康的关系，以及提高食品营养价值的措施，其主要研究内容包括：

（1）食品的营养成分及其检测。

（2）人体对食品的摄取、消化、吸收、代谢和排泄。

（3）营养素的作用机制和它们之间的相互关系。

（4）不同生理状态下和特殊环境下人群的营养和膳食问题。

（5）合理膳食与健康的关系。

（6）食品加工对营养素的影响。

（7）新食品资源开发中的营养问题。

第二节　营养学发展概况

一、世界食品营养与健康概况

按照经济和社会发展状况，当今世界的营养问题可分为两类：对于发展中国家，由于贫困、战争和灾荒导致粮食短缺，造成人民营养不良、营养缺乏；而发达国家则出现了因营养不平衡和营养过剩所导致的肥胖症和高血压、高脂血症、冠心病、糖尿病。

世界各国针对各自国民的营养问题，加强国家政府的干预，根据国情分别采取有针对性的措施，纷纷制定各国的营养计划、政策与法规。美国、日本等国家都规定，医院、幼儿园、食堂、餐馆以及食品工厂等，都必须设有营养师，负责膳食营养或给患者开营养处方等，许多大学还设有营养学系和食品工程系。有些国家还设有国家及地方的营养研究所，专门从事营养学的研究。近年来，发达国家的食品工业设置营养师已经成为惯例，食品正在向着营养设计、精制加工的方向发展，即按照合理的营养构成来配置食品，或制成某种专用食品，以提高其营养价值[1]。

营养科学有必要将全球正在面临的基本挑战涵盖其中。将营养科学应用于食品及营养政策上，也面临着其他相关的挑战，同时也有不可避免的巨大危机。

全球食品与营养的不安全、不充足甚至长期短缺的局面在过去的 20 年间并没有明显的改善。在富裕与贫穷国家以及人口之间，尤其是在战争与疾病的多发地区，由于贫富差距越来越大，上述状况变得更糟。

一般的以及特殊的营养不良更易受传染性疾病的袭击，尤其是妇女、婴幼儿和儿童等弱势群体。这些传染病将使食品和营养安全问题显得更加严重。肥胖、糖尿病以及其他慢性疾病，包括心血管和脑血管疾病、骨骼疾病和各种位点的癌症，目前也在中低收入的国家流行。这些与营养相关的疾病，加重了卫生保健体系的负担。应用科学要应付这些挑战，只有通过结合生物技术、社会以及环境的方式才能成功[2]。

二、中国食品营养发展概况

（一）中国古典营养学

中国作为一个文明古国，其营养学的发展与其他自然学科同样有着非常悠久的历史。早在西周（公元前 1100~ 前 771 年）时期，官方的卫生管理制度就分为四大类：食医、疾医（内科医生）、疡医（外科医生）、兽医。在《周礼》中记载，食医专门负责食物和营养，是最早的营养师。编写于战国到西汉时期的《黄帝内经》提出并探讨了关于均衡饮食的概念，是世界上最早的"膳食指南"。唐代名医孙思邈提出了"治未病"的概念，还提出了"食疗"的概念，他认为食用和药用功能是同样重要的，即"用之充饥则谓之食，以其疗病则谓之药"。经典中医药书籍《神农本草》和《本草纲目》均展示了自然界中数百种食材的性质及其对人体健康的影响。此外，还有许多其他史籍，如《食经》《千金方》等，都反映了中国古代营养学所取得的成就。

古典营养学区别于现代营养学的定义描述，古典营养学专门指中国 1912 年以前，涉及营养学研究的整个理论、实践、规律体系，有别于当代营养学的研究风格和思维模式。古典营养学是以中国古代营养学科特点、营养实践规律、营养发展历史、营养设计思维模式等为重心，展开一系列研究的学科。

（二）中国现代营养学[2]

1. 营养学的发展早期（1949 年之前）

中国现代营养科学始建于 20 世纪初。为了解决民众的营养问题，科学家们将饮食与营养列为最重要的研究项目之一。自 1910 年起，为了满足社会和人们的需要，中国的一些医疗机构开始教授简单的生物、化学及营养知识，并进行相关的营养研究。而后，食品生物化学研究者进行了有关的食品分析与膳食调查工作，并在 1928 年、1937 年分别出版了《中国食品营养》和《中国民众最低营养需求》。1941 年，中央卫生实验院召开了第一次全国营养学大会。1945 年中国营养学会在重庆成立，并创刊了《中国营养学杂志》。限于历史条件和技术，无法全面记录当时中国的实际状况，但其代表了营养学研究的开始。

2. 专业委员会时期（1949—1981 年）

中华人民共和国成立后，1950 年，中国营养学会并入生理科学学会，并继续从事营养学学术活动。1952 年首版《食物成分表》正式发表。1956 年《营养学报》创刊。1959 年开展了第一次全国性的营养普查，覆盖全国约 26 个省、市，50 万人的四季膳食情况。根据调查结果，于 1962 年提出第一份营养素供给量的建议。

3. 中国营养学会的早期阶段（1981—1996 年）

1981 年，中国营养学会发展成为国家学会，并于 1984 年成为国际营养科学联合会（IUNS）的成员，1985 年加入亚洲营养科学联合会（FANS）。1982 年，第二次全国营养普查开始。1988 年中国营养学会修订了每人每日膳食需求指标，并于 1989 年提出了《中国居民膳食指南（2022）》。中国从 1995 年开始实施全民食盐加碘（USI）。2000 年，中国政府向世界郑重宣布：中国已经基本实现了消除碘缺乏病的阶段性目标。

4. 中国现代营养学的发展（1996 年至今）

自 1982 年始，全国营养调查每 10 年进行一次。此外，与营养有关的一些普查也在进行：1959 年、1979 年以及 1991 年的高血压调查；1984 年和 1996 年的糖尿病调查。《中国食物成分表》的最新版本为第六版，详细的食品成分数据库也已制定。

在我国，长期以来使用天然食物成分和食品来预防疾病被视为营养研究的热点领域之一。同时，食品中的一些微量功能成分也日益引起人们的关注。随着分子生物学的理论和实验技术的发展，"分子营养学"和"营养基因学（或营养基因组学）"的研究在我国也已开始。

近年来，中国营养学会已发展会员 12000 余名，包括妇幼营养、老年营养、公共营养、临床营养、特殊营养、营养与保健食品、微量元素营养 7 个专业分会。此外，29 个省、自治区均有自己的地方性营养学会，并与中国营养学会保持着密切的联系。

课后习题

一、填空题

1. 食品营养学主要研究_____、_____与_____和_____的关系。

2. 自 1982 年始，全国营养调查每_____年进行一次。

二、简答题

1. 食品营养学的概念是什么？

2. 食品营养学的主要研究内容是什么？

第二章
能 量

● 学习目标

1. 掌握能量的概念。

2. 会针对个体计算人体的能量需求。

3. 掌握基础代谢和基础代谢率的概念。

4. 能够说出人体能量消耗于哪些方面。

● 引　言 ────────

　　人体在生命活动过程中，一切生命活动都需要能量，如物质代谢的合成反应、肌肉收缩、腺体分泌等。而这些能量主要来源于食物。动、植物性食物中所含的营养素可分为五大类：碳水化合物、脂类、蛋白质、矿物质和维生素。加上水则为六大类。其中，碳水化合物、脂肪和蛋白质经体内氧化可释放能量。三者统称为"产能营养素"或"热源质"。

　　人体所消耗的能量主要用于基础代谢、食物特殊动力作用和从事各种体力活动三大方面。

第一节　能量的概念

一、能量的概念

　　能量指的是人体维持生命活动所需要的热能。人体所需要的热能都来自产热的营养素，即蛋白质、脂肪和碳水化合物。

　　人体一切生命活动都需要能量，如物质代谢的合成反应、肌肉收缩、腺体分泌等。而这些能量主要来源于食物。动、植物性食物中所含的营养素可分为五大类：碳水化合物、脂类、蛋白质、矿物质和维生素。加上水则为六大类。其中，碳水化合物、脂肪和蛋白质经体内氧化可释放能量。三者统称为"产能营养素"或"热源质"。

　　那么，食物中的能量是从哪儿来的呢？食物能量的最终来源是太阳能。由植物利用太阳光能，通过光合作用把二氧化碳、水、其他无机物合成为有机物（碳水化合物、脂肪、蛋白质等）以供其生命所需；并将其生命过程的化学能保存在三磷酸腺苷（ATP）的高能磷酸键中。

　　动物和人则将植物的贮存能量物质（如淀粉），通过代谢活动将其转换成可利用的形式，以维持自身的生命活动。而人又可利用动物为食。人体从食物获得能量，用于各种生命活动，如内脏的活动、肌肉的收缩、维持体温以及生长发育等。关于人体能量的获得与去向，如图 2-1 所示[3]。

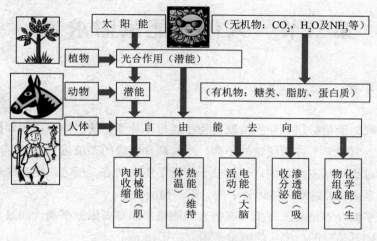

图 2-1　人体能量的获得与去向

二、能量的单位

能量有不同的表示方式。人们对机体所摄入和消耗的能量，通常用热量单位即卡（cal）或千卡（kcal）表示。1cal 相当于 1g 水从 15℃升高到 16℃，即温度升高 1℃所需的热量，营养学上用千卡作为常用单位。

现在国际上通常以焦耳（Joule，J）作为热能的计量单位，同时也仍然使用卡为计量单位。1J 相当于用 1 牛顿（N）的力将 1 千克（kg）质量的物体移动 1m 所需的能量。在实际应用中，通常使用千焦（kJ）、兆焦和千卡（kcal）。1kJ=1000J；1MJ=1000kJ=1000000J。

"J" 与 "cal" 的换算关系：

1J=0.239cal

1cal=4.184J

近似计算时，可取：

1J ≈ 0.24cal

1cal ≈ 4.2J

粗略计算时，还可以采用除以 4，或乘以 4 表示。

第二节 人体的能量需求量

一、能量平衡

体内消耗的能量必须从外界摄取食物才能得以补偿，使机体消耗的和摄取的能量趋于相等，营养学上称为能量的平衡。当这两种能量的差值近乎等于零时，说明人体的营养过程是基本合理的，机体处于能量平衡的状态。反之，则意味着人体摄入的营养不足或营养过剩，机体处于能量不平衡的状态。

能量的平衡并不是要求每个人在每天的能量摄取都要做到平衡，而是要求成年人在 5~7 天内其消耗的与摄入的能量平均值趋于相等。

能量的平衡是营养学的一个最基本的问题。在评论人们的生活水平时，首先要看他们是否吃饱，然后才能看他们摄取的营养素的比例是否合理，合理的营养应该是既要吃得饱又要吃得好。

二、人体的能量需求量

所谓人体的能量需求量，是指个体在健康状态下，以及与经济状况、社会所需体力活动相适应时，由食物摄取的、并与所消耗能量相平衡的能量。

若摄食量高于或者低于这种需要，则贮能即有所改变。在消耗的能量不变的情况下，当摄取量大于需要量时，多余的能量会以脂肪的形式贮存；而当摄取量小于需要量时，则体内的脂肪将被分解用于产能。事实上，任何个体都有一个可接受的健康体重范围。但若这种不平衡时间太长，或不平衡程度太大，则体重和身体组成成分的变化对身体的功能和健康会带来危害。

人体的能量需要主要用于以下三个方面：基础代谢，食物特殊动力作用，从事各种活动和劳动。所以，总的能量需要量 = 基础代谢能量 + 食物特殊动力作用所消耗的能量 + 各种活动和劳动所消耗的能量。

FAO（Food and Agriculture Organization 联合国粮食及农业组织）曾提出一个粗略计算人体每日能量需要量的公式：

男子：每日能量需要量（kJ）=体重（kg）×192

女子：每日能量需要量（kJ）=体重（kg）×167

对于不同劳动强度，再对计算结果乘以相应的系数（轻微活动0.9；积极活动1.17；剧烈活动1.34）。

下面对人体所消耗的三种能量分别进行介绍。

（一）基础代谢

1.基础代谢和基础代谢率的含义

人体在18~25℃室温下，空腹、平卧并处于清醒、安静的状态称为基础状态。此时，维持心跳、呼吸等基本生命活动所必需的最低能量代谢，称基础代谢（basal metabolism，BM）。这种能量消耗主要是维持人的呼吸、心脏跳动、物质代谢等最基本的生理活动。基础代谢是一种机体处于特殊状态下所需要的能量，但是基础代谢所需要的这种热能并不是人体的最低能量需要量。因为人体在睡眠或较长时间未进食的情况下，可消耗的能量将会明显低于基础代谢能量。这是由于生命体所具有的对外界环境的适应性所决定的。

基础代谢率（basal metabolic rate，BMR）是指人体在清醒而又极端安静的状态下，不受肌肉活动、环境温度、食物及精神紧张等影响时，单位时间之内人体每平方米体表面积所消耗的基础代谢能量，单位为kJ/（m^2·h）。

2.基础代谢的影响因素

基础代谢能量消耗的大小受许多因素影响。

（1）体表面积

身材大小不同，人体的基础代谢总量显然不同，基础代谢与人体的体表面积成比例关系。鲁布纳（Rubner）早在1894年发现，基础代谢率如果以单位体表面积表示，则比较恒定。人体的体表面积与体重及身高显著相关。20世纪30年代，史蒂文森（Stevensen）曾经得出我国人体表面积的计算公式。中华人民共和国成立以来，国人身材有很大变化，身高、体重都明显增加。1984年，由我国军事医学科学院军队卫生研究所赵松山等提出的体表面积的计算公式（A：体表面积；H：身高；W：体重）为：

男子：A（m^2）=0.00607×H（cm）+0.0127×W（kg）−0.0698

女子：A（m^2）=0.00586×H（cm）+0.0126×W（kg）−0.0461

混合：A（m^2）=0.00659×H（cm）+0.0126×W（kg）−0.1603

儿童：A（cm^2）=42.3356×H（cm）+175.6882×W（kg）−272.2715

所以，人体一天基础代谢的能量消耗 =BMR×A（m²）×24（h）

（2）年龄

年龄越小，基础代谢率越高，随着年龄的增长，基础代谢率缓慢降低。儿童和青少年处于生长发育期，其基础代谢率比成年人高 10%~15%。中年以后，基础代谢逐渐降低，活动量逐渐减少。老年人基础代谢较成年人低 10%~15%，活动更少，需要的能量也更少。

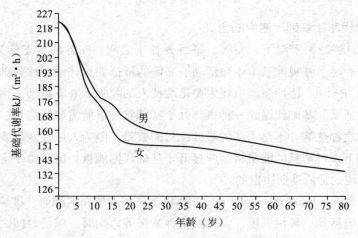

图 2-2　不同性别与不同年龄的正常基础代谢率

（资料来源：Guyton，A.C.：Textbook of MedicalPhysiology.p.883.Philadelphia W.B.Saunders Co，
Lodon，1981.）

（3）体重

自 20 世纪 90 年代，世界各国大都采用 FAQ（联合国粮食及农业组织）和 WHO（世界卫生组织）的建议按体重计算人体基础代谢（见表 2-1）。

表 2-1　由体重（m）估算人体基础代谢

年龄（岁）	男		女	
	kcal/d	MJ/d	kcal/d	MJ/d
0~	60.9m − 54	0.2550m − 0.226	61.0m − 51	0.2550m − 0.214
3~	22.7m + 495	0.0949m + 2.07	22.5m + 499	0.9410m + 2.09
10~	17.5m + 651	0.0732m + 2.72	12.2m + 746	0.0510m + 3.12
18~	15.3m + 679	0.0640m + 2.84	14.7m + 496	0.0615m + 2.08

年龄 （岁）	男		女	
	kcal/d	MJ/d	kcal/d	MJ/d
30~	11.6m + 879	0.0485m + 3.67	8.7m + 820	0.0364m + 3.47
60~	13.5m + 487	0.0565m + 2.04	10.5m + 596	0.0439m + 2.49

注：m = 体重（kg）

资料来源：WHO technical report series，724，1985.

（4）性别

女性的基础代谢率比男性低约5%（2%~12%）。

（5）环境温度与气候

环境温度对基础代谢有明显影响，在舒适环境（20~25℃）中，代谢最低；在低温和高温环境中，代谢都会升高。环境温度过低可能引起不同程度的颤抖而影响代谢升高；当环境温度较高，因为散热而需要出汗，呼吸及心跳加快，因而影响代谢升高。

（6）甲状腺功能

甲状腺素可以增强所有细胞全部生化反应的速率。因此，甲状腺素的增多即可引起基础代谢率的升高。基础代谢率的测定是临床上甲状腺功能亢进的重要诊断指征之一。甲状腺功能亢进者，基础代谢率可比正常平均值增加40%~80%，甲状腺功能低下者，可比正常值低40%~50%。

（7）其他因素

影响人体基础代谢率的还有药物及交感神经活动等因素。如人体发烧时，体温每升高1℃，其基础代谢率将增加13%。一般情况下，基础代谢率可以有10%~15%的正常波动。

（二）食物特殊动力作用（SDA）所消耗的能量

食物特殊动力作用（specific dynamic action，SDA），即食物热力作用，是指人们在摄食后，由于摄食行为的进行，将使机体能量代谢额外增加，使得机体向外界或环境散失的热量比进食前有增加的现象。譬如，某人基础代谢率为168.80kJ/h，当摄取相当于168.80kJ的食物，并处于基础代谢条件下，经测定，这时的代谢率不是168.80kJ/h而是176.40kJ/h。显然，这部分增加的代谢数值是因进食引起的。这一现象最早为 Rubner 发现，他称之为"食物特殊动力作用"。

食物特殊动力作用与进食的总热量无关，而与食物的种类有关。其所消耗的能量主要表现在蛋白质、脂肪、碳水化合物三大类营养素的消化吸收。进食碳水化合物与脂肪对代谢的影响较小，碳水化合物为自身产热的 5%~6%，脂肪为 4%~5%，持续时间也只 1h 左右。但进食蛋白质对代谢的影响则较大，可达基础代谢的 30%，持续时间也较长，有的可达 10~12h。食物特殊动力作用的机制，是食物在消化、吸收和代谢过程中的耗能现象。例如，某些酶的活力增加，代谢过程中某些物质在细胞与间质间的主动转移等，氨基酸的脱氨基作用的耗能现象更加明显。

一些特殊的食物成分，如辣椒、胡椒等，也具有很强的食物特殊动力作用。在摄食混合食物时，食物的特殊动力作用消耗能量 0.6~0.8MJ（150~200kcal），约占人体每日基础代谢能量消耗的 10%。

（三）从事劳动所消耗的能量

人类生存的所有活动都是在做"功"，做功就要消耗能量，无论是脑力劳动或是体力劳动，都要消耗能量。如脑力劳动的"思考"、体力劳动的"写字""运动"等。此类能量的消耗是人类生存意义所在，将直接影响人的"生存质量""劳动效率"，甚至"社会发展水平"等，是人体能量需要的重要一项。

体力活动，特别是体力劳动，是相同性别、年龄、体重和身体组成中，影响个体年龄需要的最重要因素。劳动强度越大，持续时间越长，工作越不熟练时，其所需能量越多。

我国曾对男性的劳动强度分成五级：极轻体力劳动、轻体力劳动、中等体力劳动、重体力劳动、极重体力劳动。女性的劳动强度按四级划分，无极重体力劳动一级。现在，随着科技和社会的进步，许多体力项目的劳动程度也已逐渐减小，特别是在重体力劳动和极重体力劳动方面。因此，中国营养学会建议，我国人民的活动强度可由五级调为三级，并估算成人的能量消耗如表 2-2 所示。

表 2-2　我国成人活动分级和能量消耗[3]

活动级别	职业工作时间分配	工作内容举例	平均能耗①（kcal/min）	
			男	女
轻	75% 时间坐或站立，25% 时间站着活动	办公室工作、维修电器钟表等、一般实验操作、讲课等	1.55	1.56
中等	40% 时间坐或站立，60% 时间特殊职业活动	学生日常活动、驾驶机动车、电工安装、车床操作、金属切割等	1.78	1.64

活动级别	职业工作时间分配	工作内容举例	平均能耗[①]（kcal/min）	
			男	女
重	25% 时间坐或站立，75% 时间特殊职业活动	非机械化农业劳动、炼钢、体育运动、装卸、伐木、采矿等	2.10	1.82

①以 24h 的基础代谢率倍数表示

综合以上三种能量消耗，根据大量的资料分析，普通男性和女性每日需热量可以按下列经验公式计算：

男性每日需热量（kJ）＝［815＋36.6×体重（千克）］×4.184

女性每日需热量（kJ）＝［580＋31.1×体重（千克）］×4.184

第三节　能量的食物来源

一、能量的供给

能量的供给与个体的消耗量有直接关系。不同人群的需要量和供给量各不相同。中国营养学会发布的中国居民膳食营养素参考摄入量表格，对不同年龄、性别、不同劳动强度、不同生理状态的人群膳食能量有着不同的推荐摄入量（见表 2-3）。

表 2-3　中国居民膳食能量推荐摄入量　　　（单位：RNIs）

年龄（岁）	RNI				年龄（岁）	RNI			
	MJ/d		kcal/d			MJ/d		kcal/d	
	男	女	男	女		男	女	男	女
0~	0.4MJ/（kg·d）*		95kcal/（kg·d）*		5~	6.70	6.27	1600	1500
0.5~	0.4MJ/（kg·d）*		95kcal/（kg·d）*		6~	7.10	6.70	1700	1600
1~	4.60	4.40	1100	1050	7~	7.53	7.10	1800	1700
2~	5.02	4.81	1200	1150	8~	7.94	7.53	1900	1800
3~	5.64	5.43	1350	1300	9~	8.36	7.94	2000	1900
4~	6.06	5.85	1450	1400	10~	8.80	8.36	2100	2000

续表

年龄（岁）	RNI MJ/d 男	RNI MJ/d 女	RNI kcal/d 男	RNI kcal/d 女	年龄（岁）	RNI MJ/d 男	RNI MJ/d 女	RNI kcal/d 男	RNI kcal/d 女
11~	10.04	9.20	2400	2200	轻体力活动	9.62	7.94	2300	1900
14~	12.13	10.04	2900	2400	中体力活动	10.87	8.36	2600	2000
18~					重体力活动	13.00	9.20	3100	2200
轻体力活动	10.04	8.80	2400	2100	60~				
中体力活动	11.30	9.62	2700	2300	轻体力活动	7.94	7.53	1900	1800
重体力活动	13.38	11.30	3200	2700	中体力活动	9.20	8.36	2200	2000
孕妇（4~6）个月	+0.84		+200		70~				
孕妇（7~9）个月	+0.84				轻体力活动	7.94	7.10	1900	1700
乳母	+2.09		+500		中体力活动	8.80	7.94	2100	1900
50~					80~	7.94	7.10	1900	1700

注：* 为 AI，非母乳喂养应增加 20%，1kacl=4.184kJ。

资料来源：中国营养学会编著.中国居民膳食营养素参考摄入量（2013 版）.北京：科学出版社，2014.

二、食物来源

　　碳水化合物、蛋白质和脂肪三类产能营养素普遍存在于各种食物中。粮谷类和薯类食物含有碳水化合物比较多，是膳食能量最经济的来源。油炸作物富含脂肪。动物性食物一般比植物性食物含有更多的脂肪和蛋白质，但大豆和坚果类例外，它们含丰富的油脂和蛋白质。蔬菜和水果一般含能量较少。

我国居民传统的膳食结构以植物性食物为主食，碳水化合物供给的能量占总能量需要量的 55%~65%。脂肪可占总能量需要量的 20%~30%；蛋白质占总能量需要量的 10%~15%。

　　随着经济的发展，农业生产结构的改变，人民生活水平的提高，我国人民的膳食结构正在发生着明显的变化，特别是发达地区和大城市，动物性食物的消费量大幅增加，而粮食的消费量明显下降。这种膳食结构的变化减少了营养缺乏病的发生，如脂溶性维生素缺乏病，铁、钙等无机盐的缺乏病，但同时也增加了一些慢性疾病的发生，特别是脂肪摄入超过人体能量总需要的 30% 时，心血管系统疾病和糖尿病等发病率也明显增加。因此，要加强宣传教育，在保持我国传统的膳食结构的基础上适当调整，使之更为合理。

课后习题

一、填空题

1. 国际上通常以_____和_____为热能的计量单位。

2. _____、_____和_____是三大产能营养素，普遍存在于各种食物中。

3. 年龄越小，基础代谢率越_____。

二、简答题

1. 常用的能量单位有几个？它们之间的换算关系是什么样的？

2. 哪些营养素为产能营养素？

第三章
营养素的分类及其功能

● 引　言

　　生命是物质运动的高级形式，这种运动方式是通过蛋白质来实现的，所以蛋白质有极其重要的生物学意义。人体的生长、发育、运动、遗传、繁殖等一切生命活动都离不开蛋白质。碳水化合物也称糖类化合物，是自然界存在最多、分布最广的一类重要的有机化合物，由碳、氢和氧三种元素组成。食物中的碳水化合物分成两类：人可以吸收利用的有效碳水化合物，如单糖、双糖、多糖，和人不能消化的无效碳水化合物，如纤维素，是人体必需的物质。脂类是脂肪、类脂的总称，脂肪酸是脂类的关键成分。以上三类物质是人体的产能营养素。另外，人和动物为维持正常的生理功能而必须从食物中获得多种维生素和矿物质。

第一节　蛋白质

一、蛋白质的定义与概述

　　蛋白质（protein）是由氨基酸以"脱水缩合"的方式组成的多肽链经过盘曲折叠形成的具有一定空间结构的物质。蛋白质中一定含有碳、氢、氧、氮四种元素，各种蛋白质的含氮量很接近，平均为16%。

　　蛋白质是荷兰科学家格里特在1838年发现的，是生命的物质基础，没有蛋白质就没有生命。因此，它是与生命及与各种形式的生命活动紧密联系在一起的物质。机体中的每一个细胞和所有重要组成部分都有蛋白质参与。蛋白质占人体重量的16%~20%，即一个60kg重的成年人其体内有蛋白质9.6~12kg。人体内蛋白质的种类很多，性质、功能各异，估计有10万种以上，但都是由20多种氨基酸按不同比例组合而成的，并在体内不断进行代谢与更新。生命是物质运动的高级形式，这种运动方式是通过蛋白质来实现的，所以蛋白质有极其重要的生物学意义。人体的生长、发育、运动、遗传、繁殖等一切生命活动都离不开蛋白质。生命运动需要蛋白质，也离不开蛋白质。

二、蛋白质的分类

蛋白质的种类繁多，结构复杂，迄今为止没有一个理想的分类方法。着眼的侧面不同，分类也就不同。例如，从蛋白质形状上，可将它们分为球状蛋白质及纤维状蛋白质；从组成上可分为单纯蛋白质（分子中只含氨基酸残基）及结合蛋白质（分子中除氨基酸外还有非氨基酸物质，后者称辅基）。

（一）根据蛋白质分子的外形分类

（1）球状蛋白质分子形状接近球形，水溶性较好，种类很多，可行使多种多样的生物学功能。

（2）纤维状蛋白质分子外形呈棒状或纤维状，大多数不溶于水，是生物体重要的结构成分，或对生物体起保护作用。

（3）膜蛋白质一般折叠成近球形，插入生物膜，也有一些通过非共价键或共价键结合在生物膜的表面。生物膜的多数功能是通过膜蛋白实现的。

（二）根据蛋白质的组成成分分类

1. 单纯蛋白质（simple protein）

单纯蛋白质又称简单蛋白质，是水解后只产生氨基酸而不产生其他物质的蛋白质。

根据来源、受热凝固性及溶解度等理化性质的不同，单纯蛋白质分为清蛋白、球蛋白、谷蛋白、醇溶蛋白（有的写成"谷醇溶蛋白"或"醇溶谷蛋白"）、组蛋白、鱼精蛋白和硬蛋白七类。此类蛋白分布于动物或植物中，以各种形态存在，构成动物或植物的组分，影响作为食物的功能性质，有的可用于制取食品配料或工业原料。

（1）清蛋白（又名白蛋白，albumin）：溶于水、稀碱及稀酸溶液，为饱和硫酸铵所沉淀，广泛存在于生物体内，如血清清蛋白、乳清清蛋白等。

（2）球蛋白（globulin）：为半饱和硫酸铵所沉淀，不溶于水而溶于稀盐溶液的称优球蛋白（euglobulin）；溶于水的称拟球蛋白（pseuglobulin）；普遍存在于生物体内，如血清球蛋白、肌球蛋白和植物种子球蛋白等。

（3）谷蛋白（glutelin）：不溶于水、醇及中性盐溶液，但易溶于稀碱或稀酸，如米谷蛋白（oryzenin）和麦谷蛋白（glutelin）等。

（4）醇溶谷蛋白（prolamine）：不溶于水及无水乙醇，但溶于70%~80%乙醇中，组成上的特点是脯氨酸和酰胺较多，非极性侧链原较极性侧链多，主要存在于植物种子中，如玉米醇溶谷蛋白（zein）、麦醇溶谷蛋白（gliadin）等。

（5）组蛋白（histone）：溶于水及稀酸，但为稀氨水所沉淀，分子中组氨酸、赖氨酸较多，分子呈碱性，如小牛胸腺组蛋白等。

（6）精蛋白（protamine）：溶于氨水，分子中碱性氨基酸特别多，因此呈碱性，如鲑精蛋白（salmin）等。

（7）硬蛋白（scleroprotein）：不溶于水、稀碱及稀酸溶液，这类蛋白是动物体内作为结缔及具有保护功能的蛋白质，如角蛋白（keratin）、胶原（collagen）、网硬蛋白（reticullin）和弹性蛋白（elastin）等。

2. 结合蛋白质

结合蛋白质是单纯蛋白质和其他化合物结合构成，被结合的其他化合物通常称为结合蛋白质的非蛋白部分（辅基）。按其非蛋白部分的不同而分为核蛋白（含核酸）、糖蛋白（含多糖）、脂蛋白（含脂类）、磷蛋白（含磷酸）、金属蛋白（含金属）及色蛋白（含色素）等。

（1）核蛋白（nucleoprotein）：辅基是核酸，如脱氧核糖核蛋白、核糖体、烟草花叶病毒等。

（2）脂蛋白（lipoprotein）：与脂类结合的蛋白质，脂质成分有磷脂、固醇和中性脂等，如血中的各类脂蛋白、卵黄球蛋白（lipovitellin）等。

（3）糖蛋白（glycoprotein）和黏蛋白（mucoprotein）：辅基成分为半乳糖、甘露糖、己糖胺、己糖醛酸、唾液酸、硫酸或磷酸等，如卵清蛋白等。

（4）磷蛋白（phosphoprotein）：磷酸基通过酯键与蛋白质中的丝氨酸或苏氨酸残基相连，如酪蛋白、胃蛋白酶等。

（5）金属蛋白（metalloprotein）：辅基为血红素，它是卟啉化合物，卟啉环中心含有金属，含铁的如血红蛋白，含镁的如叶绿素，含铜的有血蓝蛋白等。

（6）黄素蛋白（flavoprotein）：辅基是黄素腺嘌呤二核苷酸，如琥珀酸脱氢酶、D—氨基酸氧化酶等。

（7）色蛋白（chromoprotein）：含有生色基团的蛋白质，如绿叶体含有叶绿素和类胡萝卜素的蛋白质。

（三）根据食物蛋白质所含氨基酸的种类和数量分类

1. 完全蛋白质

完全蛋白质是一类优质蛋白质。它们所含的必需氨基酸种类齐全，数量充足，彼此比例适当。这一类蛋白质不但可以维持人体健康，还可以促进生长发育，是一类优质蛋白质。奶类中的乳清蛋白、酪蛋白，蛋类中的卵白蛋白，鱼类肉类中的肌蛋白，大豆中的大豆球蛋白等都是完全蛋白质。

2. 半完全蛋白质

这类蛋白质所含氨基酸虽然种类比较齐全，但各种氨基酸之间的比例不合适，不能满足人体的需要。如果把这些蛋白质作为唯一的蛋白质来源时，只能维持生命，但不能促进生长发育，如谷蛋白、玉米蛋白等。

3. 不完全蛋白质

这类蛋白质不能提供人体所需的全部必需氨基酸，如果把它作为膳食蛋白质的唯一来源时，既不能促进生长发育，也不能维持生命，如肉皮中的胶原蛋白。

三、蛋白质的生理功能

（一）构成和修补身体组织

蛋白质是构成机体所有组织、细胞的重要成分，占人体体重的16%~20%，占人体干重的42%~45%。身体的生长发育、衰老组织的更新、损伤组织的修复，都需要用蛋白质作为机体最重要的"建筑材料"。人体各组织细胞的蛋白质经常不断地更新，成年人也必须每日摄入足够量的蛋白质，才能维持其组织的更新。在组织受创伤时，则须供给更多的蛋白质作为修补的原料。为保证儿童的健康成长，对生长发育期的儿童、孕妇提供足够量优质的蛋白质尤为重要。

（二）调节人体重要的生命活动

人体内重要的生理活动都是由蛋白质来参与完成的。例如，参与机体防御功能的抗体，催化代谢反应的酶；调节物质代谢和生理活动的某些激素和神经递质，有的是蛋白质或多肽类物质，有的是氨基酸转变的产物。此外，肌肉收缩、血液凝固、物质的运输等生理功能也是由蛋白质来实现的。因此，蛋白质是生命活动的重要物质基础。

（三）供给能量

食物蛋白质也是能量的一种来源，每克蛋白质在体内氧化分解可产生 17.9kJ（4.3kcal）能量。一般成人每日约有 18% 的能量来自蛋白质。但糖与脂肪可以代替蛋白质提供能量，故氧化供能是蛋白质的次要生理功能。饥饿时，组织蛋白分解增加，每输入 100g 葡萄糖约节约 50g 蛋白质的消耗，因此，对不能进食的消耗性疾病患者应注意葡萄糖的补充，以减少组织蛋白的消耗。另外，从食物中摄取的蛋白质，有些不符合人体需要，或者摄取数量过多，也会被氧化分解，释放能量。

四、氨基酸

（一）定义

氨基酸（amino acid）：含有氨基和羧基的一类有机化合物的通称。生物功能大分子蛋白质的基本组成单位，是构成动物营养所需蛋白质的基本物质。是含有一个碱性氨基和一个酸性羧基的有机化合物。

（二）结构通式

生物体内的各种蛋白质是由 20 种基本氨基酸构成的。除甘氨酸外均为 L–α–氨基酸，其中脯氨酸是一种 L–α–亚氨基酸，其结构通式如图 3-1 所示（R 基为可变基团）。

除甘氨酸外，其他蛋白质氨基酸的 α–碳原子均为不对称碳原子（即与 α–碳原子键合的四个取代基各不相同），因此氨基酸可以有立体异构体，即可以有不同的构型（D– 型与 L– 型两种构型）。图 3-1 为氨基酸的结构通式：

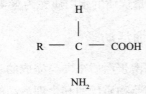

图 3-1　氨基酸的结构通式

（三）从营养学的角度对氨基酸的分类

1. 必需氨基酸（essential amino acid）

指人体（或其他脊椎动物）不能合成或合成速度远不适应机体的需要，必须由食物蛋白供给，这些氨基酸称为必需氨基酸。成人必需氨基酸的需要量为蛋白质需要量的20%~37%，共有8种。除这8种外，组氨酸为小儿生长发育期间的必需氨基酸。各种必需氨基酸其作用分别是：

（1）赖氨酸：促进大脑发育，是肝及胆的组成成分，能促进脂肪代谢，调节松果体、乳腺、黄体及卵巢，防止细胞退化。

（2）色氨酸：促进胃液及胰液的产生。

（3）苯丙氨酸：参与消除肾及膀胱功能的损耗。

（4）蛋氨酸（甲硫氨酸）：参与组成血红蛋白、组织与血清，当缺乏蛋氨酸时，会引起食欲减退、生长减缓或不增加体重、肾脏肿大和肝脏铁堆积等现象，最后导致肝坏死或纤维化。

（5）苏氨酸：有转变某些氨基酸达到平衡的功能。

（6）异亮氨酸：参与胸腺、脾脏及脑下腺的调节以及代谢；脑下腺属总司令部，作用于甲状腺、性腺。

（7）亮氨酸：亮氨酸的作用包括与异亮氨酸和缬氨酸一起合作修复肌肉，控制血糖，并给身体组织提供能量。它还提高生长激素的产量，并帮助燃烧内脏脂肪，这些脂肪由于处于身体内部，仅通过节食和锻炼难以对它们产生有效作用。

（8）缬氨酸：作用于黄体、乳腺及卵巢。

2. 半必需氨基酸和条件必需氨基酸

精氨酸：精氨酸与脱氧胆酸制成的复合制剂（明诺芬）是主治梅毒、病毒性黄疸等病的有效药物。

组氨酸：可作为生化试剂和药剂，还可用于治疗心脏病，贫血，风湿性关节炎等的药物。

人体虽能够合成精氨酸和组氨酸，但通常不能满足正常的需要，因此，又被称为半必需氨基酸或条件必需氨基酸，在幼儿生长期这两种是必需氨基酸。人体对必需氨基酸的需要量随着年龄的增加而下降，成人比婴儿显著下降。（近年很多资料和教科书将组氨酸划入成人必需氨基酸。）

3. 非必需氨基酸（nonessential amino acid）

指人（或其他脊椎动物）自己能由简单的前体合成，不需要从食物中获得的氨基酸。例如，甘氨酸、丙氨酸等氨基酸。

（四）氨基酸模式

某种蛋白质中各种必需氨基酸的构成比例称为氨基酸模式（amino acid pattern），用来反映人体蛋白质及食物蛋白质在必需氨基酸种类和数量上存在的差异。即根据蛋白质中必需氨基酸含量，以含量最少的色氨酸为 1 计算出的其他氨基酸的相应比值。

食物蛋白的氨基酸模式与人体蛋白越接近，才能为机体充分利用，其营养价值也相对越高。当食物中任何一种必需氨基酸缺乏或过量，可造成体内氨基酸的不平衡，使其他氨基酸不能被利用，影响蛋白质的合成。因此，在饮食中提倡食物多样化，将多种食物混合食用，使必需氨基酸互相补充，使其模式更接近人体的需要，以提高蛋白质的营养价值，这种现象称为"蛋白质的互补作用"。一般讲，鱼、肉、奶、蛋等动物蛋白质的氨基酸模式与人类接近，因此，营养价值也较高，被称为优质蛋白质或完全蛋白质。其中，鸡蛋蛋白质与人体蛋白质氨基酸模式最接近，在试验中常以它作为参考蛋白质。植物性蛋白质的氨基酸与人类较远，营养价值较低，谷类蛋白质缺少赖氨酸、色氨酸，影响了其营养价值，我们称之为限制氨基酸。将大豆与谷类混合使用时，两者有较好的互补作用，这也是改善蛋白质营养价值的较好方法，所以人们也把大豆定为优质蛋白，这种互补作用应同时摄入，或不能超过5 小时（见表 3-1）。

表 3-1　几种食物蛋白质和人体蛋白质氨基酸模式的比值（以色氨酸为 1 计算）

氨基酸	全鸡蛋	牛奶	牛肉	大豆	面粉	大米	人体
异亮氨酸	3.2	3.4	4.4	4.3	3.8	4.0	4.0
亮氨酸	5.1	6.8	6.8	5.7	6.4	6.3	7.0
赖氨酸	4.1	5.6	7.2	4.9	1.8	2.3	5.5
蛋氨酸＋半胱氨酸	3.4	2.4	3.2	1.2	2.8	2.8	2.3
苯丙氨酸＋酪氨酸	5.5	7.3	6.2	3.2	7.2	7.2	3.8
苏氨酸	2.8	3.1	3.6	2.8	2.5	2.5	2.9
缬氨酸	3.9	4.6	4.6	3.2	3.8	3.8	4.8
色氨酸	1.0	1.0	1.0	1.0	1.0	1.0	1.0

（五）限制氨基酸

有些食物蛋白质中虽然含有种类齐全的必需氨基酸，但是氨基酸模式和人体蛋白质氨基酸模式差异较大。食物蛋白质中一种或几种必需氨基酸含量相对较低，导致其他的必需氨基酸在体内不能被充分利用而浪费，造成其蛋白质营养价值较低，这种含量相对较低的必需氨基酸称限制氨基酸（limiting amino acid）。

其中相对含量最低的称为第一限制氨基酸，其次为第二限制氨基酸。植物蛋白质中，赖氨酸，蛋氨酸，苏氨酸和色氨酸含量相对较低，为植物蛋白质的限制氨基酸。谷类食物的赖氨酸含量最低，为谷类食物的第一限制氨基酸，其次是蛋氨酸和苯丙氨酸；而大豆、花生、牛奶、肉类相对不足的限制氨基酸为蛋氨酸，其次为苯丙氨酸。此外，小麦、大麦、燕麦和大米还缺乏苏氨酸（第二限制氨基酸），玉米缺色氨酸（第二限制氨基酸）。

五、蛋白质的需求量及食物来源

（一）食物蛋白质的含量及营养评价

食物蛋白质的含量是评价蛋白质营养价值的一个重要方面，因蛋白质含氮量比较恒定，故测定食物中总氮乘以 6.25，即得蛋白质的含量。但食物总氮并不一定代表实际食物蛋白质的真实含量，三聚氰胺事件就说明这点。不同食物蛋白质的消化率不同，鸡蛋和牛奶的消化率分别为 97% 和 95%，而玉米和大米则为 85% 和 88%。鸡蛋蛋白质的利用率较高，其功效比值为 3.92、生物价为 94，牛奶则分别为 3.09 和 85。

（二）蛋白质推荐摄入量

中国营养学会提出，成年男子极轻体力劳动者蛋白质推荐摄入量为 70g/d，相当于 525g 鸡蛋；女子为 65g/d，相当于 490g 鸡蛋。中国营养学会在 2000 年提出中国居民膳食蛋白质推荐摄入量是较为安全和可靠的，见表 3-2。

表3-2　中国居民膳食蛋白质推荐摄入量（RNIs）　　　　（单位: g/d）

年龄（岁）	年龄（岁）		年龄（岁）	年龄（岁）	
0	1.5~3g/（kg*d）			男	女
			10~	70	65
	男	女	11~	75	75
1~	35	35	14~	85	80
2~	40	4	18a~		
3~	45	45	轻体力劳动	75	65
4~	50	50	中体力劳动	80	70
5~	55	55	重体力劳动	90	80
6~	55	55	孕妇（g）第一孕期 +5	第二孕期 +15	第三孕期 +20
7~	60	60	乳母（g）		+20
8~	65	65	60b~	75	65

注：a. 成年人按 1.16g 蛋白 /（kg*d）计；

　　b. 老年人按 1.27 g 蛋白 /（kg*d）或蛋白总能量的 15% 计。

（三）蛋白质的主要食物来源

蛋白质的食物来源可分为植物性蛋白质和动物性蛋白质两大类。植物蛋白质中，谷类含蛋白质 10% 左右，是我国膳食的主食，因能量需要，一般是膳食蛋白质的主要来源。豆类含有丰富的蛋白质，大豆含蛋白质高达 36%~40%，氨基酸组成也比较合理，利用率也较高，是植物蛋白质中的优质蛋白质。

蛋类含蛋白质 11%~14%，是优质蛋白质的重要来源。鸡蛋因其氨基酸组成与人体蛋白质氨基酸模式最为接近，被称为理想蛋白质。奶类（牛奶）一般含蛋白质 3.0%~3.5%，是婴幼儿除母乳外蛋白质的最佳来源。肉类包括禽、畜和鱼的肌肉。新鲜肌肉含蛋白质 15%~22%，肌肉蛋白质营养价值优于植物蛋白质，是人体蛋白质的来源之一。为改善膳食蛋白质质量，在膳食中应保证有一定数量的优质蛋白质。一般要求动物蛋白质和大豆蛋白质应占膳食蛋白质总量的 30%~50%。

第二节 碳水化合物

一、碳水化合物的形式与分类

碳水化合物也称糖类化合物，是自然界存在最多、分布最广的一类重要的有机化合物，由碳、氢和氧三种元素组成，由于它所含的氢氧的比例为二比一，和水一样，故称为碳水化合物。它是为人体提供热能的三种主要的营养素中最廉价的营养素。食物中的碳水化合物分成两类：人可以吸收利用的有效碳水化合物如单糖、双糖、多糖和人不能消化的无效碳水化合物，如纤维素，是人体必需的物质。

1998 年 FAO/WHO 按照碳水化合物的聚合度（DP）将其分为糖、低聚糖、多糖 3 类（见表 3-3）。

表 3-3　主要的膳食碳水化合物

分类（糖分子 DP）	亚组	组成
糖（1~2）	单糖	葡萄糖、半乳糖、果糖
	双糖	蔗糖、乳糖、麦芽糖、海藻糖
	糖醇	山梨醇、甘露糖醇
低聚糖（3~9）	异麦芽低聚糖	麦芽糊精
	其他寡糖	棉籽糖、水苏糖、低聚果糖
多糖 ≥ 10	淀粉	直链淀粉、支链淀粉、变性淀粉
	非淀粉多糖	纤维素、半纤维素、果胶、水凝胶等

（一）糖

根据碳水化合物的分子结构，糖包括单糖、双糖和糖醇。食物中的单糖主要有葡萄糖、半乳糖和果糖；食物中常见的双糖有蔗糖、乳糖和麦芽糖；糖醇是单糖还原后的产物，如山梨醇、甘露糖醇等。

1.单糖

单糖是最简单的糖，通常条件下不能再被直接水解为分子更小的糖。具有醛基或酮基。有醛基者称为醛糖，有酮基者称为酮糖。常见单糖有：

（1）葡萄糖

即通常所说的葡萄糖，又名右旋糖，是机体吸收、利用最好的单糖。葡萄糖不仅是最常见的糖，也是世界上最丰富的有机物。在血液、脑脊液、淋巴液、水果、蜂蜜以及多种植物液中都以游离形式存在，是构成多种低聚糖和多糖的基本单位。

（2）半乳糖

半乳糖几乎全部以结合形式存在。它是乳糖、蜜二糖、水苏糖、棉子糖等的组成成分之一。某些植物多糖如琼脂、阿拉伯树胶、落叶松树胶以及其他多种植物的树胶及黏浆液水解后都可得到半乳糖。半乳糖与葡萄糖结合成乳糖，存在于哺乳动物的乳汁中。脑髓中有些结构复杂的脑苷脂中也含有半乳糖。

（3）果糖

又称左旋糖，它是一种己酮糖。果糖通常与蔗糖共存在于水果汁及蜂蜜中，苹果及番茄中含量也较多。果糖是天然碳水化合物中甜味最高的糖。如以蔗糖甜度为100，果糖的相对甜度可达 110。

2. 双糖

双糖是由两个相同或不相同的单糖分子上的羟基脱水生成的糖苷。自然界最常见的双糖是蔗糖及乳糖。此外还有麦芽糖、海藻糖、异麦芽糖、纤维二糖、壳二糖等。

（1）蔗糖

蔗糖是由一分子葡萄糖与一分子果糖结合后，失去一分子水形成的。蔗糖几乎普遍存在于植物界的叶、花、根、茎、种子及果实中。在甘蔗、甜菜及槭树汁中含量尤为丰富，是食品工业中最重要的甜味剂。

（2）乳糖

乳糖由一分子葡萄糖与一分子半乳糖以 β–1，4– 糖苷键相连而成。乳糖只存在于各种哺乳动物的乳汁中，人乳中乳糖的含量约为 7%，牛乳中约为 5%。乳糖作为婴儿食用的主要碳水化合物，能够保持肠道中最合适的菌群数量，并能促进钙的吸收，故常在婴儿食品中添加适量的乳糖。人体消化液中乳糖酶可将乳糖水解为其相应的单糖。

（3）麦芽糖

麦芽糖由二分子葡萄糖相连而成，大量存在于发芽的谷粒，特别是麦芽中。麦芽糖是淀粉和糖原的结构成分。

3. 糖醇

糖醇是单糖的重要衍生物，常见的有山梨醇、甘露醇、木糖醇、麦芽糖醇等。

（1）山梨醇

山梨醇和甘露醇二者互为同分异构体。山梨醇存在于许多植物的果实中，甘露醇在海藻、蘑菇中含量丰富。山梨醇可由葡萄糖氢化制得，由于它含有多个醇羟基，亲水性强，所以临床上常用20%或25%的山梨醇溶液作脱水剂，使周围组织及脑实质脱水，从而降低颅内压，消除水肿。

（2）木糖醇

存在于多种水果、蔬菜中的五碳醇，其甜度与蔗糖相等。其代谢不受胰岛素调节，故木糖醇常作为甜味剂用于糖尿病患者的专用食品及许多药品中。

（3）麦芽糖醇

由麦芽糖氢化制得，可作为功能性甜味剂用于心血管病、糖尿病等患者的保健食品中，有防龋齿作用。

（二）低聚糖

低聚糖又称寡糖。FAO根据专家建议，定义糖单位 ≥ 3聚合度为低聚糖和糖的分界点。目前已知的几种重要的低聚糖有棉籽糖、水苏糖、异麦芽低聚糖、低聚果糖、低聚甘露糖、大豆低聚糖等。其甜度通常只有蔗糖的30%~60%。

1. 低聚果糖

低聚果糖又称寡果糖或蔗果三糖族低聚糖，是由蔗糖分子的果糖残基上结合1~3个果糖而组成。低聚果糖主要存在于日常食用的水果、蔬菜中，如洋葱、大蒜、香蕉等。低聚果糖的甜度为蔗糖的30%~60%，难以被人体消化吸收，被认为是一种水溶性膳食纤维，但易被大肠双歧杆菌利用，是双歧杆菌的增生因子。

2. 大豆低聚糖

大豆低聚糖是存在于大豆中的可溶性糖的总称，主要成分是水苏糖、棉籽糖和蔗糖。大豆低聚糖也是肠道双歧杆菌的增生因子，可作为功能性食品的基料，能部分代替蔗糖应用于清凉饮料、酸奶、乳酸菌饮料、冰激凌、面包、糕点、糖果和巧克力等食品中。

（三）多糖

多糖是由大于等于10个单糖分子脱水缩合并借糖苷键彼此连接而成的高分子聚合物。多糖在性质上与单糖和低聚糖不同，一般不溶于水，无甜味，不形成结晶，无还原性。在酶或酸的作用下，水解成单糖残基不等的片段，最后成为单糖。根据营养学上新的分类方法，多糖可分为淀粉、糖原和非淀粉多糖。

1. 淀粉

淀粉是人类的主要食物，存在于谷类、根茎类等植物中。淀粉由葡萄糖聚合而成，因聚合方式不同分为直链淀粉和支链淀粉。为了增加淀粉的用途，淀粉经改性处理后获得了各种各样的变性淀粉。

（1）直链淀粉

直链淀粉又称糖淀粉，由几十个至几百个葡萄糖分子残基以 α-1，4-糖苷键相连而成的一条直链，并卷曲成螺旋状二级结构，分子量为 1 万至 10 万。直链淀粉在热水中可以溶解，遇碘产生蓝色反应，一般不显还原性。天然食品中，直链淀粉含量较少，一般仅占淀粉成分的 19%~35%。

（2）支链淀粉

支链淀粉又称胶淀粉，分子相对较大，一般由几千个葡萄糖残基组成，其中每 25~30 个葡萄糖残基以 α-1，4-糖苷键相连而形成许多个短链，每两个短链之间又以 α-1，6-糖苷键连接，如此则使整个支链淀粉分子形成许多分支再分支的树冠样的复杂结构。支链淀粉难溶于水，其分子中有许多个非还原性末端，却只有一个还原性末端，故不显现还原性。支链淀粉遇碘产生棕色反应。在食物淀粉中，支链淀粉含量较高，一般占 65%~81%。

2. 糖原

糖原又称肝糖或糖元，是多聚葡萄糖，几乎全部存在于动物组织，故又称动物淀粉。糖原结构与支链淀粉相似，分子中各葡萄糖残基间通过 α-1，4-糖苷键相连，链与链之间以 α-1，6-糖苷键连接。糖原的分支多，支链比较短。糖原的分子很大，一般由几千个至几万个葡萄糖残基组成。

3. 膳食纤维

由于膳食纤维所包括的组分非常复杂，而所用的检测方法至今尚未标准化，因此它的准确定义也未能确定，其大致的定义如下：膳食纤维是一般不易被消化的食物营养素，主要来自植物的细胞壁，包含纤维素、半纤维素、树胶、果胶及木质素等。膳食纤维是健康饮食不可缺少的，纤维在保持消化系统健康上扮演着重要的角色，同时摄取足够的纤维也可以预防心血管疾病、癌症、糖尿病以及其他疾病。纤维可以清洁消化壁和增强消化功能，纤维同时可稀释和加速食物中的致癌物质和有毒物质的移除，保护脆弱的消化道和预防结肠癌。纤维可减缓消化速度和最快速排泄胆固醇，所以可让血液中的血糖和胆固醇控制在最理想的水平。

膳食纤维主要是不能被人体利用的多糖，即不能被人类的胃肠道中消化酶所消化的，且不被人体吸收利用的多糖。这类多糖主要来自植物细胞壁的复合碳水化合物，也可称之为非淀粉多糖，即非 α-葡聚糖的多糖。有研究建议将不可利用的低聚糖或称为抗性低聚糖也包括在膳食纤维的成分之中。

80%~90% 的非淀粉多糖由植物细胞壁成分组成，包括纤维素、半纤维素、果胶等，即以前概念中的膳食纤维。其他是非细胞壁物质如植物胶质、海藻胶类等。

（1）纤维素

纤维素一般由一千个至一万个葡萄糖残基借 β-1，4-糖苷键相连，形成一条线状长链。分子量为 20 万 ~200 万个。纤维素在植物界无处不在，是各种植物细胞壁的主要成分。人体缺乏能水解纤维素的酶，故纤维素不能被人体消化吸收，但它可刺激和促进胃肠道的蠕动，能够用于其他食物的消化吸收及粪便的排泄。

（2）半纤维素

绝大多数的半纤维素是由 2~4 种不同的单糖或衍生单糖构成的杂多糖。半纤维素也是组成植物细胞壁的主要成分，一般与纤维素共存。半纤维素既不是纤维素的前体或衍生物，也不是其生物合成的中间产物。

（3）果胶类

果胶类也称果胶物质。一般指半乳糖醛酸为主要成分的复合多糖之总称。果胶类普遍存在于陆地植物的原始细胞壁和细胞间质层，在一些植物的软组织中含量特别丰富，例如，在柑橘类水果的皮中约含 30%，甜菜中约含 25%，苹果中约含 15%。

果胶物质均溶于水，与糖、酸在适当的条件下能形成凝冻，一般用作果酱、果冻及果胶糖果等的凝冻剂，也可用作果汁、饮料、冰激凌等食品的稳定剂。

（4）其他多糖

动物和植物中含有多种类型的多糖，有些多糖具有调节生理功能的活性，如香菇多糖、茶多糖、银耳多糖、壳聚糖等。

二、碳水化合物的功能

（一）供给和储存能量

每克葡萄糖产热 16.7 kJ（4 kcal），人体摄入的碳水化合物在体内经消化变成葡萄糖或其他单糖参加机体代谢。葡萄糖是一切系统，特别是神经系统最主要的能量来源，大脑活动靠糖的有氧氧化供热，血糖的 2/3 被大脑消耗。每个人膳食中碳水化合物的比例没有规定具体数量，我国营养专家认为碳水化合物产热量占总热量的 60%~65% 为宜。平时摄入的碳水化合物主要是多糖，在米、面等主食中含量较高，摄入碳水化合物的同时，能获得蛋白质、脂类、维生素、矿物质、膳食纤维等其他营养物质。而摄入单糖或双糖如蔗糖，除能补充热量外，不能补充其他营养素。

（二）构成细胞和组织

碳水化合物是构成机体的主要物质，并参与细胞的多种活动，每个细胞都有碳水化合物，其含量为 2%~10%。糖和脂肪形成的糖脂是细胞膜和神经组织的重要成分，糖与蛋白质结合形成的糖蛋白是抗体、酶、激素、核酸的组成部分，具有重要的生理功能。

（三）节省蛋白质

食物中碳水化合物不足，机体不得不动用蛋白质来满足机体活动所需的能量，这将影响机体用蛋白质合成新的蛋白质和组织更新。因此，完全不吃主食，只吃肉类是不适宜的，因肉类中含碳水化合物很少，这样机体组织将用蛋白质产热，对机体没有好处。所以减肥人群或糖尿病患者摄入的碳水化合物最少不要低于 150g主食。

（四）维持脑细胞的正常功能

葡萄糖是维持大脑正常功能的必需营养素，当血糖浓度下降时，脑组织可因缺乏能源而使脑细胞功能受损，造成功能障碍，并出现头晕、心悸、出冷汗，甚至昏迷。

（五）抗酮体的生成

脂肪酸分解所产生的乙酰基需与草酰乙酸结合才能进入三羧酸循环而最终被彻底氧化，产生能量。若碳水化合物不足，则草酰乙酸生成不足，脂肪酸不能被彻底氧化而产生大量酮体。尽管肌肉和其他组织可利用酮体产生热能，但如果酮体生成过多，可引起酮血症（ketosis），破坏机体的酸碱平衡，导致酸中毒。故摄入足够的碳水化合物可预防体内酮体生成过多，即起到抗生酮作用。

人体至少每天需要 50~100g 碳水化合物，才可有效预防酮血症的发生。

（六）解毒

肝糖原充足可增强肝脏对某些有害物质如细菌毒素的解毒作用，糖原不足时机体对酒精、砷等有害物质的解毒作用减弱。糖类代谢可产生葡萄糖醛酸，葡萄糖醛酸与体内毒素如药物胆红素结合进而解毒。

（七）增强肠道功能

与膳食纤维有关。非淀粉多糖类，如纤维素、果胶、抗性淀粉和功能性低聚糖等，不能在小肠消化吸收，但可刺激肠道蠕动，诱导结肠正常菌群生长，有助于肠道健康，防治便秘，还可以预防结肠和直肠癌、防治痔疮等。

（八）其他

碳水化合物中的糖蛋白和蛋白多糖有润滑作用。另外它可控制细胞膜的通透性，并且是一些合成生物大分子物质的前体，如嘌呤、嘧啶、胆固醇等。

三、碳水化合物的摄入量及食物来源

（一）碳水化合物的参考摄入量

人体对碳水化合物的需要量，常以可提供能量的百分比来表示。由于体内其他营养素可转变为碳水化合物，因此其需要量尚难确定。在 1988 年，中国营养学会曾建议我国健康人群的碳水化合物供给量为总能量摄入的 60%~70%。根据目前我国膳食碳水化合物的实际摄入量和 FAO/WHO 的建议，于 2000 年制定的中国居民膳食营养素参考摄入量中的碳水化合物适宜摄入量（AI）为占总能量的 55%~65%。

（二）食物来源

一般说来，对碳水化合物没有特定的饮食要求。主要是应该从碳水化合物中获得合理比例的热量摄入。另外，每天应至少摄入 50~100g 可消化的碳水化合物以预防碳水化合物缺乏症。

膳食中碳水化合物的食物来源主要是粮谷类和薯类食物。粮谷类一般含碳水化合物 60%~80%，薯类中含量为 15%~29%，豆类中为 40%~60%。单糖和双糖的来源主要是蔗糖、糖果、甜食、糕点、甜味水果、含糖饮料和蜂蜜等（见表 3-4）。

表 3-4　常见食物中碳水化合物的含量　　　　（单位：g/100g）

食物	含量	食物	含量	食物	含量
大米	74.0~76.0	鲜马铃薯	16.6	其他干豆类	47.0~61.0
标准面粉	74.6	煮面条	26.3~27.8	新鲜水果	8.0~23.0
玉米、小米	72.2~72.6	鲜黄玉米	40.2	干果类	55.0~79.0
荞麦粉	72.8	米饭	25.6~27.2	新鲜蔬菜	1.4~10.0
藕粉	87.5	馒头	47.5~48.8	肉类、鱼类	0.0~2.0
鲜红薯	29.5	大豆类、花生	12.0~19.0	鸡蛋	1.6

四、碳水化合物摄入缺乏和过量

（一）摄入缺乏

膳食中碳水化合物过少，可造成膳食蛋白质浪费，组织蛋白质和脂肪分解增强以及阳离子的丢失等。

（二）摄入过量

有研究显示，某些碳水化合物含量丰富的食物会使人体血糖和胰岛素激增，从而引起肥胖，甚至导致糖尿病和心脏病，原因是这些碳水化合物食物的血糖负载很高。血中的葡萄糖简称为血糖，少部分血糖直接被组织细胞利用与氧气反应生成二氧化碳和水，放出热量供身体需要，大部分血糖则存在人体细胞中，如果细胞中储存的葡萄糖已饱和，多余的葡萄糖就会以高能的脂肪形式储存起来，多吃碳水化合物发胖就是这个道理。

食物血糖生成指数（glycemic index，glycaemic index，GI）是指与标准化食物（通常指葡萄糖）对比，某一检测食物被人摄入后引起血糖上升的速率，被用来衡量食物中碳水化合物对血糖浓度的影响。

当血糖生成指数在 55 以下时，可认为该食物为低 GI 食物；

当血糖生成指数在 55~75 时，该食物为中等 GI 食物；

当血糖生成指数在 75 以上时，该食物为高 GI 食物。

一般而言，食物血糖生成指数＞75 为高食物血糖生成指数食物，它们进入胃肠后消化快，吸收率高，葡萄糖释放快，葡萄糖进入血液后峰值高；

食物血糖生成指数＜55 为低食物血糖生成指数食物，它们在胃肠中停留时间长，吸收率低，葡萄糖释放缓慢，葡萄糖进入血液后的峰值低，下降速度慢。

因此，用食物血糖生成指数，合理安排膳食，对于调节和控制人体血糖大有好处。一般来说，只要一半的食物从高血糖生成指数替换成低血糖生成指数，就能获得显著改善血糖的效果（见表3-5）。

表3-5　部分食物的血糖生成指数 GI（葡萄糖=100）

食物	GI	食物	GI	食物	GI	食物	GI	食物	GI
面包	69	果糖	20	蜂蜜	75	苹果	39	扁豆	29
大米	72	土豆	80	乳糖	90	香蕉	62	豌豆	33
糯米	66	新土豆	70	蔗糖	60	牛奶	36		
玉米粥	80	胡萝卜	92	麦芽糖	108	黄豆	15		

资料来源：中国营养学会编著.中国居民膳食营养素参考摄入量（2013版）.北京：科学出版社，2014.

第三节　脂　类

一、脂类的组成及分类

脂类（lipid），由脂肪酸和醇作用生成的酯及其衍生物统称为脂类，这是一类一般不溶于水而溶于脂溶性溶剂的化合物。脂类是机体内的一类有机小分子物质，它包括范围很广，其化学结构有很大差异，生理功能各不相同，其共同物理性质是不溶于水而溶于有机溶剂，在水中可相互聚集形成内部疏水的聚集体。

脂类是脂肪、类脂的总称。脂肪是由甘油和脂肪酸组成的三酰甘油酯。类脂包括磷脂、糖脂和胆固醇及其酯三大类，也包括脂溶性维生素和脂蛋白。在营养学上，主要研究的是脂肪，类脂的重要性不如脂肪。

（一）脂肪

食物中的油脂主要是油和脂肪，一般把常温下是液体的称作油，而把常温下是固体的称作脂肪。脂肪由 C、H、O 三种元素组成。脂肪是由甘油和脂肪酸组成的三酰甘油酯，其中甘油的分子比较简单，而脂肪酸的种类和长短却不相同。脂肪酸分三大类：饱和脂肪酸、单不饱和脂肪酸、多不饱和脂肪酸。脂肪可溶于多数有机溶剂，但不溶解于水。如植物油（豆油、花生油、菜籽油）和动物油脂（猪油、牛油）等。动物的脂肪中，不饱和脂肪酸很少，植物油中则比较多。膳食中饱和脂肪太多会引起动脉粥样硬化，因为脂肪和胆固醇均会在血管内壁上沉积而形成斑块，这样就会妨碍血流，产生心血管疾病。也由于此，血管壁上有沉淀物，血管变窄，使肥胖症患者容易患上高血压等疾病。

（二）类脂

类脂主要是指在结构或性质上与油脂相似的天然化合物。它们在动植物界中分布较广，种类也较多，主要包括磷脂、糖脂和胆固醇及其酯等。就是类似脂肪的意思，曾作为脂肪以外的溶于脂溶剂的天然化合物的总称来使用。

（1）磷脂：含有磷酸的脂类，包括由甘油构成的甘油磷脂与由鞘氨醇构成的鞘磷脂。所有的细胞都含有磷脂，它是细胞膜和血液中的结构物，在脑、神经、肝中含量非常高，卵磷脂是膳食和体内最丰富的磷脂之一。另外，大豆的种子中，磷脂的含量较多。

（2）鞘脂类：含有磷酸、脂肪酸、胆碱和氨基醇的化合物。

（3）糖脂：含有碳水化合物、脂肪酸和氨基醇的化合物。

（4）胆固醇及甾类化合物（类固醇）等物质：主要包括胆固醇、胆酸、性激素及维生素 D 等。这些物质对于生物体维持正常的新陈代谢和生殖过程，起着重要的调节作用。另外，胆固醇还是脂肪酸盐和维生素 D_3 以及类固醇激素等的合成原料，对于调节机体脂类物质的吸收，尤其是脂溶性维生素（维生素 A、维生素 D、维生素 E、维生素 K）的吸收以及钙、磷代谢等均起着重要作用。这三大类类脂是生物膜的重要组成成分，构成疏水性的"屏障"，分隔细胞水溶性成分及将细胞划分为细胞器／核等小的区室，保证细胞内同时进行多种代谢活动而互不干扰，维持细胞正常结构与功能等。

（5）脂蛋白类：是脂类与蛋白质的结合物。

二、脂肪酸

脂肪酸（fatty acid）是由碳、氢、氧三种元素组成的一类化合物，是中性脂肪、磷脂和糖脂的主要成分。自然界有 40 多种不同的脂肪酸，它们是脂类的关键成分。

许多脂类的物理特性取决于脂肪酸的饱和程度和碳链的长度，其中能为人体吸收、利用的只有偶数碳原子的脂肪酸。

脂肪酸根据碳链长度的不同又可将其分为短链脂肪酸，其碳链上的碳原子数小于 6，也称作挥发性脂肪酸；中链脂肪酸，指的是碳链上碳原子数为 6~12 的脂肪酸，主要成分是辛酸（C_8）和癸酸（C_{10}）；长链脂肪酸，其碳链上碳原子数大于12。一般食物所含的大多是长链脂肪酸。

脂肪酸根据碳氢链饱和与不饱和的不同可分为三类：饱和脂肪酸、单不饱和脂肪酸、多不饱和脂肪。饱和脂肪酸的碳氢上没有不饱和键，单不饱和脂肪酸的碳氢链有一个不饱和键，多不饱和脂肪的碳氢链有两个或两个以上不饱和键。富含单不饱和脂肪酸和多不饱和脂肪酸组成的脂肪在室温下呈液态，大多为植物油，如花生油、玉米油、豆油、坚果油（即阿甘油）、菜籽油等。以饱和脂肪酸为主组成的脂肪在室温下呈固态，多为动物脂肪，如牛油、羊油、猪油等。但也有例外，如深海鱼油虽然是动物脂肪，但它富含多不饱和脂肪酸，如 20 碳 5 烯酸（EPA）和 22 碳6 烯酸（DHA），因而在室温下呈液态（见表 3-6）。

表 3-6　主要脂肪的脂肪酸成分　　　　　　　　　　（单位：%）

名称	饱和脂肪酸	单不饱和脂肪酸	多不饱和脂肪酸
豆油	14	23	58
花生油	17	46	32
橄榄油	13	74	8
玉米油	13	24	59
棉籽油	26	18	50
葵花籽油	13	24	59
红花油	9	12	75
改良菜籽油	7	55	33
椰子油	86	6	2
棕榈油（核）	81	11	2
棕榈油	49	37	9
葡萄籽油	11	16	68
核桃油	9	16	70
奶油	62	29	4

続表

名称	饱和脂肪酸	单不饱和脂肪酸	多不饱和脂肪酸
牛脂	50	42	4
羊油	47	42	4
猪油	40	45	11
鸡油	30	45	21

三、脂类的生理功能

脂类是人体必需营养素之一，它与蛋白质、碳水化合物是产能的三大营养素，在供给人体能量方面起着重要作用；脂类也是构成人体细胞的重要成分，如细胞膜、神经髓鞘膜都必须有脂类参与构成。其主要生理功能如下。

（一）供给和储存能量

一般合理膳食的总能量有 20%~30% 由脂肪提供。1g 脂肪在体内氧化可产能 37.56kJ，相当于 9kcal 的能量，高于蛋白质（4kcal）和碳水化合物（4kcal），因此可以作为储存能源的"能源库"。

（二）构成身体组织和细胞的重要成分

健康的人有一个正常的体脂含量，平均来看，正常人按体重计算含脂类 14%~19%，胖人约含 32%，过胖人可高达 60% 左右。女性体内脂肪含量高于男性，一般成年女性体脂含量为 20%~25%，成年男性为 15%~20%。绝大部分是以甘油三酯的形式储存于脂肪组织内。脂肪组织所含脂肪细胞，多分布于腹腔、皮下、肌纤维间。这一部分脂肪常称为储存脂肪（stored fat），因受营养状况和机体活动的影响而增减，故又称之为可变脂。

一般储存脂肪在正常体温下多为液态或半液态。皮下脂肪因含不饱和脂肪酸较多，故熔点低而流动度大，有利于在较冷的体表温度下仍能保持液态，从而进行各种代谢。机体深处储存脂肪的熔点较高，常处于半固体状态，有利于保护内脏器官，防止体温丧失。类脂包括磷脂和固醇类物质，是组织结构的组成成分，约占总脂的 5%，这类脂类比较稳定，不太受营养和机体活动状况影响，故称为定脂。类脂的组成因组织不同而有差异。

（三）供给必需脂肪酸

人体内不能自行合成，必须由食物供给的脂肪酸，称为必需脂肪酸，如亚油酸、亚麻酸和花生四烯酸等。必需脂肪酸是磷脂的重要成分，而磷脂又是细胞膜的主要结构成分，故必需脂肪酸与细胞的结构和功能密切相关；亚油酸是合成前列腺素的前体，前列腺素在体内有多种生理功能；必需脂肪酸还与胆固醇代谢有密切关系。必需脂肪酸缺乏，可引起生长迟缓、生殖障碍、皮肤受损（出现皮疹）等；另外，还可引起肝脏、肾脏、神经和视觉等多种疾病。食物脂肪特别是植物油，含有一定的必需脂肪酸，从而在摄入脂肪的同时可以获得必需脂肪酸。

（四）促进脂溶性维生素的吸收

脂溶性维生素 A（β - 胡萝卜素）、维生素 D、维生素 E、维生素 K 等属于脂溶性维生素，它们只有溶解在脂肪中，才能随脂肪一起被肠道吸收。因此每日应摄入一定的脂肪，来促进脂溶性维生素的吸收。脂肪长期摄入不足，会影响机体对脂溶性维生素的吸收，导致脂溶性维生素缺乏症。

（五）维持体温

脂肪导热性能低以及其多孔性结构均有利于防止热量散发，从而维持机体内部重要器官的温度，起到保温作用。

（六）增加饱腹感

一方面脂肪富含能量，可作为一种浓缩食物；另一方面，脂肪的消化速度较慢，可延长食物在胃内的停留时间，增加饱腹感，使人不易饥饿。例如，吃米饭、馒头容易饿，而吃油腻的食物却不容易饿。

（七）增加膳食的美味

脂肪有改善食品感官性状的作用。如油炸食品，具有吸引人的外观、香气、口味。

（八）合成激素

激素是协调多细胞机体中不同细胞代谢作用的化学信使，参与机体内各种物质的代谢，包括糖、蛋白质、脂肪、水、电解质和矿物质等的代谢，对维持人体正常的生理功能十分重要。人体的肾上腺皮质和性腺所释放的各种激素，如皮质醇、醛固酮、睾丸酮、雌二醇以及维生素 D 都属于类固醇激素，其前体物质就是胆固醇。

四、脂肪的摄入量及食物来源

脂类作为食物，主要指的是脂肪，在营养学上，我们研究脂肪的摄入及其食物来源。

（一）脂肪的适宜摄入量

脂肪的供给与国别、民族、习惯、气候等有关，同时也受经济发展水平影响。过去西方发达国家人均摄入脂肪量很高，膳食中脂肪提供的热量占到机体摄入总能量的 40% 以上，这导致肥胖、高脂血症、冠心病等疾病高发。随着我国经济的快速发展和生活水平的显著提高，我国居民的脂肪摄入量近年来呈快速增加之势，部分地区的脂肪摄入量严重超标。2002 年第四次全国营养调查显示，农村居民膳食结构中脂肪供能比为 28%，城市居民脂肪供能比已达到 35%，超过世界卫生组织推荐的30% 的上限。

2000 年中国营养学会发布了"中国居民膳食营养素参考摄入量"，其中建议儿童和青少年的脂肪功能占总能量的比例为 25%~30%，成人则为 20%~25%，一般不超过 30%。总胆固醇的摄入量不超过 300mg。

为防止必需脂肪酸缺失，在摄食的总热能中，必需脂肪酸应占 3.5%~6%（婴儿的需要量在其所占热能中的比例应大于成人），这个量在以植物油为主的烹调中可以容易达到。摄入脂肪中饱和脂肪酸、单不饱和脂肪酸、多不饱和脂肪酸之间的比例应为 1:1:1。多不饱和脂肪酸中，（Ω-6）:（Ω-3）适宜比值为（4~6）:1。亚油酸提供的能量能达到总能量的 1%~2% 即可满足人体对必需脂肪酸的需要（见表 3-7）。

表 3-7 中国居民膳食脂肪适宜摄入量（脂肪能量占总能量的百分比，%）

年龄（岁）	脂肪	饱和脂肪酸	单不饱和脂肪酸	多不饱和脂肪酸	（Ω-6）:（Ω-3）	胆固醇（mg）
0~	45~50				4:1	
0.5~	35~40				4:1	
2~	30~35				（4~6）:1	
7~	25~30				（4~6）:1	

年龄（岁）	脂肪	饱和脂肪酸	单不饱和脂肪酸	多不饱和脂肪酸	（Ω-6）：（Ω-3）	胆固醇（mg）
13~	25~30	< 10	8	10	（4~6）：1	
18~	20~30	< 10	10	10	（4~6）：1	< 300
60~	20~30	6~8	10	8~10	4：1	< 300

资料来源：中国营养学会编著.中国居民膳食营养素参考摄入量（2013版）.北京：科学出版社，2014.

（二）脂肪的食物来源[3]

脂肪的主要来源是烹调用油脂和食物本身所含的油脂。果仁脂肪含量最高，各种肉类居中，米、面、蔬菜、水果中含量很少。

1. 脂肪的动物性食物来源

（1）畜肉

如猪肉、牛肉、羊肉及其制品（如罐头等）都含有大量脂肪，即使是瘦肉也含有一定"不可见"的脂肪。除大肠外，一般动物内脏含脂肪皆较低，但蛋白质的含量较高。

（2）禽蛋类、鱼类

禽肉一般含脂肪量较低，多数在10%以下。鱼类脂肪含量基本在10%以下，多数在5%左右。其中，禽类、鱼类含不饱和脂肪酸较高。尤其深海鱼类富含（Ω-3）多不饱和脂肪酸（DHA，EPA）。蛋类以蛋黄含脂肪最高，约为30%，但全蛋脂肪含量仅为10%左右，其组成以单不饱和脂肪酸为多。

（3）乳制品

牛乳脂肪含量约4.0%，全脂乳粉更高，含脂肪约30%，黄油的脂肪含量可在80%以上。

2. 脂肪的植物性食物来源

（1）油料植物

如大豆、花生、芝麻等，含油量丰富。大豆含油量20%以上（转基因大豆，含油量更高）；花生含油量40%以上；芝麻含油量60%以上。这些原料，既可直接加工成各种含油量不同的食品（花生酥、芝麻糕等），又可以提取出植物油用于烹饪、食品加工。植物油含不饱和脂肪酸多，是人体必需脂肪酸的良好来源。

第三章 营养素的分类及其功能

043

（2）坚果类

植物性食物中以坚果类含脂肪量最高，如核桃、松子，含油量可高达60%，不过其脂肪组成多以亚油酸为主，所以是多不饱和脂肪酸的重要来源。

（3）谷类、水果、蔬菜

谷类含脂肪量较少，一般在4%以下，水果、蔬菜含脂肪更少，一般在0.5%以下。

由于胆固醇与人体健康有关（如动脉粥样硬化），因此，应注意降低胆固醇的摄食量，每人每天应小于300mg。少吃高脂类食物，如动物肝脏、鸡蛋、牛羊肉等红色肉类，都是胆固醇含量较高的食物，常吃这些食物，不利于降低人体内的胆固醇数量。植物来源的食物，如谷类、水果、蔬菜、坚果、豆类等，不含胆固醇，但含植物固醇，有降低血胆固醇的作用。

五、脂质食物的分类

依据食物中脂肪的含量，可将食物分为以下几类。

（一）高脂食物

指动物性食物、油脂或由这些油脂制作的食物，包括猪油、植物油、油面筋、猪肉等，如表3-8所示。

表3-8　几种高脂肪食物索引（每100g食物所含脂肪的量）

食物名称	含量（g）	食物名称	含量（g）
芝麻	61.7	猪大肠	15.6
花生米	39.2	猪皮	22.7
核桃肉	63.0	牛肉（肥）	34.5
松子仁	63.5	羊肉（瘦）	13.6
椰子肉	35.3	黄油	82.5
西瓜子	39.1	酥油	90.2
南瓜子	31.8	鸡蛋	11.6
葵花籽	51.1	鸡蛋黄	30.0
黄豆	18.4	鸭蛋	16.0
黄豆粉	19.2	鹅蛋	16.0
青豆	18.3	猪油	90.0

食物名称	含量（g）	食物名称	含量（g）
榛子	49.6	植物油	10.0
猪肉（肥）	90.8	芝麻酱	52 9

（二）低脂食物

指那些脂肪含量较低的植物性食物，如某些水果、蔬菜、粮食等。

（三）无脂食物

指基本上或完全不含脂肪的食物，如白砂糖、西瓜、蜂蜜、南瓜等。

第四节　维生素

一、维生素概述

维生素（vitamin）是人体不能合成，但又是人和动物为维持正常的生理功能而必须从食物中获得的，且功能各异的一类微量有机物质，在人体生长、代谢、发育过程中发挥着重要的作用。维生素的名称含有"维持生命的要素"的含义。维生素既不参与构成人体细胞，也不为人体提供能量。

维生素在体内的含量很少，但不可或缺。各种维生素的化学结构以及性质虽然不同，但它们却有着以下共同点。

第一，天然食物中存在维生素或者其前体，但从未有一种天然食物含有人体所需的全部维生素。

第二，维生素不是构成机体组织和细胞的组成成分，它也不会产生能量，它的作用主要是参与机体代谢的调节。

第三，大多数的维生素，机体不能合成或合成量不足，不能满足机体的需要，必须经常从食物中获得。

第四，人体对维生素的需要量很小，日需要量常以毫克或微克计算，但一旦缺乏就会引发相应的维生素缺乏症，对人体健康造成损害。

第五，不少维生素具有几种结构相近、生物活性相同的化合物，如维生素 A_1 与维生素 A_2，维生素 D_2 和维生素 D_3，吡哆醇、吡哆醛、吡哆胺等。

二、维生素的命名

维生素有 3 种命名系统：第一，按其被发现的历史先后顺序，用 A、B、C、D 等字母命名。对于同一族的维生素，则在英文字母右下方按发现顺序注以阿拉伯数字；第二，根据其生理功能的特征而命名，如维生素 A 又称抗干眼病维生素，维生素 D 又称抗佝偻病维生素，维生素 C 又称抗坏血酸等；第三，根据其化学组成和结构命名，如维生素 B_1，因其分子结构中既含有硫也含有氨基，故又称硫胺素，维生素 A 被命名为视黄醇，维生素 B_2 被命名为核黄素等。

因此，同一种维生素会出现两个以上的名称。维生素名称无论从拉丁字母或阿拉伯数字顺序来看都是不连贯的。

三、水溶性维生素

维生素的种类很多，化学结构的差异很大，一般按其溶解性质分为水溶性和脂溶性两大类。

水溶性维生素（water-soluble vitamins）是能在水中溶解的一组维生素，常是辅酶或辅基的组成部分。其中包括在酶的催化中起着重要作用的 B 族维生素以及抗坏血酸（维生素 C）等。包括：维生素 C、维生素 B_1、维生素 B_2、维生素 PP、维生素 B_6、泛酸、生物素、叶酸、维生素 B_{12} 和硫辛酸等。

（一）维生素 C

1. 理化性质

维生素 C（Vitamin C，Ascorbic Acid）又叫 L- 抗坏血酸，是一种水溶性维生素。食物中的维生素 C 被人体小肠上段吸收。一旦吸收，就分布到体内所有的水溶性结构中，正常成人体内的维生素 C 代谢活性池中约有 1500mg 维生素 C，最高储存峰值为 3000mg 维生素 C。正常情况下，维生素 C 绝大部分在体内经代谢分解成草酸或与硫酸结合生成抗坏血酸 -2- 硫酸由尿排出，另一部分可直接由尿排出体外，维生素 C 在体内的活性形式是抗坏血酸。外观无色晶体，酸性，具有较强的还原性，加热或在溶液中易氧化分解，在碱性条件下更易被氧化，为己糖衍生物。

2. 生理功能

（1）胶原蛋白的合成

胶原蛋白的合成需要维生素 C 参加，所以维生素 C 缺乏会使胶原蛋白不能正常合成，导致细胞连接障碍。人体由细胞组成，细胞靠细胞间质把它们联系起来，细胞间质的关键成分是胶原蛋白。胶原蛋白占身体蛋白质的 1/3，生成结缔组织，构成身体骨架，如骨骼、血管、韧带等，决定了皮肤的弹性，保护大脑，并且有助于人体创伤的愈合。

（2）治疗坏血病

血管壁的强度和维生素 C 有很大关系。微血管是所有血管中最细小的，管壁可能只有一个细胞的厚度，其强度、弹性是由负责连接细胞具有胶泥作用的胶原蛋白所决定。当体内维生素 C 不足时，微血管容易破裂，血液流到邻近组织。这种情况在皮肤表面发生，则产生淤血、紫癜；在体内发生，则引起疼痛和关节胀痛。情况严重时在胃、肠道、鼻、肾脏及骨膜下面均可有出血现象，乃至死亡。

（3）预防牙龈萎缩、出血

健康的牙床紧紧包住每一颗牙齿。牙龈是软组织，当缺乏蛋白质、钙、维生素 C 时易产生牙龈萎缩、出血。

（4）预防动脉硬化

维生素 C 可促进胆固醇的排泄，防止胆固醇在动脉内壁沉积，甚至有使沉积的粥样斑块溶解的可能。

（5）抗氧化剂

维生素 C 可以保护其他抗氧化剂，如维生素 A、维生素 E、不饱和脂肪酸，防止自由基对人体的伤害。

（6）防癌

丰富的胶原蛋白有助于防止癌细胞的扩散；维生素 C 的抗氧化作用可以抵御自由基对细胞的伤害，防止细胞的变异，阻断亚硝酸盐和仲胺形成强致癌物亚硝胺。曾有人对因癌症死亡患者解剖发现患者体内的维生素 C 含量几乎为零。

（7）提高人体的免疫力

白细胞含有丰富的维生素 C，当机体感染时白细胞内的维生素 C 急剧减少。维生素 C 可增强中性粒细胞的趋化性和变形能力，提高杀菌能力。促进淋巴母细胞的生成，提高机体对外来和恶变细胞的识别和杀灭。参与免疫球蛋白的合成。促进干扰素的产生，干扰病毒 mRNA 的转录，抑制病毒的增生。

3. 每天的需求量

中国营养学会建议的膳食参考摄入量（RNI），成年人为100mg/d，最多摄入量为1000mg/d，即可耐受最高摄入量（UL）为1000mg/d。孕早期妇女维生素C的推荐摄入量为100mg/d，中、晚期孕妇及乳母维生素C的推荐摄入量为130mg/d。需要维生素C比较多的人包括：①紧张工作和学习中的人，紧张会抑制免疫系统的功能，降低其效率，容易促进机体内潜伏病毒的重新复活。②怀孕与哺乳期间的女性，这时候妇女机体内维生素C的水平比平常时候低，造成了抵抗感冒能力低下，而不少感冒药又对孕妇有不良反应，因此往往感冒被视为怀孕期间最大的"麻烦"。③体内缺铁的人，缺铁不仅仅是由于铁吸收的不够，更重要的是机体从食物中吸收铁的能力不足。人体缺铁时，维生素C可帮助人体从非肉类食物中吸收铁的能力上升10倍。④经常抽烟的人，吸烟者对维生素C的消耗率比普通人群更高。研究显示，重度吸烟者比非吸烟者对维生素的需求量增加40%以上（见表3-9）。

表3-9 富含维生素C的食物

排名	食物	分量（g）	数量	维生素C量（mg）
1	樱桃	50	12粒	450
2	番石榴	80	1个	216
3	红椒	80	1/3个	136
4	黄椒	80	1/3个	120
5	柿子	150	1个	105
6	青花菜	6	1/4株	96
7	草莓	100	6粒	80
8	橘子	130	1个	78
9	芥蓝、菜花	60	1/3株	72
10	猕猴桃	100	1个	68

4. 缺乏症与过量症

当维生素C摄入严重不足时，可引起坏血病。表现为疲劳倦怠、皮肤出现瘀点、毛囊过度角化，继而出现牙龈出血，眼球结膜出血，机体抵抗力下降，伤口愈合迟缓，关节疼痛，同时伴有轻度贫血以及多疑、抑郁等神经症状。

短期内服用维生素C补充品过量，会产生多尿、下痢、皮肤发疹等副作用。长期服用过量维生素C补充品，可能导致草酸及尿酸结石。小儿生长时期过量服用，容易产生骨骼疾病。一次性摄入维生素C达2500~5000mg以上时，可能会导致红细胞大量破裂，出现溶血等危重现象。

（二）维生素 B_1

1. 理化性质

维生素 B_1 又称硫胺素、抗神经炎维生素、抗脚气病维生素，为白色晶体，在有氧化剂存在时容易被氧化产生脱氢硫胺素，后者在有紫外光照射时呈现蓝色荧光。遇光和热效价下降，故应置于遮光、阴凉处保存，不宜久贮。

2. 生理功能

它的生理功能是能增进食欲，维持神经正常活动等，缺少它会得脚气病、神经性皮炎等。维生素 B_1 还能促进成长，帮助消化，特别是碳水化合物的消化；改善精神状况；维持神经组织、肌肉、心脏活动的正常；减轻晕机、晕船的症状；可缓解有关牙科手术后的痛苦；有助于对带状疱疹的治疗。

3. 参考摄入量和食物来源

抽烟、喝酒、常摄取砂糖的人要增加维生素 B_1 的摄取量；在妊娠、哺乳期或是服用避孕药的女性需要大量的维生素 B_1；处于紧张状态的人，如生病、焦虑、精神打击、手术后的人，不仅需要 B_1，而且需要 B 族中所有的维生素。"脚气病"患者，妊娠或哺乳期妇女，和以下病症患者，如甲状腺功能亢进，烧伤，长期慢性感染，重体力劳动，吸收不良综合症伴肝胆疾病，小肠系统疾病及胃切除等，需要维生素 B_1 的补充。

成人的建议每日摄取量是 1.0~1.5mg。妊娠、哺乳期每天摄取 1.5~1.6mg（见表 3-10）。

表 3-10　中国居民膳食维生素 B_1 参考摄入量（DRIs）（单位：mg/d）

年龄（岁）	RNI		UL
0~	0.2（AI）		
0.5~	0.3（AI）		
1~	0.6		50
4~	0.7		50
7~	0.9		50
11~	1.2		50
	男性	女性	
14~	1.5	1.2	50

续表

年龄（岁）	RNI	UL
18~	1.3	50
孕妇	1.5	50
乳母	1.8	50

注：DRIs——膳食营养参考摄入量；AI——适宜摄入量；UL——可耐受最高摄入量.

资料来源：中国营养学会编著.中国居民膳食营养素参考摄入量（2013 版）.北京：科学出版社，2014.

维生素 B_1 含量丰富的食物有粮谷类、豆类、干果、酵母、硬壳果类，尤其在粮谷类的表皮部分含量更高，故碾磨精度不宜过度。动物内脏、蛋类及绿叶菜中含量也较高，芹菜叶、莴笋叶中含量也较丰富，应当充分利用。某些鱼类及软体动物体内，含有硫胺素酶，生吃可以造成其他食物中维生素 B_1 的损失，故"生吃鱼、活吃虾"的说法，既不卫生，也不科学。

4.缺乏症与过量症

正常人群中，也可出现许多轻度的维生素 B_1 缺乏，但容易被忽略。它的主要症状包括食欲不振，肌肉软弱无力，肢体疼痛和感觉异常，易浮肿，血压下降和体温降低。通过仔细研究病人的饮食情况及测定红细胞转酮醇酶的活性便可明确诊断。

正常剂量对正常肾功能者几无毒性。大剂量静脉注射时，可能发生过敏性休克。大剂量用药时，可干扰测定血清茶碱浓度，测定尿酸浓度可呈假性增高，尿胆原可产生假阳性。肠胃外大剂量应用维生素 B_1 产生的过敏性休克可用肾上腺素治疗。

（三）维生素 B_2

1.理化性质

维生素 B_2 又叫核黄素，微溶于水，在中性或酸性溶液中加热是稳定的。为体内黄酶类辅基的组成部分（黄酶在生物氧化还原中发挥递氢作用），当其缺乏时，会影响机体的生物氧化，使代谢发生障碍。

2.生理功能

（1）参与体内生物氧化与能量代谢，与碳水化合物、蛋白质、核酸和脂肪的代谢有关，可提高肌体对蛋白质的利用率，促进生长发育，维护皮肤和细胞膜的完整性。具有保护皮肤毛囊黏膜及皮脂腺的功能。

（2）参与细胞的生长代谢，是肌体组织代谢和修复的必需营养素，如强化肝功能、调节肾上腺素的分泌。

（3）参与维生素 B_6 和烟酸的代谢，是 B 族维生素协调作用的一个典范。

（4）与机体铁的吸收、储存和动员有关。

（5）具有抗氧化活性，可能与黄素酶 – 谷胱甘肽还原酶有关。

（6）帮助预防和消除口腔内、唇、舌及皮肤的炎反应，统称为口腔生殖综合征。

（7）增进视力，减轻眼睛的疲劳。

3. 参考摄入量和食物来源

维生素 B_2 是水溶性维生素，容易消化和吸收，被排出的量随体内的需要以及可能随蛋白质的流失程度而有所增减；它不会蓄积在体内，所以时常要以食物或营养补品来补充（见表 3–11）。

表 3–11　中国居民膳食维生素 B_2 推荐摄入量（mg/d）

年龄（岁）	RNI	
0~	0.4（AI）	
0.5~	0.5（AI）	
1~	0.6	
4~	0.7	
7~	1.0	
11~	1.2	
	男	女
14~	1.5	1.2
18~	1.4	1.2
孕妇	—	1.7
乳母	—	1.7

资料来源：中国营养学会编著 . 中国居民膳食营养素参考摄入量（2013 版）. 北京：科学出版社，2014.

富含维生素 B_2 的食物有奶类及其制品，动物肝脏与肾脏，蛋黄，鳝鱼，大豆，菠菜，胡萝卜，酿造酵母，香菇，紫菜，茄子，鱼，芹菜，橘子，柑，橙等。

成年人每日吃 50g 动物肝，或约 100g 黄豆，或 3 棵生菜，或 3~4 只香菇可满足需要（见表 3–12）。

表 3-12　一些食物的核黄素（维生素 B_2）含量　单位：mg/100g

食物	含量	食物	含量
大米	0.05	油菜	0.11
小麦粉	0.08	橘子	0.02
挂面	0.03	梨	0.03
馒头	0.07	猪肉（肥瘦）	0.16
黄豆	0.20	猪肝	2.08
大白菜	0.03	牛奶	0.14
菠菜	0.11	鸡蛋	0.32

资料来源：中国营养学会编著.中国居民膳食营养素参考摄入量（2013 版）.北京：科学出版社，2014.

4. 缺乏症与过量症

体内维生素 B_2 的储存是很有限的，因此每天都要由饮食提供。维生素 B_2 的两个性质是造成其损失的主要原因：（1）可被光破坏。（2）在碱溶液中加热可被破坏。

通常轻微缺乏维生素 B_2 不会出现明显症状，但是严重缺乏维生素 B_2 时会出现如下症状：

（1）口腔生殖综合征：维生素 B_2 的缺乏会导致口腔、唇、皮肤、生殖器的炎症和功能障碍，称为核黄素缺乏病。

（2）长期缺乏会导致儿童生长迟缓，轻中度缺铁性贫血。

（3）严重缺乏时常伴有其他 B 族维生素缺乏症状。

维生素 B_2 摄取过多，可能引起瘙痒、麻痹、流鼻血、灼热感、刺痛等。假如正在服用抗癌药，如氨甲蝶呤的话，则过量的 B_2 会降低这些抗癌剂的效用。

（四）维生素 B_3

1. 理化性质

维生素 B_3 也称作烟酸、尼克酸、维生素 PP、抗癞皮病因子，为吡啶 –3– 羧酸及其衍生物的总称，包括尼克酸和烟酰胺，在体内的主要形式是具有生理活性的烟酰胺。两种化合物都是稳定的白色结晶固体。它是人体必需的 13 种维生素之一，是一种水溶性维生素。

2. 生理功能

（1）构成辅酶，在糖、脂类、氨基酸、类固醇等物质的代谢过程中起着重要作用。

（2）构成葡萄糖耐量因子，具有增强胰岛素效能的作用。

（3）促进消化系统的健康，减轻胃肠障碍；使皮肤更健康，预防和缓解严重的偏头痛；促进血液循环，使血压下降；减轻腹泻现象。

（4）降低血清胆固醇。烟酸具有降低血清胆固醇和扩张末梢血管的作用。临床上常用烟酸治疗高脂血症、缺血性心脏病等。

3. 参考摄入量和食物来源

烟酸除了直接从食物中摄取外，也可以在体内由色氨酸转化而来，平均约60mg色氨酸转化1mg烟酸。烟酸当量则为：

烟酸当量（mgNE）＝烟酸（mg）+1/60色氨酸（mg）

中国营养学会2000年推荐烟酸的RNI成人推荐摄入量为14mgNE/d，女性为13mgNE/d，盐酸的UL为35mgNE/d。严格控制或选择饮食，或接受肠道外营养的病人，因营养不良体重骤减，妊娠期、哺乳期，以及服用异烟肼者，严重烟瘾、酗酒、吸毒者，烟酸需要量均增加。

烟酸及烟酰胺广泛存在于食物中。植物性食物中存在的主要是烟酸，动物性食物中以烟酰胺为主。烟酸和烟酰胺在肝、肾、瘦畜肉、鱼以及坚果类中含量丰富；乳、蛋中的含量虽然不高，但色氨酸较多，可转化为烟酸。谷类中的烟酸80%~90%存在于种皮中，故加工影响较大（见表3-13）。

表3-13 一些食物中的烟酸当量（mg/100g）

食物	烟酸	色氨酸	色氨酸的烟酸当量	总烟酸当量
牛肝	16.5	296	4.9	21.4
花生酱	15.7	330	5.5	21.2
熟鸡肉	7.4	250	4.1	11.5
牛肉	5.6	203	3.4	9.0
菠菜	0.3	37	0.6	0.9
全脂奶	0.1	49	0.8	0.9
鸡蛋	0.1	221	3.5	3.6

4. 缺乏症与过量症

若其缺乏时，可产生癞皮病，表现为皮炎、舌炎、口咽、腹泻及烦躁、失眠、感觉异常等症状。烟酸是少数存在于食物中相对稳定的维生素，即使经烹调及储存也不会大量流失而影响其效力。

过量的摄入烟酸的不良反应有皮肤发红、眼部感觉异常、高尿酸血症、偶见高血糖等。

（五）维生素 B_6

1. 理化性质

维生素 B_6（Vitamin B_6）又称吡哆素，其包括吡哆醇、吡哆醛及吡哆胺，在体内以磷酸酯的形式存在，是一种水溶性维生素，遇光不稳定，不耐高温。

2. 生理功能

维生素 B_6 为人体内某些辅酶的组成成分，参与多种代谢反应，尤其是和氨基酸代谢有密切关系。维生素 B_6 主要作用在人体的血液、肌肉、神经、皮肤等。功能有抗体的合成、消化系统中胃酸的制造、脂肪与蛋白质利用（尤其在减肥时应补充）、维持钠/钾平衡（稳定神经系统）。

（1）参与蛋白质合成与分解代谢，参与所有氨基酸代谢，如与血红素的代谢有关，与色氨酸合成烟酸有关。

（2）在碳水化合物和脂肪代谢中的作用。与糖原、神经鞘磷脂和类固醇的代谢有关。

（3）参与某些神经递质（5-羟色胺、牛磺酸、多巴胺、去甲肾上腺素和 γ-氨基丁酸）合成。

（4）维生素 B_6 与 1-碳单位、维生素 B_{12} 和叶酸盐的代谢，如果它们代谢障碍可造成巨幼红细胞贫血。

（5）参与核酸和 DNA 合成，缺乏会损害 DNA 的合成，这个过程对维持适宜的免疫功能是非常重要的。

（6）维生素 B_6 与维生素 B_2 的关系十分密切，维生素 B_6 缺乏常伴有维生素 B_2 症状。

（7）参与同型半胱氨酸向蛋氨酸的转化，具有降低慢性病的作用，轻度高同型半胱氨酸血症被认为是血管疾病的一种可能危险因素，维生素 B_6 的干预可降低血浆同型半胱氨酸含量。

3. 参考摄入量和食物来源

一般而言，人与动物的肠道中微生物（细菌），可合成维生素 B_6，但其量甚微，还是要从食物中补充。其需要量其实与蛋白质摄食量多寡很有关系，若吃大鱼大肉者，应记住要大量补充维生素 B_6，以免造成维生素 B_6 缺乏而导致慢性病的发生。

我国居民膳食维生素 B_6 的 AI（mg/d）分别定为：0 岁约 0.1，0.5 岁约 0.3，1 岁约 0.5，4 岁约 0.6，7 岁约 0.7，11 岁约 0.9，14 岁约 1.1，18 岁约 1.2，50 岁约 1.5，孕妇和乳母为 1.9。

动植物食物中均含有维生素 B_6，通常肉类、全谷类产品、蔬菜和坚果类含量相对较高些。在动物性及植物性食物中含量均微，酵母粉含量最多，米糠或白米含量也不少，其次是来自肉类、家禽、鱼，马铃薯、甜薯、蔬菜中。

各种食物中每 100g 可食部分含维生素 B_6 量如下：酵母粉 3.67mg，脱脂米糠 2.91mg，白米 2.79mg，胡萝卜 0.7mg，鱼类 0.45mg，全麦抽取物 0.4~0.7mg，肉类 0.3~0.08mg，牛奶 0.3~0.03mg，蛋 0.25mg，菠菜 0.22mg，豌豆 0.16mg，黄豆 0.1mg，橘子 0.05mg。

4. 缺乏症与过量症

缺乏维生素 B_6 的通症，一般缺乏时会有食欲不振、食物利用率低、失重、呕吐、下痢等毛病；严重缺乏会有粉刺、贫血、关节炎、忧郁、头痛、掉发、易发炎、学习障碍、衰弱等。

经食物摄入大量维生素 B_6 没有不良反应，但通过补充品对维生素 B_6 的摄取量达 500mg/d 以上时可能产生神经毒性及光敏感性反应。

（六）维生素 B_9

维生素 B_9 存在多种形式，叶酸（folic acid）是其中之一，叶酸的其他衍生物在被人体摄入后，只要能经过吸收转化为四氢叶酸，在生化反应中作为一碳单位的供体，都可以被称为维生素 B_9。叶酸又称维生素 M，是 B 族维生素中的一种，相当于蝶酰谷氨酸（PGA），是一种水溶性维生素。

1. 理化性质

叶酸，最早由肝脏中分离出来，后发现在植物的绿叶中含量丰富，因此得名，称为叶酸。叶酸为深黄色晶体，不易溶于水，其钠盐溶解度较大。叶酸在酸性溶液中对热不稳定，在中性和碱性条件下十分稳定。叶酸由蝶酸与谷氨酸组成，因此又叫蝶酰谷氨酸（PGA）。

2. 生理功能

（1）作为体内生化反应中一碳单位转移酶系的辅酶，起着一碳单位传递体的作用。

（2）参与嘌呤和胸腺嘧啶的合成，进一步合成 DNA 和 RNA。

（3）参与氨基酸代谢，在甘氨酸与丝氨酸、组氨酸和谷氨酸、同型半胱氨酸与蛋氨酸之间的相互转化过程中充当一碳单位的载体。

（4）参与血红蛋白及甲基化合物如肾上腺素、胆碱、肌酸等的合成。

3. 参考摄入量和食物来源

饮食很全面，富含动植物蛋白及各种维生素及无机盐类（如钙，铁，锌等）的情况没有必要补充叶酸。

每日摄取量：成人的建议是 400μg 叶酸当量（DFE），孕期 600μg DFE。可耐受最高摄入量（UL）为每日 1000μg DFE。一般认为，对于无叶酸缺乏症的孕妇来说，每日摄取不宜过多。必要时服用孕妇专用的叶酸制剂，而不是普遍用于治疗贫血所用的大含量（每片含叶酸 5mg）叶酸片（见表 3-14）。

表 3-14　中国居民膳食叶酸参考摄入量（μg/d）

年龄（岁）	RNI	UL
0~	65（AI）	—
0.5~	80（AI）	—
1~	150	300
4~	200	400
7~	200	400
11~	300	600
14~	400	800
18~	400	1000
孕妇	600	1000
乳母	500	1000

RNI（推荐摄入量）：是指可以满足某一特定性别、年龄及生理状况群体中绝大多数个体（97%~98%）的需要量的摄入水平。长期摄入 RNI 水平，可以满足机体对该营养素的需要，维持组织中适当的营养素储备，保持健康。

UL（可耐受最高摄入量）：指平均每日可以摄入某营养素的最高量。当摄入量超过 UL 时，发生毒副作用的危险性增加。

含叶酸的食物很多，但由于叶酸遇光、遇热就不稳定，容易失去活性，所以人体真正能从食物中获得的叶酸并不多。例如，蔬菜贮藏 2~3 天后叶酸损失 50%~70%；煲汤等烹饪方法会使食物中的叶酸损失 50%~95%；盐水浸泡过的蔬菜，叶酸的成分也会损失很大。因此，人们要改变一些烹制习惯，尽可能减少叶酸流失，还要加强富含叶酸食物的摄入。

天然叶酸广泛存在于动植物类食品中，尤以酵母、肝、肾及绿叶蔬菜中含量比较多。其他的还有小麦胚芽、马铃薯、豆类、坚果等。

4. 缺乏症与过量症

叶酸缺乏时，脱氧胸苷酸、嘌呤核苷酸的形式及氨基酸的互变受阻，细胞内 DNA 合成减少，细胞的分裂成熟发生障碍，引起巨幼红细胞性贫血。维生素 B_{12} 和叶酸缺乏的临床表现基本相似，都可引起巨幼细胞性贫血、白细胞和血小板减少，以及消化道症状如食欲减退、腹胀、腹泻及舌炎等，以舌炎最为突出，舌质红、舌乳头萎缩、表面光滑，俗称"牛肉舌"，伴疼痛。

叶酸缺乏可引起高同型半胱氨酸血症，从而增加心血管病的危险性。小肠疾病能干扰食物叶酸的吸收和经肝肠循环的再循环过程，故叶酸缺乏是小肠疾病常见的一种并发症。

孕妇缺乏叶酸，可使先兆子痫、胎盘剥离的发生率增高，患有巨幼红细胞贫血的孕妇易出现胎儿宫内发育迟缓、早产及新生儿低出生体重。怀孕早期缺乏叶酸，还易引起胎儿神经管畸形（如脊柱裂、无脑畸形等）。

叶酸是水溶性维生素，一般超出成人最低需要量 20 倍也不会引起中毒。凡超出血清与组织中和多肽结合的量均从尿中排出。服用大剂量叶酸可能产生的毒性作用有：①干扰抗惊厥药物的作用，诱发患者惊厥发作。②口服叶酸 350mg 可能影响锌的吸收，从而导致锌缺乏，使胎儿发育迟缓，低出生体重儿增加。③掩盖维生素 B_{12} 缺乏的早期表现，而导致神经系统受损害。

（七）维生素 B_{12}

1. 理化性质

维生素 B_{12} 又叫钴胺素、氰钴胺、动物蛋白因子、抗恶性贫血维生素，是一种由含钴的卟啉类化合物组成的 B 族维生素，是唯一含金属元素的维生素。自然界中的维生素 B_{12} 都是微生物合成的，高等动植物不能制造维生素 B_{12}。维生素 B_{12} 是需要一种肠道分泌物（内源因子）帮助才能被吸收的一种维生素。维生素 B_{12} 为浅红色的针状结晶，易溶于水和乙醇，在 pH 4.5~5.0 弱酸条件下最稳定，强酸（pH < 2）或碱性溶液中分解，遇热可有一定程度破坏，但短时间的高温消毒损失小，遇强光或紫外线易被破坏。普通烹调过程损失量约 30%。

2. 生理功能

（1）促进蛋白质合成

维生素 B_{12} 能促进一些氨基酸的生物合成，其中包括蛋氨酸与谷氨酸等，因为它有活化氨基酸的作用和促进核酸的生物合成，故对各种蛋白质的合成有重要作用。对婴幼儿的生长发育有重要作用。

（2）保护叶酸在细胞内的转移和贮存

维生素 B_{12} 缺乏时，人类红细胞叶酸含量低，肝脏贮存的叶酸降低。

（3）维护神经髓鞘的代谢与功能

缺乏维生素 B_{12} 时，可引起神经障碍、脊髓变性，并可引起严重的精神问题。

（4）促进红细胞的发育和成熟

促进 DNA 及蛋白质的生物合成，使肌体造血功能处于正常状态，预防恶性贫血，维护神经系统健康。

3. 参考摄入量和食物来源

维持成人正常功能的最低需要量为 0.1μg/d。当体内维生素 B_{12} 含量降至 0.5mg 时，便会出现所谓的"恶性贫血"。

人体内含维生素 B_{12} 2~10mg，其中约 1.7mg 贮存于肝脏。人体维生素 B_{12} 的排出量约 5mg/d。

2000 年中国营养学会制定的中国居民膳食营养素参考摄入量中，提出我国居民维生素 B_{12} 的适宜摄取量（AI）为：婴儿 0.4μg/d，青少年、成人 2.0μg/d，孕妇 2.6μg/d，乳母 2.8μg/d。

自然界中的维生素 B_{12} 都是由微生物合成的，动物瘤胃和结肠中的细菌也可合成，所以，只有动物性食品中才含有维生素 B_{12}。

动物内脏，特别是食草动物的肝、心、肾，是维生素 B_{12} 主要来源，在动物内脏中含量高达 20μg/100g。其次为肉类、鱼类、蛋类、禽类、乳类等，约 1μg/100g。豆制发酵食品含有少量，如豆豉、腐乳等食物。植物性食物一般不含维生素 B_{12}。

所以长期素食者、动物性食品一直摄入很低的人群，以及营养供给不充足的孕妇、乳母等，可能有患维生素 B_{12} 缺乏症的危险。

4. 缺乏症与过量症

维生素 B_{12} 缺乏可能引起人的精神忧郁，引起巨幼红细胞性贫血（恶性贫血），脊髓变形，神经和周围神经退化，舌、口腔、消化道的黏膜发炎。若出现食欲不振、消化不良、舌头发炎、失去味觉等症状，便是缺乏维生素 B_{12} 的警讯。小孩缺乏维生素 B_{12} 的早期表现为精神情绪异常、表情呆滞、少哭少闹、反应迟钝、爱睡觉等症状，最后会引起贫血。

维生素 B_{12} 是人体内每天需要量最少的一种，过量的维生素 B_{12} 会产生毒副作用。据报道，注射过量的维生素 B_{12} 可出现哮喘、荨麻疹、湿疹、面部浮肿、寒战等过敏反应。维生素 B_{12} 摄入过多还可导致叶酸的缺乏。

四、脂溶性维生素

脂溶性维生素（lipid-soluble vitamins）是溶于脂肪及有机溶剂（如苯、乙醚及氯仿等）的一组维生素。常见的有维生素 A、维生素 D、维生素 E、维生素 K 等。它们都含有环结构和长的脂肪族烃链，这四种维生素尽管每一种都至少有一个极性基团，但都是高度疏水的。

（一）维生素 A

1. 理化性质

维生素 A 的化学名为视黄醇，又叫抗干眼病维生素。天然维生素 A 有维生素 A_1 及维生素 A_2 两种形式。维生素 A_1 多存于哺乳动物及咸水鱼的肝脏中，而维生素 A_2 常存于淡水鱼的肝脏中。由于维生素 A_2 的活性比较低，所以通常所说的维生素 A 是指维生素 A_1。

植物来源的 β–胡萝卜素及其他类胡萝卜素可在人体内合成维生素 A_1，通常称它们为维生素 A 原。β–胡萝卜素转换为维生素 A 的效率最高。

维生素 A 的计量单位有 USP 单位（United States Pharmacopoeia）、IU 单位（International Units）、RE 单位（Retinol Equivalents）3 种。

2. 生理功能

（1）维持正常视觉功能

眼的光感受器是视网膜中的杆状细胞和锥状细胞。这两种细胞都存在有感光色素，即感弱光的视紫红质和感强光的视紫蓝质。

若维生素 A 充足，则视紫红质的再生速度快而完全，故暗适应恢复时间短；若维生素 A 不足，则视紫红质再生慢而不完全，故暗适应恢复时间延长，严重时可产生夜盲症。

（2）维护上皮组织细胞的健康

维生素A可参与糖蛋白的合成，这对于上皮的正常形成、发育与维持十分重要。当维生素A不足或缺乏时，可导致糖蛋白合成中间体的异常，引起上皮基底层增生变厚，细胞分裂加快、张力原纤维合成增多，表面层发生细胞变扁、不规则、干燥等变化。

（3）维持骨骼正常生长发育

维生素A促进蛋白质的生物合成和骨细胞的分化。当其缺乏时，成骨细胞与破骨细胞间的平衡被破坏，或由于成骨活动增强而使骨质过度增生，或使已形成的骨质不吸收。孕妇如果缺乏维生素A时会直接影响胎儿发育，甚至发生死胎。

（4）促进生长与生殖

维生素A有助于细胞增生与生长。动物缺乏维生素A时，明显出现生长停滞，可能与动物食欲降低及蛋白利用率下降有关。维生素A缺乏时，影响雄性动物精索上皮产生精母细胞，雌性阴道上皮周期变化，也影响胎盘上皮，使胚胎形成受阻。维生素A缺乏还引起诸如催化黄体酮前体形成所需要的酶的活性降低，使肾上腺、生殖腺及胎盘中类固醇的产生减少，可能是影响生殖功能的原因。

（5）促进免疫球蛋白的合成和抑制肿瘤生长

免疫球蛋白是一种糖蛋白，所以维生素A能促进该蛋白的合成，对于机体免疫功能有重要影响，缺乏时，细胞免疫呈现下降。

临床试验表明维生素A酸（视黄酸）类物质有延缓或阻止癌前病变，防止化学致癌剂的作用，特别是对于上皮组织肿瘤，临床上作为辅助治疗剂已取得较好效果。β-胡萝卜素具有抗氧化作用，对于防止脂质过氧化，预防心血管疾病、肿瘤，以及延缓衰老均有重要意义。

（6）营养增补剂

在化妆品中用作营养成分添加剂，能防止皮肤粗糙，促进正常生长发育，可用于膏霜乳液中。

3. 参考摄入量和食物来源

维生素A的活性过去用"国际单位（IU）"表示，现在通常采用视黄醇当量（RE）表示膳食或食物中全部具有视黄醇活性物质（包括维生素A和维生素A原）的总量（μg）（见表3–15）。它们的换算公式为：

食物中总视黄醇当量（μg RE）= 视黄醇（μg）+ β-胡萝卜素（μg）×0.167+ 其他维生素A原（μg）×0.084

表 3-15　中国居民维生素 A 推荐摄入量（RNI）

年龄（岁）	RNI（μgRE*）	年龄（岁）		RNI（μgRE*）
0~	400	14~		男 800 女 700
0.5~	400	18~		男 800 女 700
1~	500	孕妇	初期	800
4~	600		中期	900
7~	700		后期	900
11~	700	乳母		1200

注 *：RE 为视黄醇当量.

成年人每日需吃约 0.85 个柠檬，或 1/2 根胡萝卜，或 1 片芒果，或 1 根芦笋即可满足需要。

表 3-16　几种食物中维生素 A 或胡萝卜素含量　　　　（单位：μg/100g）

食物	维生素 A	视黄醇当量	食物	维生素 A 原	视黄醇当量
瘦猪肉	44	44	小米	100	17
肉鸡	226	226	玉米面	40	7
猪肝	4972	4972	大豆	220	37
鸡肝	10414	10414	荷兰豆	480	80
羊肝	20972	20972	红薯（红心）	750	125
猪肾	41	41	胡萝卜	4010	668
鸡心	910	910	油菜	620	103
牛奶	24	24	西蓝花	7210	1202
奶粉	303	303	小白菜	1680	280
奶油	1042	1042	苋菜	2110	352
鸡蛋	310	310	生菜	1790	298
蛋黄粉	776	776	菠菜	2920	487
黄鱼	10	10	柑	890	148

食物	维生素 A	视黄醇当量	食物	维生素 A 原	视黄醇当量
鳟鱼	206	206	橘	1660	277
江虾	102	102	芒果	8050	1342

各种动物性食品是维生素 A 最好的来源。动物肝脏维生素 A 最为丰富，鱼肝油、鱼卵、奶、禽蛋等也是维生素 A 的良好来源。维生素 A 原的良好来源是深色或红黄色的蔬菜和水果（见表 3-16）。膳食中维生素 A 和维生素 A 原的比例最好为 1:2。

4. 缺乏症与过量症

维生素 A 长期不足或缺乏，原因有摄入不足，吸收不良，消耗过多及代谢受阻等。首先出现暗适应能力降低及夜盲症，继之全身上皮组织角质变性及发生继发感染，如皮肤干燥、形成鳞片并出现棘状丘疹、异常粗糙并且脱屑，总称为毛囊角化过度症，还可使泪液分泌减少而引起干眼病。

维生素 A 可以在机体内储存，过度摄入可引起毒性反应，包括急性、慢性和致畸毒性。急性毒性表现为头痛、恶心、呕吐、腹泻、视觉模糊等。

（二）维生素 D

1. 理化性质

维生素 D（vitamin D）为固醇类衍生物，具有抗佝偻病作用，又称抗佝偻病维生素。维生素 D 家族成员中最重要的成员是 VD_2（麦角钙化醇）和 VD_3（胆钙化醇）。维生素 D 均为不同的维生素 D 原经紫外照射后的衍生物。植物或酵母中的麦角固醇在日光或紫外线照射下，转化为维生素 D_2。动物和人体皮下储存有从胆固醇生成的 7- 脱氢胆固醇，受紫外线的照射后，可转变为维生素 D_3。适当的日光浴足以满足人体对维生素 D 的需要。维生素 D 是一种脂溶性维生素，维生素 D 性质稳定，通常的烹调加工不会引起维生素 D 的缺乏。

2. 生理功能

（1）维持血清钙磷浓度的稳定。血钙浓度低时，诱导甲状旁腺素分泌，将其释放至肾及骨细胞。

（2）促进生长和骨骼钙化，促进牙齿健全。

（3）通过肠壁增加磷的吸收，并通过肾小管增加磷的再吸收。

（4）维持血液中柠檬酸盐的正常水平。

（5）防止氨基酸通过肾脏损失。

（6）维生素 D 还被用于降低结肠癌、乳腺癌和前列腺癌的概率，对免疫系统也有增强作用。

3. 参考摄入量和食物来源

维生素 D 的最低需要量尚难确定，因皮肤形成维生素 D_3 的量变化较大。维生素 D 需要量还与钙、磷摄入量有关。

FAO/WHO 专家委员会建议的维生素 D_3 供给量标准为：6 岁以内的儿童、孕妇、乳母为 10μg/d，其他人为 2.5μg/d。

2000 年中国营养学会制定的中国居民膳食营养素参考摄入量（DRIs）中，提出我国维生素 D 的推荐摄入量（RNI）为：10 岁以内及 50 岁以上人群、孕妇、乳母，10μg/d；其他人 5μg/d。因过量摄入维生素 D 有潜在的毒性，所以中国营养学会建议维生素 D 的可耐受最高摄入量（UL）为 20μg/d。

维生素 D 的量可用国际单位（IU）或微克（μg）表示，二者的换算关系为：

1μg 维生素 D_3=40 国际单位（IU）维生素 D_3

或国际单位（IU）维生素 D_3=0.025μg 维生素 D_3

进行户外活动，只要人体接受足够的日光，体内就可以合成足够的维生素 D；除强化食品外，通常天然食物中维生素 D 含量较低，动物性食品是非强化食品中天然维生素 D 的主要来源，如含脂肪高的海鱼肝中的维生素 D 含量最为丰富，动物肝脏、蛋黄、奶油和奶酪中相对较多，瘦肉、奶、坚果中含微量的维生素 D，而蔬菜、谷物及其制品和水果含有少量维生素 D 或几乎没有维生素 D 的活性（见表 3-17）。

表 3-17　常见富含维生素 D 的食物（国际单位/100g）

食物名称	维生素 D 含量
大马哈鱼和虹鳟鱼罐头	500
金枪鱼罐头（油浸）	232
炖鸡肝	67
奶油（脂肪含量 31.3%）	50
鸡蛋（煎、煮、荷包）	49
烤羊肝	23

4. 缺乏症与过量症

维生素 D 缺乏会导致少儿佝偻病，它是由于骨质钙化不足，骨中无机盐的质量分数减少，骨骼变软和弯曲变形的现象。成年，尤其是孕妇、乳母、老年人等对钙需求量大的人群，在缺乏维生素D和钙、磷时，容易出现骨质软化症或骨质疏松症。症状包括骨头和关节疼痛，肌肉萎缩，失眠，紧张。

维生素D过量造成的主要毒副作用是血钙过多，早期征兆主要包括呕吐，腹泻，尿频，头痛，没有食欲，头昏眼花，走路困难，肌肉骨头疼痛，以及心律不齐等。晚期症状包括发痒，肾形矿脉功能下降，骨质疏松症，体重下降，肌肉和软组织石灰化等。

（三）维生素E

1. 理化性质

维生素E（Vitamin E）是一种脂溶性维生素，又称生育酚，是最主要的抗氧化剂之一。溶于脂肪和乙醇等有机溶剂中，不溶于水，对热、酸稳定，对碱不稳定，对氧敏感，对热不敏感，但油炸时维生素E活性明显降低。

2. 生理功能

（1）抗氧化作用。维生素E是非酶抗氧化系统中重要的抗氧化剂，可减少细胞耗氧量，使人更有耐久力，有助减轻腿抽筋和手足僵硬的状况。

（2）保护生物膜。维生素E的碳链是生物膜的组成部分，在生物膜的稳定性和通透性方面起重要作用。

（3）对某些酶活性的保护。维生素E能保护某些含硫基的酶不被氧化，从而保持了许多酶系统的活性，因而认为维生素E能参与调节组织呼吸及氧化磷酸化过程。

（4）与动物的生殖功能有关。维生素E能促进生殖。它能促进性激素分泌，使男子精子活力和数量增加；使女子雌性激素浓度增高，提高生育能力，预防流产。

（5）防癌、抗衰老。维生素E对多种化学毒物具有防护作用。老年人服用维生素E后，可以消除脑组织等细胞中的过氧化脂质色素，并且可以改善皮肤的弹性，阻断致癌的自由基反应。

（6）维生素E可抑制眼睛晶状体内的过氧化脂反应，使末梢血管扩张，改善血液循环，预防近视发生和发展。

3. 参考摄入量和食物来源

中国居民维生素E的摄入情况跟西方有所不同。膳食结构中主要以植物性食物为主，维生素E的摄入量普遍较高（见表3-18）。

富含维生素E的食物有：果蔬、坚果、瘦肉、乳类、蛋类、压榨植物油等。含量最为丰富的是小麦胚芽，最初多数自然维生素E从麦芽油提取，通常从菜油、大豆油中获得（见表3-19）。

表3-18　中国居民膳食维生素 E 适宜摄入量（AI）

年龄（岁）	体重（kg）		AI	年龄（岁）	体重（kg）		AI
	男	女	mg/d		男	女	mg/d
0~	6	6	3	1~	13.5	12.5	4
0.5~	9	9	3	4~	19	18.5	5
7~	28.5	25.5	7	孕妇			14
11~	42	41	10	乳母			14
14~	56.5	50	14	50~			14
18~	63	56	14				

表3-19　各类食物维生素 E 含量代表值　　（单位：mg/100g 食物）

食物组	总生育酚	α-生育酚	β+γ-生育酚	δ-生育酚
谷类	0.96	0.495	0.18	0.154
豆类	4.92	0.717	2.631	1.303
蔬菜	0.75	0.466	0.102	0.156
水果	0.56	0.381	0.13	0.03
肉类	0.42	0.308	0.097	0.01
乳类	0.26	0.087	0.112	0.021
蛋类	2.05	1.637	0.409	0
水产类	1.25	0.817	0.19	0.248
食用油脂	72.37	8.17	28.33	9.739

4. 缺乏症与过量症

维生素 E 缺乏时，男性睾丸萎缩不产生精子，女性胚胎与胎盘萎缩引起流产，阻碍脑垂体调节卵巢分泌雌激素等诱发更年期综合征、卵巢早衰。

长期大剂量应用会有潜在毒性，有的可出现唇炎、恶心、呕吐、眩晕、视力模糊、胃肠功能及性腺功能紊乱等症状。

第五节　矿物质

一、矿物质概述

（一）矿物质的定义

矿物质（又称无机盐），英文 mineral，是人体内无机物的总称。人体中含有的各种元素，除了碳、氧、氢、氮等主要以有机物的形式存在以外，其余的 60 多种无机元素统称为矿物质。

（二）矿物质的分类

1. 常量元素

人体必需的矿物质有钙、磷、镁、钾、钠、硫、氯 7 种，含量占人体 0.01% 以上或膳食摄入量大于 100mg/d 的矿物质，被称为常量元素。

2. 微量元素

微量元素是指含量占人体 0.01% 以下或膳食摄入量小于 100mg/d 的矿物质。现在已知有 14 种微量元素，即铁、锌、铜、碘、锰、钼、钴、硒、铬、镍、锡、硅、氟、钒是人体必需微量元素。

但无论哪种元素，和人体所需的三大营养素——碳水化合物、脂类和蛋白质——相比，都是非常少量的。

（三）矿物质的来源

矿物质是来自土壤的无机化学元素。植物从土壤中获得矿物质，动物由食用植物等而摄入矿物质。人体内的矿物质一部分来自所摄入的动、植物食物，另一部分则来自饮料、食盐、食品添加剂等。

（四）矿物质的功能

1. 构成机体组织的重要成分

如大量的钙、磷、镁为维持骨骼和牙齿刚性起着重要作用，而硫、磷是蛋白质的组成成分。

2. 为多种酶的活化剂、辅因子或组成成分

如钙是凝血酶的活化剂、锌是多种酶的组成成分。

3. 某些具有特殊生理功能物质的组成部分

如碘是甲状腺素的组成成分，铁是血红蛋白的组成成分。

4. 维持机体的酸碱平衡及组织细胞渗透压

酸性（氯、硫、磷）和碱性（钾、钠、镁）无机盐适当配合，加上重碳酸盐和蛋白质的缓冲作用，维持着机体的酸碱平衡。无机盐与蛋白质一起维持组织细胞的渗透压。缺乏铁、钠、碘、磷可能会引起疲劳等。

5. 维持神经肌肉兴奋性和细胞膜的通透性

钾、钠、钙、镁是维持神经肌肉兴奋性和细胞膜通透性的必要条件。

二、常量元素

（一）钙

1. 概述

钙是一种金属元素，符号 Ca，银白色晶体。钙是人体中含量最多的无机盐组成元素，健康成人体内钙总量为 1000~1300g，占体重的 1.5%~2.0%。其中 99% 的钙以骨盐形式存在于骨骼和牙齿中，其余分布在软组织中，细胞外液中的钙仅占总钙量的 0.1%。

骨是钙沉积的主要部位，所以有"钙库"之称。骨钙主要以非晶体的磷酸氢钙（$CaHPO_4$）和晶体的羟磷灰石 $[Ca_{10}(PO_4)_6(OH)_2]$ 两种形式存在，其组成和物化性状随人体生理或病理情况而不断变动。骨骼通过不断的成骨和溶骨作用使骨钙与血钙保持动态平衡。

正常情况下，血液中的钙几乎全部存在于血浆中，在各种钙调节激素的作用下血钙相对恒定，为 2.25~2.75 mmol/L，儿童稍高，常处于上限。

2. 生理功能

对人体而言，无论肌肉、神经、体液和骨骼中，都有用 Ca^{2+} 结合的蛋白质。钙是人类骨、齿的主要无机成分，也是神经传递、肌肉收缩、血液凝结、激素释放和乳汁分泌等所必需的元素。人体中钙含量不足或过剩都会影响生长发育和健康。

3. 摄入量和食物来源

根据 2002 年"中国居民营养与健康"调查报告显示，中国人钙缺乏状况仍然很严重，居民钙的日摄入量为 391mg，仅相当于推荐摄入量的 41%（见表 3-20）。

表 3-20　中国居民膳食钙适宜摄入量（mg/d）

年龄（岁）	AI	UL
0~	300	—
0.5~	400	—
1~	600	2000
4~	800	2000
7~	800	2000
11~	1000	2000
14~	1000	2000
18~	800	2000
50~	1000	2000
孕早期	800	2000
孕中期	1000	2000
孕后期	1200	2000
乳母	1200	2000

AI（适宜摄入量）：指通过观察或实验获得的健康人群某种营养素的摄入量。

UL（可耐受最高摄入量）：指平均每日可以摄入某营养素的最高量。当摄入量超过 UL 时，发生毒副作用的危险性增加。

含钙的食物主要有以下几大类：①乳及乳制品类。②豆类及其制品类：黄豆、毛豆、扁豆、蚕豆、豆腐等。③水产品类：鲫鱼、鲤鱼、鲢鱼、泥鳅、虾、虾米、虾皮、螃蟹、海带、紫菜、田螺等。④肉与禽蛋类：羊肉、猪脑、鸡肉、鸡蛋、鸭蛋、鹌鹑蛋、松花蛋等。⑤蔬菜类：芹菜、油菜、胡萝卜、萝卜缨、芝麻、香菜、雪里蕻、黑木耳、蘑菇等。⑥瓜果类：柠檬、枇杷、苹果、杏脯、橘饼、葡萄干、西瓜子、南瓜子、花生、莲子等。

4. 缺乏和过量的危害

钙缺乏会导致骨骼的病变，即儿童时期的佝偻病和成年人的骨质疏松症。还会引起肌肉痉挛或颤抖、失眠或神经质、关节痛或关节炎、龋齿、高血压。钙过量主要变现为增加肾结石的危险性，并干扰铁、锌、镁、磷等元素的吸收利用。

（二）磷

1. 概述

磷，符号为 P，广泛存在于动植物组织中，也是人体含量较多的元素之一。约占人体重的 1%，成人体内含有 600~900g 的磷。体内磷的 85%~90% 集中于骨骼和牙齿中，其余散在分布于全身各组织及体液中，其中一半存在于肌肉组织。它不但构成人体成分，且参与生命活动中非常重要的代谢过程，是机体很重要的一种元素。

2. 生理功能

（1）磷和钙都是骨骼牙齿的重要构成材料，促成骨骼和牙齿的钙化不可缺少的营养素。

（2）保持体内 ATP（腺嘌呤核苷三磷酸）代谢的平衡。ATP 水解时释放出的能量较多，是生物体内最直接的能量来源。

（3）磷是组成遗传物质核酸的基本成分之一，而核苷酸是生命中传递信息和调控细胞代谢的重要物质——核糖核酸（RNA）和脱氧核糖核酸（DNA）的基本组成单位。

（4）磷以磷酸盐的形式组成缓冲系统，维持体内的酸碱平衡。

3. 摄入量和食物来源

2000 年中国营养学会制定的中国居民膳食营养素参考摄入量中，提出磷的适宜摄取量（AI）为：11~18 岁 1000 mg/d；成人、孕妇、乳母为 700 mg/d。

食物中有很丰富的磷，故磷缺乏是少见的。肉、鱼、蛋、奶、禽及其制品中含磷较为丰富，是磷的食物来源。

4. 缺乏和过量的危害

磷摄入或吸收的不足可以出现低磷血症，引起红细胞、白细胞、血小板的异常，同时影响钙的吸收引起软骨病。过多的摄入磷，将导致高磷血症，使血液中血钙降低导致骨质疏松、牙齿有问题。过量的磷还会影响其他矿物质的平衡。

三、微量元素

（一）铁

1. 概述

铁，符号为 Fe，是人体必需的微量元素，也是体内含量最多的微量元素。人体内铁的总量为 3~5 克，约占体重的 0.004%，60%~70% 存在于血红蛋白中，其余 26%~30% 作为机体的储备铁。

2. 生理功能

（1）铁是血红蛋白的重要部分，而血红蛋白的功能是向细胞输送氧气，并将二氧化碳带出细胞。

（2）铁是合成肌红蛋白的原料，肌红蛋白的基本功能是在肌肉中转运和储存氧。

（3）参加过氧化物酶的组织呼吸过程，促进生物氧化还原反应的进行。

（4）铁元素对 β-胡萝卜素转化为维生素 A，嘌呤与胶原的合成，抗体的产生，脂类从血液中转运以及药物在肝脏中解毒等过程起到催化促进的作用。

（5）铁还可以促进发育；增加对疾病的抵抗力；调节组织呼吸，防止疲劳；构成血红素，预防和治疗因缺铁而引起的贫血；使皮肤恢复良好的血色。

3. 摄入量和食物来源

2000 年中国营养学会提出我国居民膳食中铁的适宜摄取量（AI）为：成人男子 15mg/d；成年女子 20 mg/d；孕妇 15 mg/d，25 mg/d，35 mg/d（早中晚期）；乳母 25 mg/d。可耐受最高摄入量（UL）为：11 岁以上青少年、成人、乳母 50 mg/d，孕妇 60 mg/d。

铁的食物来源以动物血和肝为好，其次是肾、心、肉、禽、鱼类及其制品。豆制品、芝麻、蘑菇、木耳、海带、紫菜、桂圆等也含有较多的铁。

4. 缺乏和过量的危害

当机体缺铁时，可导致体内无足够的铁来合成血红蛋白等，继而体内血红蛋白和红细胞比容低于正常值，最终出现缺铁性贫血。

通过各种途径进入体内的铁量的增加，可使铁在人体内贮存过多，因而可引致铁在体内潜在的有害作用，体内铁的贮存过多与多种疾病如心脏和肝脏疾病、糖尿病、某些肿瘤有关。

（二）锌

1. 概述

锌，符号为Zn。人体含锌1.4~2.3g，在微量元素中仅次于铁，主要集中于肝脏、肌肉、骨骼、视网膜、前列腺、皮肤、头发中；血液中的锌75%~85%分布于红细胞中；头发中的锌含量可以反映食物中锌的供应水平。

2. 生理功能

（1）维持人体正常食欲

锌作为味觉素的结构成分，能促进食欲。缺锌会导致味觉下降，出现厌食、偏食甚至异食。

（2）调节影响大脑生理功能的各种酶及受体

锌在各种哺乳动物脑的生理调节中起着非常重要的作用，在多种酶及受体功能调节中不可缺少，还会影响到神经系统的结构和功能，与强迫症等精神方面障碍的发生、发展具有一定的联系。

（3）增强人体免疫力

锌元素是免疫器官胸腺发育所需的营养素，只有锌量充足才能有效保证胸腺发育正常，分化T淋巴细胞，促进细胞免疫功能的发挥。

（4）对皮肤和视力有保护作用

补锌剂最早被应用于临床就是用来治疗皮肤病。锌在临床上表现为对眼睛有益，就是因为锌有促进维生素A吸收的作用。

3. 摄入量和食物来源

2000年中国营养学会提出我国居民膳食中锌的推荐摄取量（RNI）为：成人男性15mg/d；成年女性11.5 mg/d。成年人的锌可耐受最高摄入量（UL）为：男性45 mg/d，女性37 mg/d。

锌的食物来源很广，普遍存在于动、植物组织中。牡蛎含锌量最高，每千克食物中含锌量可达1g以上；动物性食品含锌量也较高，如牛肉、猪肉、羊肉及肝脏、蛋类，每千克食物中的含锌量在20~50mg；鱼类和其他海产品中，每千克食物中的含锌量在15mg左右；牛乳及乳制品中，每千克食物中的含锌量在3~15mg；豆类及谷类中，每千克食物中的含锌量在15~20mg；而蔬菜和水果一般含锌较低，一般每千克食物中的含锌量在10mg以下。过细的食品加工过程可导致锌大量丢失，如将小麦加工成精面粉约丢失80%的锌，罐装食品也会导致锌的大量损失。

4. 缺乏的危害

轻度的慢性锌缺乏，可引起生长发育迟缓、性器官发育不良、性功能障碍、情绪冷漠、味觉异常、厌食、皮肤易感染、伤口愈合变慢及胎儿畸形等。

（三）碘

1. 概述

碘，符号为I_2。健康成人体内的碘的总量为 20~50mg，甲状腺组织内含碘最多，其余的碘存在于血浆、肌肉、肾上腺和中枢神经系统等组织中。

2. 生理功能

碘在体内主要参与甲状腺素合成，故其生理作用也通过甲状腺素的作用表现出来。甲状腺素参与能量代谢，在蛋白质、脂类与碳水化合物的代谢中，甲状腺素促进氧化和氧化磷酸化过程，促进分解代谢、能量转换，增加氧耗量，参与维持与调节体温，促进代谢和体格的生长发育。

3. 摄入量和食物来源

2000 年中国营养学会提出我国居民膳食碘的推荐摄入量（RNI）为：14 岁以上青少年、成人 150μg/d，孕妇、乳母 200μg/d。可耐受最高摄入量（UL）为：7 岁以上儿童、青少年 800μg/d，成人、孕妇、乳母 1000μg/d。

碘的食物来源主要是海盐和海产品，如海带、海鱼等。干海带含碘量 240mg/kg，干紫菜中 18mg/kg，鲜海鱼中约 800μg/kg。

4. 缺乏和过量的危害

膳食中摄入的碘不足或长期食用含致甲状腺肿原物质可导致碘缺乏而引起甲状腺肿大。因此碘化物可以防止和治疗甲状腺肿大。人体摄入过多的碘也是有害的，日常饮食碘过量同样会引起高碘性甲状腺肿大，使患甲亢的概率提高。

第六节　水

一、水的功能

1. 水是机体的重要组成成分

水是人体含量最大的组成成分。人体含水量占体重的 50%~80%。不同组织器官的含水量也不相同，肌肉、薄壁组织器官如肝、肾、脑等含水 70%~80%，皮肤含水 60%~70%，骨骼含水 20%，血液含水约 85%。

水分对于人体的重要性甚至高于食物，一般绝食 1~2 周，只要有水还可以维持生命；但如果断水 3 天或丢失体内水分的 20%，将会很快导致死亡。这就是为什么把灾后 72 小时作为抢救的黄金时间的原因之一。

2. 溶解消化功能

水是体内一切生理过程中生物化学变化必不可少的递质。水具有很强的溶解能力和电离能力（水分子极性大），甚至一些脂肪和蛋白质也能在适当条件下溶解于水中，构成乳浊液或胶体溶液。溶解或分散于水中的物质有利于体内化学反应的有效进行。

食物进入空腔和胃肠后，依靠消化器官分泌出的消化液，如唾液、胃液、胰液、肠液、胆汁等，才能进行食物消化和吸收。在这些消化液中水的含量高达 90% 以上。

3. 参与代谢功能

在新陈代谢过程中，人体内物质交换和化学反应都是在水中进行的。水不仅是体内生化反应的递质，而且水本身也参与体内氧化、还原、合成、分解等化学反应。水是各种化学物质在体内正常代谢的保证。

4. 载体运输功能

由于水的溶解性好，流动性强，又包含于体内各个组织器官，水充当了体内各种营养物质的载体。在营养物质的运输和吸收、气体的运输和交换、代谢产物的运输与排泄中，水都起着极其重要的作用。比如，运送氧气、维生素、葡萄糖、氨基酸、酶、激素到全身；把尿素、尿酸等代谢废物运往肾脏，随尿液排出体外。

5. 调节体温功能

水的比热高，对机体有调节体温的作用。此外，水还能够改善体液组织的循环，调节肌肉张力，并维持机体的渗透压和酸碱平衡。

6. 润滑滋润功能

在缺水的情况下做运动是有风险的。因为组织器官缺少了水的润滑，很容易造成磨损。因此，运动前的 1 小时最好要先喝充足的水。

同时水还有滋润功能，使身体细胞经常处于湿润状态，保持肌肤丰满柔软。定时定量补水，会让皮肤特别水润、饱满、有弹性。可以说，水是美肤的佳品。

7. 稀释和排毒功能

人体排毒必须有水的参与。没有足够的水，毒素就难以有效排出，淤积在体内。水有重要的稀释功能，肾脏排泄水的同时可将体内代谢废物、毒物及食入的多余药物等一并排出，减少肠道对毒素的吸收，防止有害物质在体内慢性蓄积而引发中毒。因此，服药时应喝足够的水，以利于有效地消除药品带来的不良反应。

二、水的需要量[3]

水分的需要量与年龄、体力活动、环境温度及膳食摄入量等因素有关。

1. 与年龄有关

每千克体重需要的水量随年龄而有很大不同。如婴儿（小于 1 岁）需水 120~160mL/kg；成人仅约 40mL/kg。

2. 与环境温度或体力活动有关

在炎热的夏季或在高温条件下劳动、运动，都会增加出汗量，一天内甚至达到 5L 以上，所以需要大量补充水分。但需注意不要一次大量补充，应采用多次适量饮水以防止冲淡胃液及加重代谢负担。

3. 与膳食摄入量有关

成人每摄取 4.18kJ（1kcal）能量约需 1mL 水，婴儿和儿童可提高到 1.5mL/kcal。若按照中等体力活动的日能量摄入量 2500kcal 计，则成人每日需水 2.5L；婴儿每日需能 700kcal 时，需水约 1.05L/d。

4. 与体型大小有关

体形高大的人，暴露在空气中的身体表面积相对增加，水分的蒸发也相对更多，因此比普通人需要的水分更多。

三、水的来源

（一）饮料水

饮料水是人体所需水的主要来源，包括茶、汤、牛乳、各种软饮料等，这些都含大量的水，可以及时补充机体所需的水分。

（二）食物水

来自半固体食物（各种粥、米糊）、固体食物（米饭、馒头）及水果中的水。

（三）代谢水

蛋白质、脂肪、碳水化合物在人体内代谢时产生的水，以平常混合膳食（2500kcal）估算，一天可产生 300mL 左右水。

课后习题

一、填空题

1. 根据食物蛋白质所含氨基酸的种类和数量分类，蛋白质可以分为_____、_____、_____。

2. 碳水化合物主要由_____、_____和_____三种元素组成。

3. 自然界最常见的双糖是_____及_____。

4. 脂肪是由_____和_____组成的三酰甘油酯。

5. 维生素的种类很多，一般按其溶解性质分为_____和_____两大类。

二、选择题

1. 胡萝卜有"小人参"的美称，它的（　　　）含量居蔬菜之首。

A. 胡萝卜素　　　　B. 维生素 K　　　　C. 维生素 PP　　　　D. 视紫红质

2. 黑木耳营养丰富，含有多种维生素和矿物质，其矿物质中以（　　　）的含量最为丰富。

A. 磷　　　　　　　B. 铁　　　　　　　C. 钠　　　　　　　D. 钾

3. 海带可以治疗或预防甲状腺肿大，是因为它富含（　　　）。

A. 褐藻酸　　　　　B. 碘　　　　　　　C. 甘露醇　　　　　D. 藻元酸

4. 牛奶中最主要的营养成分是（　　　　）。

A. 维生素　　　　　B. 糖类　　　　　　C. 蛋白质　　　　D. 脂肪

5. 花生中的脂肪大多为油酸和（　　　）等不饱和脂肪酸。

A. 亚麻酸　　　　　　　　　　　　　　B. 亚油酸

C. 花生四烯酸　　　　　　　　　　　　D. 二十碳五烯酸

三、简答题

1. 成人必需的 8 种氨基酸是什么？

2. 简述蛋白质的主要生理功能。

3. 简述脂类的主要生理功能。

4. 简述维生素 C 的主要生理功能。

第四章
食物分类及其营养价值

● 学习目标 ─

1. 会利用营养质量指数的计算公式进行计算。

2. 掌握植物性食物的分类，说出其类别。

3. 掌握动物性食物的分类，说出其类别。

4. 理解强化食品的概念和强化方法。

5. 理解保健食品的概念。

6. 了解新资源食品的相关知识。

● 引　言

　　植物性食物包括粮谷类、薯类、豆类、油料、坚果、蔬菜、水果等。除了能提供人体所需的蛋白质、碳水化合物、脂类三大营养素外，大多数维生素、矿物质和膳食纤维也靠植物性食物提供。谷类的碳水化合物主要为淀粉，是我国膳食能量供给的主要来源。动物性食物包括畜肉类、禽肉类、水产品类和蛋奶类。动物性食物是人体优质蛋白、脂类、脂溶性维生素、B族维生素和矿物质的主要来源。

　　食物的分类中还包括强化食品、保健食品和新资源食品，都需要符合食品基本要求，对人体无毒无害。

第一节　食物营养价值的评价

一、食品营养价值的含义

　　食品营养价值指食品中所含的热能和营养素能满足人体营养需要的程度。

　　对食品营养价值的评价，主要根据以下几方面：①食品所含热能和营养素的量，对蛋白质还包括必需氨基酸的含量及其相互间的比值，对脂类尚应考虑饱和与多不饱和脂肪酸的比例。②食品中各种营养素的人体消化率，主要是蛋白质、脂类和钙、铁、锌等无机盐和微量元素的消化率。③食品所含各种营养素在人体内的生物利用率，尤其是蛋白质、必需氨基酸、钙、铁、锌等营养素被消化吸收后，能在人体内被利用的程度。④食品的色、香、味、形，即感官状态，可通过条件反射影响人的食欲及消化液分泌的质与量，从而明显影响人体对该食物的消化能力。

二、营养质量指数

　　营养质量指数 INQ（Index of nutrition quality）即营养素密度（该食物所含某营养素占参考摄入量的比）与热能密度（该食物所含热能占参考摄入量的比）之比。

$$INQ = \frac{某营养素密度}{能量密度} = \frac{一定食物中某营养素含量/该营养素推荐摄入量\ RNI}{一定食物提供的能量/能量推荐摄入量}$$

INQ=1，表示该食物提供营养素能力与提供能量能力相当，为"营养质量合格食物"。

INQ > 1，表示该食物提供营养素能力大于提供能量能力，为"营养质量合格食物"，并特别适合超重和肥胖者。

INQ < 1，表示该食物提供营养素能力小于提供能量能力，为"营养质量不合格食物"。

表 4-1 是以我国成年男子轻体力活动营养素的推荐摄入量为标准，计算出的 100g 鸡蛋中几种主要营养素的 INQ 值。

表 4-1　100g 鸡蛋中主要营养素的 INQ 值

营养素	DRIs	含量	INQ 值
能量 /kcal	2400	138.00	—
蛋白质 /g	75	12.70	2.94
视黄醇 /μg RE	800	310.00	6.74
维生素 E/mg	14	1.23	1.53
维生素 B_1/mg	1.40	0.09	1.12
维生素 B_2/mg	1.40	0.31	3.85
尼克酸 /mg	14	0.20	0.25
铁 /mg	15	2.00	2.32
钙 /mg	800	48.00	1.04

摘自：营养指导师 . 中国劳动社会保障出版社，2006.

鸡蛋的蛋白质和视黄醇的 INQ > 1，说明鸡蛋中富含蛋白质和视黄醇，就蛋白质和视黄醇来说，鸡蛋属于营养质量合格的食物；尼克酸 INQ < 1，说明对于该营养素而言，鸡蛋的营养价值不高，应该注意从其他来源的食物补充。

第二节　植物性食物的营养价值

　　植物性食物包括粮谷类、豆类、油料、薯类、坚果、蔬菜、水果等。除了能提供人体所需的蛋白质、碳水化合物、脂类三大营养素外，大多数维生素、矿物质和膳食纤维也靠植物性食物提供。

一、谷类的营养价值

　　谷类包括小麦、稻谷、玉米、小米、高粱等，是人体最主要、最经济的热能来源。我国人民是以谷类食物为主的，人体所需热能约有 80%，蛋白质约有 50% 都是由谷类提供的。谷类含有多种营养素，以碳水化合物的含量最高，而且消化利用率也很高。

（一）谷粒的结构和营养素分布

　　谷类种子除形态大小不一样外，其基本结构是相似的，都是由谷皮、糊粉层、胚乳和胚芽四个部分构成（见图 4-1）。

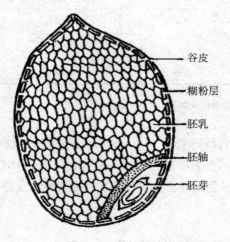

图 4-1　谷粒的结构

谷皮

糊粉层

胚乳

胚轴

胚芽

1. 谷皮

为谷粒的外壳，俗称糠，占谷粒的 13%~15%，主要由纤维素、半纤维素等组成，还含有一定量的蛋白质、脂肪、B 族维生素和矿物质，但这一部分在谷物加工过程中一般被除掉。

2. 糊粉层

位于谷皮和胚乳之间，由厚壁细胞组成，约占谷粒的 8%，纤维素含量较多，蛋白质、脂肪、B 族维生素和矿物质含量也较高，有重要营养意义，但在碾磨加工时易与谷皮同时脱落而混入糠麸中。

3. 胚乳

是谷类的主要部分，占整个谷粒的 80%~90%，含大量淀粉和较多的蛋白质，蛋白质靠近胚乳周围部分较高，越向胚乳中心，含量越低，但无机盐和维生素的含量极低。

4. 胚芽

位于谷粒的一端，占谷粒的 2%~3%，富含脂肪、蛋白质、矿物质、B 族维生素和维生素 E。胚芽质地较软而有韧性，不易粉碎，但在加工时因易与胚乳分离而丢失。

胚芽和谷粒周围部分还有各种酶，在贮存谷粮的过程中，如果条件适合酶的活动，谷粮就容易发生变质。

（二）谷类的营养成分

1. 蛋白质

谷类蛋白质含量一般在 7%~15%，主要由谷蛋白、白蛋白、醇溶蛋白、球蛋白组成。一般谷类蛋白质的必需氨基酸组成不平衡，如赖氨酸含量少，苏氨酸、色氨酸、苯丙氨酸、蛋氨酸含量偏低，因此蛋白质的营养价值低于动物性食物。

谷类蛋白质含量虽不高，但在我们的食物总量中谷类所占的比例较高，因此谷类是膳食中蛋白质的重要来源。如果每人每天食用 300~500g 粮谷类，就可以得到 35~50g 蛋白质，这个数字相当于一个正常成人一天需要量的一半或以上。

2. 脂肪

谷类脂肪含量低，如大米、小麦 1%~2%，玉米和小米可达 4%。脂肪主要集中在糊粉层和胚芽，因此在谷类加工时易损失或转入副产品中。在食品加工业中常将其副产品用来提取与人类健康有关的油脂，如从米糠中提取米糠油、谷维素和谷固醇，从小麦胚芽和玉米中提取胚芽油。这些油脂含不饱和脂肪酸达 80%，其中亚油酸约占 60%，在保健食品的开发中常以这类油脂作为功能油脂以替代膳食中富含饱和脂肪酸的动物油脂，可明显降低血清胆固醇，有防止动脉粥样硬化的作用。

3. 碳水化合物

谷类碳水化合物含量一般在 70%~80%，主要为淀粉，集中在胚乳的淀粉细胞内，是人类最理想、最经济的能量来源，我国人民膳食生活中 50%~70% 的能量来自谷类的碳水化合物。其淀粉的特点是能被人体以缓慢、稳定的速率消化吸收与分解，最终产生供人体利用的葡萄糖，而且其能量的释放缓慢，不会使血糖突然升高，这无疑对人体健康是有益的。

4. 矿物质

谷类含矿物质 1.5%~3%，主要在谷皮及糊粉层中，其中 50%~60% 为磷，且多以钙镁盐的形式存在。谷类中钙含量不多，铁更少，此外还有一些微量元素。磷和钙中一部分形成植酸钙镁盐，消化吸收率较低。

5. 维生素

谷类 B 族维生素是膳食中的主要来源。如硫胺素（VB_1）、核黄素（VB_2）、尼克酸（Vpp）、泛酸（VB_3）、吡哆醇（VB_6）等含量较多，主要分布在糊粉层和谷胚中，可随加工而损失，加工越精细，维生素的损失越大。精白米、面中的 B 族维生素可能只有原来的 10%~30%。因此，长期食用精白米、面，又不注意其他副食的补充，易引起机体维生素 B_1 不足或缺乏，导致患脚气病，主要损害神经血管系统，特别是孕妇或乳母若摄入维生素 B_1 不足，可能会影响到胎儿或婴幼儿的健康。

6. 纤维素

谷类食物含有纤维素、半纤维素也较多，在膳食中具有重要的功能，特别是糙米比精白米含量要高得多。膳食纤维虽不被人体消化吸收、利用，但它的特殊的生理功能却备受关注，它能吸水，增加肠内容物的容量，能刺激肠道，增加肠道的蠕动，加快肠内容物的通过速度，利于清理肠道废物，减少有害物质在肠道的停留时间，可预防或减少肠道疾病。

（三）杂粮的营养价值

通常将米、麦以外的谷物称为杂粮。主要有高粱、玉米、小米及薯类等。

1. 高粱

有黄、红、黑、白等不同品种，蛋白质含量在 5%~9%，其中赖氨酸、苏氨酸含量较低。脂肪及铁比大米稍高。高粱中淀粉约 60%，但淀粉粒细胞膜较硬，不易糊化，煮熟后不及大米、面粉易消化。

2. 玉米

含蛋白质 6%~9%，其中色氨酸、赖氨酸含量较低，但苏氨酸、含硫氨基酸较大米、面粉稍高。玉米胚芽中油脂较丰富，除三酰甘油外，还有卵磷脂和生育酚（维生素 E）。黄玉米有一定量的胡萝卜素。玉米中的烟酸主要为结合型，吸收利用不好。

3. 小米

有粳、糯两种。含蛋白质 10% 左右，其色氨酸较一般谷物多，蛋白质质量优于小麦和大米。脂肪和铁的含量比大米高。维生素 B_1、维生素 B_2 较丰富，含量也略高于大米。还含有少量胡萝卜素。因此小米粥是一种营养价值较高的谷物食品。

4. 薯类

薯类主要包括甘薯、马铃薯和木薯等。鲜甘薯含水 73%、蛋白质约 1.4%，其余大部分为碳水化合物。薯类蛋白质的赖氨酸含量比米、面中的高，但含硫氨基酸低，薯干含碳水化合物 75%~80%，其中大部分为淀粉，也含有糊精。薯类含多种矿物质，如甘薯干的钙含量约为米、面的十倍多，且 Ca/P 比例适宜。其他矿物质和 B 族维生素的含量与米、面相当。鲜薯中胡萝卜素、维生素 C 及钙都比大米高，有丰富的膳食纤维和无机盐，是一种碱性食品。所含的黏液蛋白可维持人体心血管壁的弹性，防止动脉硬化，减少皮下脂肪堆积。因此，《中国居民膳食指南》中特别提出要多吃薯类。

（四）储藏和加工对谷类营养价值的影响

谷类在适宜条件下可较长时间地储存，其蛋白质、维生素、矿物质含量变化不大。

糙米或全麦含食物纤维过多，过于粗糙，影响消化，为使之适口并提高其消化率，改善感官性质，糙米或全麦要经过加工。粮谷加工既要保持较高的消化率和较好的感官性状，又要最大限度保留所含营养成分。

谷类加工精细程度与谷类营养素的保留程度有很大关系。加工精度越高，营养素的损失就越大，尤以 B 族维生素的损失为显著。谷类在加工时，麸皮和胚芽基本上都除掉了，同时把膳食纤维、维生素、矿物质和其他有用的营养素比如木脂素、植物性雌激素、酚类化合物和植酸也一起除掉了。很多加工谷类中被人工加入了很多营养素，如在这些加工谷类中加入铁、B 族维生素（叶酸、维生素 B_1、维生素 B_2 和烟酸），见表 4-2、表 4-3。

表 4-2　不同出米率大米和不同出粉率小麦的营养组成（%）

营养组成	大米出米率			小麦出粉率		
	92%	94%	96%	72%	80%	85%
水分	15.5	15.5	15.5	14.5	14.5	14.5
粗蛋白	6.2	6.6	6.9	8~13	9~14	9~14
粗脂肪	0.8	1.1	1.5	0.8~1.5	1.0~1.6	1.5~2.0
糖	0.3	0.4	0.6	1.5~2.0	1.5~2.0	2.0~2.5
无机盐	0.6	0.8	1.0	0.3~0.6	0.6~0.8	0.7~0.9
纤维素	0.3	0.4	0.6	微~0.2	0.2~0.4	0.4~0.9

表 4-3　不同出粉率小麦 B 族维生素的变化（mg/100g）

B 族维生素	出粉率				
	50%	72%	80%	85%	95%~100%
硫胺素	0.08	0.11	0.26	0.31	0.40
核黄素	0.03	0.04	0.05	0.07	0.12
尼克酸	0.70	0.72	1.20	1.60	6.00
泛酸	0.40	0.60	0.90	1.10	1.50
吡哆酸	0.10	0.15	0.25	0.30	0.50

　　谷类在淘洗过程中可使水溶性维生素和无机盐发生损失，营养素损失的程度与淘洗次数、浸泡时间、用水温度密切相关。烹调加工对营养素的影响因食物中各种营养素的理化性质不同而异，也与烹调加工方法有直接的关系（见表 4-4）。

表 4-4　不同烹调方式下米饭和面食中 B 族维生素的保存率

食物	原料	烹调方法	硫胺素			核黄素			尼克酸		
			烹调前（mg）	烹调后（mg）	保存率（%）	烹调前（mg）	烹调后（mg）	保存率（%）	烹调前（mg）	烹调后（mg）	保存率（%）
饭	稻米（标一）	捞、蒸	0.21	0.07	3	0.06	0.03	50	4.1	1.0	24
饭	稻米（标一）	碗蒸	0.21	0.13	62	0.06	0.06	100	4.1	1.6	30
粥	小米	熬	0.66	0.12	18	0.03	0.03	30	1.8	1.2	67

食物	原料	烹调方法	硫胺素			核黄素			尼克酸		
			烹调前（mg）	烹调后（mg）	保存率（%）	烹调前（mg）	烹调后（mg）	保存率（%）	烹调前（mg）	烹调后（mg）	保存率（%）
馒头	富强粉	发酵、蒸	0.20	0.07	28	0.05	0.05	62	1.2	1.1	91
馒头	标准粉	发酵、蒸	0.27	0.19	70	0.06	0.06	86	2.0	1.8	90
面条	富强粉	煮	0.29	0.20	69	0.05	0.05	71	2.6	1.8	73
面条	标准粉	煮	0.61	0.31	51	0.03	0.03	43	2.8	2.2	78
大饼	富强粉	烙	0.35	0.34	97	0.06	0.06	86	2.4	2.3	96
大饼	标准粉	烙	0.48	0.38	79	0.06	0.06	86	2.4	2.4	100
烧饼	标准粉	烙、烤	0.45	0.29	64	0.08	0.08	100	3.5	3.3	94
油条	标准粉	炸	0.49	0	0	0.03	0.03	50	1.7	0.9	52
窝头	玉米面	蒸	0.33	0.33	3100	0.14	0.14	100	2.1	2.3	109

二、豆类及坚果的营养价值

豆类和坚果类在营养上有一些共同之处，常常放在一起介绍。它们都含有植物蛋白，以及较多的 B 族维生素和矿物质。

（一）豆类及豆制品的营养价值

豆类所含蛋白质含量高、质量好，其营养价值接近于动物性蛋白质，是最好的植物蛋白。豆类中维生素以 B 族维生素最多，比谷类含量高。此外，还含有少量的胡萝卜素。豆类富含钙、磷、铁、钾、镁等无机盐，是膳食中难得的高钾、高镁、低钠食品。豆类的品种很多，主要有大豆、蚕豆、绿豆、豌豆、赤豆、黑豆等。根据豆类的营养素种类和数量可将它们分为两大类。一类以黄豆为代表的高蛋白质、高脂肪豆类。另一种豆类则以碳水化合物含量高为特征，如绿豆、赤豆、鲜豆及豆制品，不但可做菜肴，而且可以作为调味品的原料。

1. 大豆

根据大豆的种皮颜色和粒形将其分为五类：黄大豆、青大豆、黑大豆、其他大豆（种皮为褐色、棕色、赤色等单一颜色的大豆）、饲料豆（一般籽粒较小，呈扁长椭圆形，两片叶子上有凹陷圆点，种皮略有光泽或无光泽）。

大豆蛋白质的含量在 30%~40%，是天然食物中含蛋白质最高的食品。大豆蛋白质的氨基酸组成和动物蛋白质近似，其中氨基酸比较接近人体需要的比值，所以容易被消化吸收。且富含谷类蛋白较为缺乏的赖氨酸，是与谷类蛋白互补的天然理想食品。

大豆脂肪含量为 15%~20%，其中不饱和脂肪酸占 85%，以亚油酸为最多，达 50% 以上。而且大豆脂肪可以阻止胆固醇的吸收，所以大豆对于动脉硬化患者来说，是一种理想的营养品。

大豆含碳水化合物 25%~35%，其中一半为可供利用的淀粉、阿拉伯糖、半乳聚糖和蔗糖，另一半为人体不能消化吸收的棉籽糖和水苏糖，人在食用后在肠道产气可引起腹胀，但有保健作用。

大豆中含有丰富的钙、磷、镁、钾等矿物质，还含有铜、铁、锌、碘、钼等微量元素。但铁、钙的消化吸收率不高。

大豆中的维生素有硫胺素、核黄素、尼克酸、胡萝卜素、维生素 E。其中维生素 B_1 较多。

2. 豆制品

豆制品除去了大豆内的有害成分，使大豆蛋白质消化率增加，从而提高了大豆的营养价值。

（1）发酵性豆制品是以大豆为主要原料，经微生物发酵而成的豆制品。如腐乳、豆豉等。其蛋白质被部分分解，较易消化，并使氨基酸游离，味道鲜美，且维生素 B_{12} 和维生素 B_2 增加。

（2）非发酵性豆制品，是指以大豆或其他杂豆为原料制成的豆腐，或豆腐再经卤制、炸卤、熏制、干燥的豆制品，如豆腐、豆浆、豆腐丝、豆腐皮、豆腐干、腐竹、素火腿等。

豆浆是用黄豆经水磨、煮沸、过滤除去豆渣后的水溶性豆溶液。豆浆营养成分丰富、加工简单、物美价廉。豆浆中所含的是植物蛋白，脂肪含量不高，老年人食用有利于防止肥胖和心血管疾病的发生。

豆类的含铁量较高，而且容易消化吸收，是贫血病人的有益食品。豆类加工成豆腐后，因制作时使用卤，从而增加了钙、铁、镁等无机盐的含量，这就更加适宜于缺钙的患者（见表 4-5）。

表 4-5　几种豆制品每 100g 中主要营养素含量

食物	蛋白质（g）	脂肪（g）	碳水化合物（g）	视黄醇当量（μg）	硫胺素（mg）	核黄素（mg）	抗坏血酸（mg）
豆浆	1.8	0.7	1.1	15	0.02	0.02	0
豆腐	8.1	3.7	4.2	—	0.04	0.03	0
豆豉	24.1	—	36.8	—	0.02	0.09	0
黄豆芽	4.5	1.6	4.5	5	0.04	0.07	8
绿豆芽	2.1	0.1	2.9	3	0.05	0.06	6

（3）豆芽，是黄豆经水发后生长出来的芽。干大豆几乎不含维生素，但经过发芽长成豆芽后，维生素含量明显增加。因此，在高寒地区或长期在海上航行时，可以用豆芽作为蔬菜补充供给维生素 C。人吃豆芽能减少体内乳酸堆积，消除疲劳。近年发现豆芽中含有一种干扰素诱生剂，能诱生干扰素，增加体内抗生素，增加体内抗病毒、抗癌肿的能力。

3. 绿豆

绿豆含有丰富的蛋白质和糖类，而脂肪含量甚少。

蛋白质中主要为球蛋白，还含有蛋氨酸、色氨酸、酪氨酸等。磷脂中有磷脂酰胆碱、磷脂酰乙醇胺、磷脂酰肌醇、磷脂酰甘油、磷脂酰丝氨酸、磷脂酸等。这些成分是机体许多重要器官必需的营养物质。此外还含有少量钙、铁、磷和胡萝卜素、核黄素、硫胺素、烟酸等。

4. 蚕豆

含有较丰富的营养物质，蛋白质含量仅次于黑豆、大豆，糖类含量仅次于绿豆、赤豆，还含有磷脂、胆碱、葫芦巴碱、烟酸、维生素 B_1、维生素 B_2、钙、铁等。蚕豆含有一种巢菜碱甙，对此过敏者食后即可引起溶血而发生蚕豆黄病。此病多见于生食者和小孩。为了防止出现蚕豆中毒，最好不要吃新鲜的嫩蚕豆，一定要煮熟后再食用。

5. 芸豆

学名菜豆，主要有大白芸豆、大黑花芸豆尤为著名。芸豆营养丰富，蛋白质含量高于鸡肉，钙含量是鸡的 7 倍多，铁为 4 倍，B 族维生素也高于鸡肉。芸豆颗粒饱满肥大，色泽鲜明，营养丰富，可煮可炖，是制作糕点、豆馅、甜汤、豆沙的优质原料，其药用价值也很高。

6. 红小豆

又称赤小豆，富含淀粉、蛋白质、钙、铁和B族维生素等多种营养成分，食用和药用价值都比较高。红小豆有解毒排脓、利水消肿、清热去湿、健脾止泻的作用。可消热毒、散恶血、除烦懑、健脾胃。红小豆中还含有皂草甙物质，因而可起到通便利尿、消肿的作用。平常多吃些红小豆，还可净化血液、解除内脏疲劳（见表4-6）。

表4-6　各种豆类的营养成分（每100g可食部）

食物名称	蛋白质（g）	脂肪（g）	碳水化合物（g）	热量（kJ）	粗纤维（g）	钙（μg）	磷（μg）	铁（μg）	胡萝卜（μg）	硫胺素（μg）	核黄素（μg）
黄豆	36.3	18.4	25.3	1724	4.8	367	571	11.0	0.4	0.79	0.25
青豆	37.3	18.3	29.6	1808	3.4	240	530	5.4	0.36	0.66	0.24
黑豆	49.8	12.1	18.9	1607	6.8	250	450	15.5	0.4	0.51	0.19
豌豆	24.6	10.0	57	1402	10.7	84	400	5.7	0.04	1.02	0.12
蚕豆	28.2	0.8	48.6	1314	14.7	71	340	7	—	0.39	0.27
红豆	22	20	55.5	1373	8.2	100	456	7.6	—	0.33	0.11

（二）坚果类的营养价值

常见的坚果可分为两类：富含脂肪和蛋白质的坚果有花生、核桃、杏仁、榛子仁、葵花籽仁、松子；含碳水化合物高而脂肪较少的坚果有白果、板栗、莲子等。

1. 花生

花生又名"长生果"，说明它确实有较高的营养价值。花生含油40%~50%，蛋白质含量不亚于黄豆，并易被人体吸收。每500g花生米中所含蛋白质和脂肪的量相当于750g猪瘦肉的营养价值，另含有维生素A、B族维生素、维生素E、维生素K及钙、铁、磷、卵磷脂、蛋氨酸等。花生含有的卵磷脂和脑磷脂是神经系统所必需的营养物质。

2. 芝麻

芝麻又称胡麻，含油量高达60%以上。每100克芝麻含钙量为946mg，比大米的含量高157倍，是黄玉米的315倍；镁含量是大米的8倍，是马铃薯的17倍。芝麻香油富含维生素E，每100g芝麻香油含维生素E 70.29mg，还含有胡萝卜素、油酸、亚油酸、棕榈酸、卵磷脂、维生素B_1、维生素B_2等营养物质。

3. 核桃

又叫胡桃，有"万岁子""长寿果""养生之宝"的美誉。含丰富的蛋白质、脂肪、碳水化合物、维生素 E 等多种营养素。油脂含量高达 58%。核桃中 86% 的脂肪是不饱和脂肪酸，核桃富含铜、镁、钾、维生素 B_6、叶酸和维生素 B_1，也含有纤维、磷、烟酸、铁、维生素 B_2 和泛酸。

核桃可以减少肠道对胆固醇的吸收，对动脉硬化、高血压和冠心病患者有益，核桃有温肺定喘和防止细胞老化的功效，还能有效地改善记忆力、延缓衰老并润泽肌肤。

三、蔬菜及水果的营养价值

新鲜蔬菜、水果含水分大都在 90% 以上。碳水化合物的含量不高，蛋白质少，仅为 1%~3%，脂肪含量低，大多数含量不到 1%，故不能作为热能和蛋白质来源。但它们富含多种维生素、丰富的矿物质及膳食纤维，所以在膳食中具有重要位置。蔬菜、水果的种类非常多，按植物结构部位可分为叶菜类、根茎类、豆荚类、花芽类、瓜果类。

（一）营养成分

1. 碳水化合物

蔬菜、水果所含的碳水化合物包括可溶性糖、淀粉、纤维素和果胶物质。其所含种类及数量，因食物的种类和品种有很大差别。大多数叶菜、嫩茎、瓜类、茄果等类的蔬菜，其碳水化合物的含量为 3%~5%。根茎类蔬菜含碳水化合物略高，如白萝卜、大头菜、胡萝卜等含 7%~8%。而芋头、马铃薯、山药等含 14%~16%。大多数鲜果的碳水化合物含量为 8%~12%。成熟水果可溶性糖升高，甜味增加。苹果、梨中主要含果糖；葡萄、草莓中主要为葡萄糖、果糖。

2. 维生素

新鲜蔬菜水果是提供抗坏血酸、胡萝卜素、核黄素和叶酸的重要来源。胡萝卜素含量与蔬菜颜色有关，凡绿叶菜和橙黄色菜都有较多的胡萝卜素。各种新鲜蔬菜均含维生素 C，深绿色蔬菜中更多；叶菜高于瓜菜。蔬菜中的辣椒含极丰富的维生素 C、维生素 PP 及大量的胡萝卜素。一般瓜茄类维生素 C 含量低，但苦瓜中的维生素 C 含量高。含维生素 C 丰富的水果有猕猴桃、鲜枣、山楂、柑橘等，含胡萝卜素较多的水果有芒果、杏等。

蔬菜中维生素 B_2 含量虽不算丰富，但却是我国居民膳食中维生素 B_2 的重要来源。一些常见的蔬菜、水果中维生素的含量见表4-7，表4-8。

表4-7　一些常见蔬菜中维生素的含量（每100g可食部）

	柿子椒	花菜	苋菜	冬苋菜	菠菜	冬瓜	南瓜	胡萝卜
维生素C（mg）	72	61	47	20	32	18	8	16
胡萝卜素（μg）	340	30	2100	6950	487	80	890	4010
核黄素（mg）	0.03	0.08	0.21	0.05	0.11	0.01	0.04	0.04

表4-8　一些常见水果中维生素的含量（每100g可食部）

	鲜枣	猕猴桃	柑	橘	芒果	苹果	葡萄	桃	草莓
维生素C（mg）	243	62	28	19	23	4	25	7	47
胡萝卜素（μg）	240	130	890	520	8050	20	50	20	30
核黄素（mg）	0.09	0.02	0.04	0.03	0.04	0.02	0.02	0.03	0.03

3. 矿物质

蔬菜、水果中矿物质的含量丰富，如钙、磷、铁、钾、钠、镁、铜等。各种蔬菜中，以叶菜类含矿物质较多，尤以绿叶蔬菜更为丰富。绿叶蔬菜一般含钙在100mg/100g以上，含铁1~2mg/100g。但由于含有草酸，蔬菜中钙、铁的吸收率不高（见表4-9）。

表4-9　几种蔬菜中钙和草酸含量（mg/100g）

蔬菜名称	钙	草酸
大蕹菜	224	691
芋禾秆	40	298
厚皮菜	64	471
苋菜	359	1142
圆叶菠菜	102	606
折耳菜	121	1150

4.膳食纤维

蔬菜、水果含丰富的膳食纤维，可促进肠道蠕动，加快粪便形成和排泄，减少有害物质与肠黏膜接触的时间，有预防便秘、痔疮、阑尾炎、心血管疾病以及其他疾病的作用。

5.芳香物质、有机酸和色素

蔬菜、水果中常含有各种芳香物质和色素，使食品具有特殊的香味和颜色，可赋予蔬菜水果良好的感官性状。芳香物质为油状挥发性物质，称油精。

6.酶类

蔬菜水果中还含有一些酶类、杀菌物质和具有特殊功能的生理活性成分。

（二）加工对蔬菜和水果营养价值的影响

膳食中的蔬菜以新鲜蔬菜为主要食用形式，但是仍有少量蔬菜用来腌制、干制、速冻和罐装。水果除了生食外，也有一小部分被加工成水果罐头、果酱、果脯、果汁等。蔬菜和水果在储藏和加工过程中主要损失维生素和矿物质，其中维生素 C 最易损失。它易溶于水。胡萝卜素不溶于水，不会随水损失，加工后保存率 80%~90%，但高度不饱和的结构，使之容易氧化褪色分解。矿物质易溶于水而流失。

（三）烹调对蔬菜营养价值的影响

为了防止矿物质和维生素的损失，蔬菜烹调时应注意尽量减少用水浸泡和弃掉汤汁及挤去菜汁的做法。烹调加热时间不宜过长，叶菜快火急炒保留维生素较多，做汤时宜后加菜。

新鲜蔬菜勿久存，勿在日光下暴晒，烹制后的蔬菜尽快吃掉。加醋烹调可降低B 族维生素和维生素 C 损失，加芡汁也可降低维生素 C 损失。铜锅损失维生素 C 最多，铁锅次之。

四、食用菌类的营养价值

食用菌是指子实体硕大、可供食用的蕈菌（大型真菌），通称为蘑菇。中国已知的食用菌有 350 多种，其中多属担子菌亚门，常见的有香菇、草菇、蘑菇、木耳、银耳、猴头、竹荪、松口蘑（松茸）、口蘑、红菇和牛肝菌等；少数属于子囊菌亚门，其中有羊肚菌、马鞍菌、块菌等。上述真菌分别生长在不同的地区、不同的生态环境中。

（一）蛋白质

菌菇类的蛋白质含量一般为鲜菇 1.5%~6%、干菇 15%~35%，高于一般蔬菜，而且氨基酸组成比较全面，大多菇类含有人体必需的八种氨基酸，其中蘑菇、草菇、金针菇中赖氨酸含量丰富，而谷物中缺乏。赖氨酸有利于儿童体质和智力发育。

（二）脂肪

食用菌脂肪含量很低，占干品重量的 0.2%~3.6%，而其中 74%~83% 是对人体健康有益的不饱和脂肪酸。

（三）碳水化合物

食用菌的营养成分中 40%~82% 是碳水化合物，以多糖为主，水溶性多糖和酸性多糖有较强的抗肿瘤活性。

（四）维生素和矿物质

菌菇类含有多种维生素和多种具有生理活性的矿质元素。如维生素 B_1、维生素 B_{12}、维生素 C、维生素 K、维生素 D 及磷、钠、钾、钙、铁和许多微量元素，可以补充其他食品中的不足。草菇维生素 C 含量是辣椒的 1.2~2.8 倍，是柚、橙的 2~5 倍，香菇的 17 倍。香菇维生素 D 原含量高达 128 国际单位，是紫菜的 8 倍，甘薯的 7 倍，大豆的 21 倍。维生素 D 原经紫外线照射可转化为维生素 D，促进对钙的吸收。银耳含有较多的磷，有助于恢复和提高大脑功能。香菇、木耳含铁量高。

另外，食用菌还具有降低血液中的胆固醇、治疗高血压、防止便秘和抗癌的作用。

五、藻类食物的营养价值

我国海藻资源上千种，其中具有经济价值的有 100 多种，如海带、紫菜、海白菜、裙带菜等。它们含丰富的蛋白质、碳水化合物，脂肪很少，还有很多种维生素，包括维生素 A、维生素 B_1、维生素 B_6、维生素 B_{12}、烟酸、维生素 C 等。矿物质中钾、钙、氯、钠、硫、铁、锌、碘含量都很高，特别是铁、碘、钙等相当高。含纤维素 3%~9%，有防止便秘的作用。

第三节　动物性食物的营养价值

动物性食物包括畜肉类、禽肉类、水产品类和蛋奶类。动物性食物是人体优质蛋白、脂类、脂溶性维生素、B 族维生素和矿物质的主要来源。

一、畜肉的营养价值

畜肉主要包括猪、牛、羊等大牲畜的肌肉、内脏及其制品。其特点是：营养价值高、消化吸收率高、饱腹作用大、美味。

（一）蛋白质

畜肉的蛋白质含量 10%~20%，其中肌浆中的蛋白质占 20%~30%，肌原纤维中的蛋白质占 40%~60%，间质中的蛋白质占 10%~20%。蛋白质具体含量与动物种类、年龄及肥瘦有关。肥肉多脂肪，瘦肉多蛋白质。牛肉的蛋白质含量为 20%，高于羊肉的 11% 和猪肉的 9.5%。

畜肉类生理价值高，其蛋白质含各种必需氨基酸，且在种类和比例上接近人体需要，利于消化吸收，是优质蛋白质（完全蛋白）。但间质蛋白除外，必需氨基酸组成不平衡，主要是胶原蛋白和弹性蛋白（非完全蛋白质），其中色氨酸、酪氨酸、蛋氨酸含量少，蛋白质利用率低。

（二）脂肪

畜肉中脂肪含量为 10%~36%，肥肉中高达 90%。其在动物体内的分布，随肥瘦程度、部位有很大差异。猪肉的脂肪含量高于牛、羊肉，平均来说，猪肉约59%，羊肉 28%，牛肉 10%。

从脂肪酸组成来看，畜肉类以饱和脂肪酸为主，主要成分是三酰甘油酯，还有少量卵磷脂、胆固醇和游离脂肪酸。肥肉胆固醇 100~200mg/100g，在瘦肉中约 81mg/100g，内脏含胆固醇高，为 200~400mg/100g，猪脑中最高，约为2571mg/100g。

（三）维生素

畜肉中含有多种维生素，肌肉组织中B族维生素的含量较高，维生素A和维生素D含量很少。内脏器官尤其是肝脏富含各种维生素。猪肉中维生素B_1含量高，牛肉中叶酸含量高。

（四）矿物质

畜肉中矿物质含量为0.8%~1.2%，含量与肥瘦有关。瘦肉含矿物质较多，有铁、磷、钾、钠、镁等，其他微量元素有铜、钴、锌等。钙的含量为7~11mg/100g，磷为127~170mg/100g，铁为6.2~25mg/100g（见表4-10）。

畜肉中的矿物质消化吸收率高于植物性食品，尤其是铁的吸收率高。由于畜肉类含钙少，而含硫、磷、氯较多，故为酸性食品。

表4-10　猪肉及内脏主要营养素含量（每100g可食部）

	蛋白质（g）	脂肪（g）	钙（g）	铁（g）	视黄醇当量（μg）	VitB1（mg）	VitB2（mg）	胆固醇（mg）
猪肉（瘦）	20.3	6.2	6	3.0	44	0.54	0.10	79
猪心	16.6	5.3	12	4.3	13	0.19	0.48	151
猪肝	19.3	3.8	6	22.6	4972	0.21	2.08	288
猪肾	15.4	3.2	12	6.1	41	0.31	1.14	354
猪脑	10.8	9.8	30	1.9	—	0.11	0.19	2571

（五）含氮浸出物

肉味鲜美是因为能溶于水的含氮浸出物，如肌溶蛋白、核苷酸、肌肽、肌酸、肌酐、嘌呤碱和少量氨基酸，它们能促进胃液分泌。浸出物多，则味浓。

二、禽肉的营养价值

禽肉的营养价值与畜肉相似，不同在于脂肪含量少，熔点低（20~40℃），含有20%的亚油酸，易于消化吸收。禽肉蛋白质含量约为20%，其氨基酸组成接近人体需要，禽肉含氮浸出物较多。

（一）蛋白质

禽肉含蛋白质一般为 10%~20%。其中鸭肉 16% ＜鹅肉 18% ＜鸡肉 20%。能提供各种必需氨基酸，属于优质蛋白质。禽肉较畜肉有较多的柔软结缔组织并均匀地分布于一切肌肉组织内，比畜肉更细嫩，并容易消化。

（二）脂肪

禽肉中脂肪含量因品种而差异很大。鸡肉中脂肪含量不高，约 2.5%，鸡胸脯肉为 3%。而肥鸭、肥鹅可达 20% 或更高。禽肉脂肪含丰富的亚油酸（20%），营养价值高于畜肉脂肪。

（三）维生素

禽肉含维生素较丰富，B 族维生素含量与畜肉相似，烟酸（Vpp）含量较高，并含维生素 E。内脏富含维生素 A、维生素 B_2。

（四）矿物质

禽肉中的钙、磷、铁的含量均高于畜肉。禽肝中的铁为猪、牛肝的 1~6 倍。微量元素硒的含量明显高于畜肉。

（五）含氮浸出物

禽肉中的含氮浸出物含量与年龄有关，同一品种幼禽肉汤中含氮浸出物低于老禽，故宜用老母鸡煨汤，见表 4-11。

表 4-11　鸡、鸭、鹅中主要营养素的含量（每 100g 可食部）

食物名称	蛋白质（g）	脂肪（g）	视黄醇当量（μg）	硫胺素（mg）	核黄素（mg）	钙（mg）	铁（mg）	胆固醇（mg）
鸡	19.3	9.4	48	0.05	0.09	9	1.4	106
鸡肝	16.6	4.8	10410	0.33	1.10	7	12.0	356
鸡肫	19.2	2.8	36	0.04	0.09	7	4.4	174
鸭	15.5	19.7	52	0.08	0.22	6	2.2	94
鸭肝	14.5	7.5	1040	0.26	1.05	18	23.1	341
鸭肫	17.9	1.3	6	0.04	0.15	12	4.3	135

续表

食物名称	蛋白质（g）	脂肪（g）	视黄醇当量（μg）	硫胺素（mg）	核黄素（mg）	钙（mg）	铁（mg）	胆固醇（mg）
鹅	17.9	19.9	42	0.07	0.23	4	3.8	74
炸鸡	20.3	17.3	23	0.03	0.17	109	2.2	198

三、动物性水产品的营养价值

作为膳食的动物性水产品种类主要有鱼、虾、蟹、贝类等，可提供丰富的优质蛋白质、脂肪和脂溶性维生素。

（一）鱼类

1. 蛋白质

鱼类蛋白质含量为 15%~25%，氨基酸组成与肉类相似。鱼类的蛋白质含有人体所需的 9 种必需氨基酸，这些蛋白质到人体后，有 87%~98% 皆可被人体所利用，所以鱼是蛋白质的优质来源。鱼蛋白中赖氨酸丰富，且结缔组织含量较少，肌纤维细短，较畜肉柔软细嫩易消化，特别适合儿童。

2. 脂肪

鱼类脂肪含量一般为 1%~10%（大多在 1%~3%），主要分布在皮下和内脏周围。脂肪酸组成中不饱和脂肪酸（富含花生四烯酸）含量高，占 80%，熔点低，消化吸收率高达 95%。鱼红肌含有氨基乙磺酸 – 牛磺酸。

鱼类尤其是海鱼的脂肪中，含 DHA（二十二碳六烯酸），是多元不饱和脂肪酸，可使脑神经细胞间的讯息传达顺畅，提高脑细胞活力，增强记忆、反应与学习能力，并能预防、改善老年痴呆症状，减轻过敏与发炎症状。EPA（二十碳五烯酸）及 DHA 具有抑制过敏反应的效果，如异位性皮肤炎，可减轻过敏症状，还可减少溃疡性结肠炎的发炎情况，使眼睛明亮有神。鱼类中的牛磺酸，可抑制胆固醇合成、可使视力变好。

3. 维生素

鱼油中含有极丰富的脂溶性维生素 A 和维生素 D，特别是鱼的肝脏部分含量尤多，鲑鱼、沙丁鱼与青鱼中含有高量的维生素 D。鱼类也含有适量的水溶性维生素 B 群及烟碱酸。

4. 矿物质

鱼类也为矿物质极佳的来源，其中以磷、铜、碘、钠、钾、镁、铁、氟较多。海水鱼含碘丰富，是碘可靠的来源。而且，体积小且经济的鱼类，如香鱼及沙丁鱼，若整条进食，则是极佳的钙来源。

5. 含氮浸出物

含氮浸出物中的胶原蛋白和黏蛋白，存在于鱼类的结缔组织和软骨中，是鱼汤冷却后形成凝胶的主要物质。鱼类的非蛋白氮占总氮的 9%~38%，主要有游离氨基酸、氧化胺类、胍类、嘌呤类等组成，故呈现鲜味。

（二）虾类、蟹类

虾肉、蟹肉中含蛋白质 15%~20%，必需氨基酸的种类、含量较高，属优质蛋白质。其中，蟹黄蛋白质含量高于蟹肉。

虾肉、蟹肉中脂肪含量较低，一般为 1%~4%，且含较多的不饱和脂肪酸，EPA、DHA 丰富。但蟹黄中脂肪、胆固醇的含量均较高，河蟹的蟹黄中含脂肪 15.66%，锯缘青蟹的蟹黄中含胆固醇 766.16mg/100g。

虾类、蟹类的矿物质含量丰富，磷、钙、铁、锌、硒含量较高，虾皮中含钙量很高，为 991mg/g。

虾类、蟹类富含维生素 A、维生素 B_1、维生素 B_2 及烟酸等维生素。海蟹、河蟹中的维生素 B_2 较高。

（三）贝类

鲜贝类含蛋白质 5%~10%，是优质蛋白质。含丰富的碘、铜、锌、锰、镍等，牡蛎是锌、铜含量最高的海产品。贝类含丰富的具有保健作用的非蛋白氨基酸——牛磺酸，含量普遍高于鱼类。

（四）珍贵水产品

有些珍贵水产品，只因稀少而名贵，如鲍鱼、海参、鱼翅等。干海参的蛋白质含量高达 75%~80%，但氨基酸组成不平衡，缺乏色氨酸，营养价值不及一般鱼类。

四、乳和乳制品的营养价值

乳是膳食中蛋白质、钙、磷、维生素 A、维生素 D 和维生素 B_2 的重要供给来源之一。据了解，每100g牛乳中所含的营养成分为脂肪3.1g、蛋白质2.9g、乳糖4.5g、矿物质0.7g、生理水88g。

（一）牛奶

1. 蛋白质

牛乳中的蛋白质含量为3%~4%，其中80%以上为酪蛋白，其他主要为乳清蛋白。酪蛋白是一种耐热蛋白质，但可在酸性条件下沉淀，酸奶即是以这个原理制造的。酪蛋白是一种优质蛋白，容易为人体消化吸收，生物价为85，并能与谷类蛋白质发生营养互补作用。牛乳所含的蛋白质中有人体生长发育所必需的一切氨基酸。牛乳蛋白质的消化率可达98%~100%，生物价84；而豆类蛋白质的消化率为80%，因而乳蛋白为完全蛋白质（见表4-12）。

表4-12　乳中氮的分布

	牛乳		人乳	
	含量 （mg/100ml）	占总氮量的百分比 （%）	含量 （mg/100ml）	占总氮量的百分比 （%）
总氮	540	100	162	100
酪蛋白	430	79.6	49	30
乳清蛋白	80	14.8	77	48
非蛋白氮	30	5.6	36	22

2. 脂肪

牛奶中的脂肪熔点低，仅为34.5℃。牛乳中的脂肪含量为2.8%~4.0%，以微脂肪球的形式存在，呈很好的乳化状态，容易消化，吸收率达98%。乳脂中饱和脂肪酸占95%以上，并含有胆固醇。乳脂肪还含有磷脂，因此是一种营养价值较高的脂肪。

3. 碳水化合物

乳糖几乎是牛乳中唯一的碳水化合物，其含量为3.4%，低于人奶的7.4%。乳糖容易为婴幼儿消化吸收，而且具备蔗糖、葡萄糖等所没有的特殊优点：促进钙、铁、锌等矿物质的吸收，提高其生物利用率；促进肠内乳酸细菌，特别是双歧杆菌的繁殖，改善人体微生态平衡；促进肠细菌合成B族维生素。

有些人成年后多年不喝牛乳，体内的乳糖酶活性很低，无法消化乳糖。小肠内未消化的乳糖具有促进肠蠕动的作用，在大肠中经细菌发酵分解产生大量气体，导致"乳糖不耐症"，包括腹胀、腹泻等症状。这部分人群可以食用经乳糖酶处理的奶粉，或是饮用酸奶。

4.矿物质

含量为 0.7%~0.75%。牛乳中含有丰富的矿物质，如钙、磷、铁、锌、铜、锰、钼等。牛乳中的钙、磷不仅含量高而且比例适中，并有维生素 D、乳糖等促进吸收的因子，因此牛乳是膳食中钙的最佳来源。牛奶中铁的含量很低。

5.维生素

牛乳是各种维生素的优良来源。它含有几乎所有种类的脂溶性和水溶性维生素，可以提供相当数量的核黄素，维生素 B_{12}、维生素 A、维生素 B_6 和泛酸。牛乳中的尼克酸含量不高，但由于牛乳中蛋白质中的色氨酸含量高，可以帮助人体合成尼克酸。牛乳中还含有少量维生素 C 和维生素 D。鲜奶中的维生素 C 含量很少，消毒处理后所剩无几（见表 4-13）。

表 4-13 不同奶营养素比较（每 100g 含量）

	人乳	牛乳	羊乳
水分（g）	87.6	89.9	88.9
蛋白质（g）	1.3	3.0	1.5
脂肪（g）	3.4	3.2	3.5
碳水化合物（g）	7.4	3.4	5.4
热能（kJ）	272	226	247
钙（mg）	30	104	82
磷（mg）	13	73	98
铁（mg）	0.1	0.3	0.5
视黄醇当量（μg）	11	24	84
硫胺素（mg）	0.01	0.03	0.04
核黄素（mg）	0.05	0.14	0.12
尼克酸（mg）	0.20	0.10	2.10
抗坏血酸（mg）	5.0	1.0	—

（二）牛奶制品

鲜奶经过加工，可制成许多产品，主要包括消毒牛奶、酸奶、干酪、牛乳粉以及炼乳等。

1. 消毒牛奶

消毒牛奶是鲜牛奶经过过滤、加热杀菌后，分装出售的饮用奶，其营养价值与鲜牛奶差别不大。市售消毒牛奶常强化维生素 D 等。

2. 炼乳

炼乳是原料牛乳经消毒和均质后，在低温真空条件下浓缩除去 2/3 的水分再装罐杀菌而成的乳制品。

炼乳的种类很多，目前，我国炼乳的主要品种是甜炼乳及淡炼乳。

（1）甜炼乳：是在牛乳中加入约 16% 的蔗糖，经真空浓缩至原体积 40% 左右的一种乳品。主要成分为脂肪不少于 8%，乳固形物不少于 28%，成品中蔗糖含量为 40%~45%。

（2）淡炼乳：是将牛乳加热浓缩到 1/3 之后的装罐密封，经加热杀菌制成的具有保存性的制品，其制造方法与甜炼乳的主要区别是不加糖，进行均质操作及灭菌处理。

3. 奶粉

一般意义上讲，乳粉（俗称奶粉）是指仅以牛乳或羊乳为原料，经过浓缩、干燥而制成的粉末状产品。固体乳制品是乳粉概念的延伸，主要包括乳清粉、酪乳粉、奶油粉、干酪素和乳糖等产品。

（1）全脂奶粉：全脂奶粉为新鲜牛乳经标准化、杀菌、浓缩、干燥而制得的粉末状产品。根据是否加糖其又分为全脂甜奶粉和全脂淡奶粉。

（2）脱脂奶粉：脱脂奶粉为将新鲜牛乳经预热、离心分离获得脱脂乳，再经杀菌、浓缩、干燥而制得的粉末状产品。因为脂肪含量少，保藏性较前一种要好。此种奶粉适合腹泻的婴儿及要求低脂膳食的人群。

（3）配制奶粉：配制奶粉为在牛乳添加目标消费对象所需的各种营养素，经杀菌、浓缩、干燥而制成的粉末状产品，如婴幼儿配方奶粉、较大婴儿配方奶粉、中小学生奶粉、老年奶粉等。

4. 酸奶

酸奶是牛乳经乳酸发酵制成的食品。乳酸菌的繁殖消耗了牛乳中的乳糖，解决了"乳糖不耐"的问题，而保留了牛乳中的其他所有营养成分。

牛奶发酵制成酸奶容易消化吸收，发酵过程使奶中糖、蛋白质有 20% 左右被分解成为小的分子（如半乳糖和乳酸、小的肽链和氨基酸等）。奶中脂肪含量一般是 3%~5%。经发酵后，乳中的脂肪酸可比原料奶增加 2 倍。这些变化使酸奶更易消化吸收，各种营养素的利用率得以提高。

酸奶除了营养丰富外，还含有乳酸菌，所以具有保健作用。这些作用是：①维护肠道菌群生态平衡，形成生物屏障，抑制有害菌对肠道的入侵。②通过产生大量的短链脂肪酸促进肠道蠕动及菌体大量生长改变渗透压而防止便秘。③酸奶含有多种酶，促进消化吸收。④通过抑制腐生菌在肠道的生长，抑制了腐败所产生的毒素，使肝脏和大脑免受这些毒素的危害，防止衰老。⑤通过抑制腐生菌和某些菌在肠道的生长，从而也抑制了这些菌所产生的致癌因子，达到防癌的目的。⑥提高人体免疫功能，乳酸菌可以产生一些增强免疫功能的物质，可以提高人体免疫，防止疾病。

5. 干酪

干酪也称奶酪或乳酪，是由牛乳经过发酵、凝乳、除去乳清、加盐压榨、后熟等处理后得到的产品。经加工后，除部分乳清蛋白和水溶性维生素随乳清流失外，其他营养素得到保留，而且得到浓缩。经后熟发酵，蛋白质和脂肪部分分解，提高了消化吸收率，并产生干酪特有的风味。

干酪的营养价值十分丰富，且利于消化吸收，每生产 1kg 干酪需要消耗 10kg 的鲜奶，相当于将原料奶中的蛋白质和脂肪浓缩至 10 倍；除蛋白质和脂肪外，干酪中还含有糖类、有机酸、钙、磷、钠、钾、镁、铁、锌以及脂溶性的维生素 A、胡萝卜素和水溶性的维生素 B_1、维生素 B_2、维生素 B_6、维生素 B_{12}、烟酸、泛酸、叶酸、生物素等多种营养成分。

6. 奶油

是从牛奶、羊奶中提取的黄色或白色脂肪性半固体食品。它是由未均质化之前的生牛乳顶层的牛奶脂肪含量较高的一层制得的乳制品。

按脂肪含量分为三种：稀奶油、奶油（加盐或不加盐）、无水奶油。稀奶油含脂肪 25%~45%；奶油也叫黄油、白脱，含脂肪大于 80%，水分小于 16%；无水奶油含脂肪 98% 以上。

奶油将牛奶中的脂溶性维生素等基本上保留并被浓缩，但水溶性维生素绝大部分被除去。

五、蛋类的营养价值

蛋类是人类重要的食品之一，常见的蛋类包括鸡蛋、鸭蛋、鹅蛋、鹌鹑蛋等，它们的营养成分和结构都大致相同，其中以鸡蛋最为普遍。蛋类的营养价值高，且适合各种人群，包括成人、儿童、孕妇、乳母及病人等。

（一）蛋的结构

蛋由蛋壳、蛋黄、蛋白和蛋系带等部分所组成。

1. 蛋壳

蛋壳含有丰富的碳酸钙，非常容易消化吸收，是补充钙质的最佳来源。在正常情况下，每天取约 2g 的蛋壳研磨成粉状食用，可预防因钙质不足、骨量减少而导致的腰酸背痛、容易骨折或罹患骨质疏松症。

2. 蛋黄

蛋黄含有丰富的蛋白质、脂肪、钙、卵磷脂和铁质等营养成分。其中卵磷脂被肠胃吸收之后，可促进血管中胆固醇的排除，有预防动脉粥样硬化的功用。且卵磷脂经消化吸收之后，可生成胆碱，这种物质与脑部的神经传达作用有关，可促进学习、记忆的能力，达到预防老年痴呆的功效。

3. 蛋白

蛋白中含有一种叫白蛋白的蛋白，具有清除活性氧的作用，可增强人体免疫力。且蛋白中的卵白蛋白，经消化酶分解之后，可以产生一种溶解酶，可活化巨噬细胞，抵抗外来病菌的入侵，提高身体的免疫力。

4. 蛋系带

蛋黄左右有两条白色的索状物，就是蛋系带，它是蛋白的一部分，也是优质蛋白质的来源。它还含有一种燕窝也有的成分，叫"涎酸"，具有抗氧化作用，可与侵入人体的病毒结合，进而消灭病毒，防止感染的产生，并且有预防癌变的作用。

（二）蛋类的营养特点

1. 蛋白质

蛋类的蛋白质含量为 13%~15%，其中蛋黄的含量高于蛋白，它们均为完全蛋白质。蛋类蛋白质的蛋氨酸含量较高，若与谷类、豆类混合食用，能补充谷类、豆类中蛋氨酸含量的不足，提高食物的营养价值。蛋类的蛋白质是人体优良蛋白质的重要来源，不但含有人体所需的必需氨基酸，且氨基酸组成与人体组成模式接近，消化率在 99%，生物价、蛋白质净利用率都高达 94% 以上。蛋类是天然食品中的最佳者。

2. 脂肪

蛋类的脂肪含量为 11%~15%，蛋类脂肪主要集中在蛋黄内，不饱和脂肪酸比例较高，并含有较多磷脂和胆固醇。

蛋黄是磷脂的极好来源，主要是卵磷脂和脑磷脂，此外尚有神经鞘磷脂。所含的磷脂具有降低血胆固醇的效果，并能促进脂溶性维生素的吸收。

胆固醇含量较高，主要集中在蛋黄，每个鸡蛋中含的胆固醇约213mg。

3. 碳水化合物

蛋类含碳水化合物较少，平均为1%~3%。一部分与蛋白质结合形成糖蛋白，另一部分则以游离态的形式存在。游离的碳水化合物98%都是葡萄糖。

4. 矿物质

蛋中的矿物质主要存在于蛋黄部分，蛋清部分的含量较低。蛋黄中含矿物质1.0%~1.5%，其中磷的含量最丰富，为240mg/100g，钙为112mg/100g。蛋黄是多种矿物质的良好来源，包括铁、硫、镁、钾、钠等。蛋中铁的含量较高，但以非血红素铁的形式存在。由于卵黄高磷脂蛋白对铁的吸收具有干扰作用，因此蛋黄中铁的生物利用率较低，仅有3%左右，见表4-14。蛋中的矿物质含量受饲料因素的影响较大。通过调整饲料成分，目前市场上已经有富硒蛋、富碘蛋、高锌蛋、高钙蛋等特殊鸡蛋或鸭蛋销售。

表4-14 蛋中各部分的主要营养组成（%）

	全蛋	蛋清	蛋黄
水分	73.8~75.8	84.4~87.7	44.9~51.5
蛋白质	12.8	8.9~11.6	14.5~15.5
脂肪	11.1	0.1	26.4~33.8
糖	1.3	1.8~3.2	3.4~6.2
矿物质	1.0	0.6	1.1

5. 维生素

蛋中维生素含量十分丰富，含有几乎所有种类的维生素，其中维生素A、维生素D、维生素B_1、维生素B_2、维生素B_6、维生素B_{12}较丰富。蛋黄的颜色来自核黄素、胡萝卜素和叶黄素，其颜色深浅因饲料不同、类胡萝卜素类物质含量不同而异。蛋清富含B族维生素。鸭蛋和鹅蛋的维生素含量总体而言高于鸡蛋。

（三）储藏和加工对蛋类营养价值的影响

在0℃储藏鸡蛋一个月对维生素A、维生素D、维生素B_1无影响，但维生素B_2、烟酸和叶酸分别有14%、17%和16%的损失。鲜蛋气室较小，随着储藏时间的延长，水分缓慢蒸发，当气室逐渐增大到 1/3 时，即有变质可能。变质的蛋带有恶臭味，如霉菌侵入蛋内，在适宜条件下可形成黑斑，称黑斑蛋。腐败变质的蛋不能食用，应予以销毁。鲜蛋储存在温度 1~3℃，相对湿度 85% 的冷藏库内可保存 5个月。

生鸡蛋的蛋清里含多量的抗生物素蛋白和抗胰蛋白酶。抗生物素蛋白和生物素相结合，会使生物素变成人体无法吸收的物质。抗胰蛋白酶能破坏人体里的胰蛋白酶，阻碍蛋白的分解，这些都对人体有害。生蛋清消化吸收率只有 50%。生鸡蛋是一种半流动的胶体物质，在人的肠胃内停留时间较短，与消化液的接触面要比熟鸡蛋小得多，而且鸡蛋中的蛋白质、脂肪等成分，必须加热到一定程度才能被人体吸收。

蛋类烹调方法不同对营养素的破坏也不一样，如荷包蛋、油煎蛋及炒、蒸、煮时，主要对维生素 B_1 和维生素 B_2 有损失；煮和炒的方法，营养素损失较少；采用炸的方法，维生素损失较多。

鲜蛋经过加工制成的皮蛋、咸蛋和糟蛋等，其蛋白质的含量变化不大。皮蛋制作过程中加碱，使蛋中的维生素 B_1 和维生素 B_2 受到较严重的破坏，含硫氨基酸含量下降，镁、铁等矿物质生物利用率下降，但钠和配料中的矿物质含量上升。

咸蛋的制作过程对蛋的影响不大，只是钠含量大幅上升，不利于高血压、心血管疾病和肾病患者，故这些患者应注意不要经常食用咸蛋。由于盐的作用，咸蛋蛋黄中的蛋白质发生凝固变性并与脂类成分分离，使蛋黄中的脂肪凝聚形成出油现象。

糟蛋是用鲜蛋泡在酒糟中制成的，由于酒精的作用使蛋壳中的钙盐渗透到糟蛋中，糟蛋中钙的含量明显高于鲜蛋（见表 4–15）。

表 4-15　不同蛋类各种主要营养素含量（每 100g）

	蛋白质（g）	脂肪（g）	碳水化合物（g）	视黄醇当量（μg）	硫胺素（mg）	核黄素（mg）	钙（mg）	铁（mg）	胆固醇（mg）
全鸡蛋	12.8	11.1	1.3	194	0.13	0.32	44	2.3	585
鸡蛋白	11.6	6.1	3.1	–	0.04	0.31	9	1.6	–
鸡蛋黄	15.2	28.2	3.4	438	0.33	0.29	112	6.5	1510
鸭蛋	12.6	130	3.1	261	0.17	0.35	62	2.9	565
咸鸭蛋	12.7	12.7	6.3	134	0.16	0.33	118	3.6	647
松花蛋	14.2	10.7	4.5	215	0.06	0.18	63	3.3	608
鹌鹑蛋	12.8	11.1	2.1	337	0.11	0.49	47	3.2	531

第四节　强化食品

一、食品营养强化的历史

　　食品营养强化最早起源于 1833 年，当时法国化学家提出向食盐中加碘以防止南美的甲状腺肿，1900 年时食盐加碘在几乎整个欧洲实施。

　　1941 年年底美国食品和药品管理局（FDA）提出了一个强化面粉的标准和实施办法，并从次年开始生效，与此同时公布了食品强化的法规。此法规对食品强化的定义、范围和强化标准等都做了明确的规定。此后，美国对其他谷类制品的强化标准随之而起，1943 年对玉米粉的强化，1953 年对面包的强化，1958 年对大米的强化等，到 1969 年食用的谷类产品中已经有约 11% 进行了强化。今天，美国大约有92% 以上的早餐谷类食物是强化了的食品。

　　美国 1938 年强化面粉后，其居民尼克酸缺乏死亡率由每年 3000 人以上，下降到 1952 年的可忽略人数；新西兰 1944 年开始强化面粉，4 年后 B 族维生素缺乏人群从 20% 下降到可忽略水平。食物营养强化是控制微量营养素缺乏的一种有效措施。它既可以覆盖众多的消费者，又有见效快的优点。

　　1995 年联合国世界粮农组织（FAO）食物营养强化专家咨询会议呼吁各国将食物营养强化作为当前控制微量营养素缺乏的一项重要政策，特别是在发展中国家。

　　1997 年 12 月 5 日，中国经国务院批准（国办法〔1997〕45 号），下达全国各省份的《中国营养改善行动计划》重要文件中明确提出：要尽一切努力在 2000 年以前消除饥饿和营养不良。为实现这一目标，尽快改善我国居民的营养状况，要求增加生产符合国家标准的富含微量营养素的粮食加工品和营养强化食品。

二、食品营养强化的概念

　　在天然食品中，没有一种食品可以完全满足人体对各种营养素的需要，食品在加工、运输、贮存和烹调等过程中还往往会造成某些营养素的损失。为了弥补天然食品的营养缺陷及补充食品在加工、贮藏中营养素的损失，适应不同人群的生理需要和职业需要，世界上许多国家对有关食品采取了营养强化。

所谓食品营养强化就是根据各类人群的营养需要，在食品中人工添加一种或几种营养强化剂以提高食品营养价值的过程。

营养强化剂是为增强营养成分而加入食品中的天然的或者人工合成的属于天然营养素范围的食品添加剂。

为保持食品原有的营养成分，或者为了补充食品中所缺乏的营养素，向食品中添加一定量的食品营养强化剂，以提高其营养价值，这样的食品称为营养强化食品。

三、食品营养强化的分类

（一）营养素的强化

从营养上弥补某些食品中某些营养素天然含量不足的缺陷而添加某些营养素，如向粮谷及其制品中添加赖氨酸和钙，向内陆山区食品中加碘等，用英文表述称为 food fortification 或 food enrichment 或 food ennoblement。

（二）营养素的恢复

为弥补食品加工处理所损失的营养素，需另行添加补偿，如向精白米、面中加维生素 B_1、尼克酸，向水果罐头中加维生素 C 等，英文表述为 restoration，系补加、补偿之意。

（三）营养素的标准化

适应特定条件的需要，使一种食品尽可能满足食用者对营养的全面需要，而添加各种营养素，如配方奶粉、宇航食品、某种军粮、患者用要素膳等均有这种性质，即使食品在营养价值上达到某种标准之意，英文表述为 standardization。

（四）维生素化

为某种特殊需要而特别强调加一种或几种维生素，如对寒带地区食品中加维生素 C，对铅、苯、高温作业人员的饮食中加入水溶性维生素等，英文表述为 vitaminization，意指特别强调食品中加维生素问题。

四、食品营养强化的意义

（一）弥补天然食物的营养缺陷

天然食品中几乎没有一种是营养俱全的，即几乎没有一种天然食品能满足人体的全部营养需要。例如，以米、面为主食的地区，除了可能有多种维生素缺乏外，蛋白质的质和量均显不足，特别是赖氨酸等必需氨基酸尤为不足，严重影响其营养价值，需要在谷类食品中添加赖氨酸。新鲜果蔬含有丰富的维生素 C，但其蛋白质和能源物质欠缺。至于那些含有丰富优质蛋白质的乳、肉、禽、蛋等食物，其维生素含量则不能满足人类的需要，特别是它们缺乏维生素 C。

（二）弥补食品在加工、储存及运输过程中营养素的缺乏

许多食品在消费之前往往需要加工（工厂化生产或家庭烹调）、储存及运输，在这一系列过程当中，由于物理的、化学的、生物的因素均会引起食品部分营养素的损失，有时甚至造成某种或某些营养素的大量损失。例如，在碾米和小麦磨粉时，有多种维生素损失，而且加工精度越高，这种损失越大，甚至造成大部分维生素的大量损失，所以在精白米、面中需要添加 B 族维生素。又如在果蔬的加工过程当中，如制造水果、蔬菜罐头时，很多水溶性和热敏性维生素均有损失，所以在果汁、果酱、水果罐头中需要添加维生素 C。

（三）简化膳食处理、方便摄食

由于天然的单一食物仅含有人体所需的部分营养素，不能全面满足人体的营养需要，因此，人们为了获得全面的营养需要就必须同时进食多种食物。例如，我国饮食以谷类为主，谷类能满足机体能量需要，但其蛋白质含量低，而且质量差，维生素和矿物质也不足，必须混食肉类、豆类、水果、蔬菜等。这在膳食的处理上是比较烦琐的。

婴儿的膳食处理更加复杂。即使母乳喂养的婴儿，在 6 个月以后，也需按不同月龄增加辅食，用于补充其维生素等的不足。若采用强化食品，在乳制品中强化维生素 A、维生素 C、维生素 D、维生素 B_1、维生素 B_2、维生素 B_6、维生素 B_{12} 及烟酸等制成配方奶粉供给婴儿食用，不仅可以满足婴儿的营养需要，而且可以大大简化摄食手续。

（四）适应不同生理及职业人群的营养需要

对于不同年龄、性别、工作性质，以及处于不同生理、病理状况的人来说，他们所需营养的情况是不同的，对食品进行不同的营养强化可分别满足他们的营养需要。比如，按照婴幼儿、孕妇、乳母、宇航员、高温、高寒地区人员和各种病人的特定要求需要添加不同的营养素。

（五）防病、保健及其他

从预防医学的角度看，食品营养强化对预防和减少营养缺乏病，特别是某些地方性营养缺乏病具有重要的意义。例如，对缺碘地区的人采取食盐加碘，可大大降低当地甲状腺肿的发病率（下降率可达 40%~95%），用维生素 B_1 防治脚气病，用维生素 C 防治坏血病早已人所共知。

五、食品营养强化原则

（一）目的明确、针对性强

进行食品营养强化前必须对本国（本地区）的食物种类及人们的营养状况做全面细致的调查研究，从中分析缺少哪种营养成分，然后根据本国、本地区人民摄食的食物种类和数量选择需要进行强化的食品（载体）以及强化剂的种类和数量。

（二）载体食物的消费覆盖越大越好

载体食物的消费量应比较稳定，以便能比较准确地计算营养素添加量，同时能避免由于大量摄入（如软饮料、零食）而发生过量。

（三）符合国家的卫生标准

食品营养强化剂的卫生和质量应符合国家标准，也应严格进行卫生管理，切忌滥用。特别是对于那些人工合成的化合物更应通过一定的卫生评价方可使用。

（四）易被机体吸收利用

食品强化用的营养素应尽量选取那些易于吸收、利用的强化剂。例如，可作为钙强化用的强化剂很多，有氯化钙、碳酸钙、硫酸钙、磷酸钙、磷酸二氢钙、柠檬酸钙、葡萄糖酸钙和乳酸钙等，其中人体对乳酸钙的吸收最好。在强化时，尽量避免使用那些难溶也难吸收的物质，如植酸钙、草酸钙等。

（五）不影响食品原有色、香、味等感官性状

在强化过程中，不改变食物原有感官性状，在进一步烹调加工中营养素不发生明显损失。

（六）确保安全性和营养有效性

注意各种营养素之间的平衡，防止由于食品强化而造成营养素摄入的不平衡。营养强化剂要对人体无害外，还要有一定的营养效应，所以对它的使用量要求既规定上限，还要规定下限。添加量一般以相当对象正常摄入量的 1/3 至摄入量为宜。

（七）经济合理

强化的营养素和强化工艺应该是成本低和技术简便、易于推广。

六、食品营养强化剂

（一）氨基酸与含氮化合物

目前常用于食品强化的蛋白质有大豆蛋白、乳清蛋白、脱脂乳粉、酵母粉、鱼粉等。

1. 大豆蛋白

把大豆蛋白添加到小麦制品中，可提高其蛋白效价，如小麦粉中添加 10% 的大豆蛋白，其蛋白效价可提高 2 倍以上；另外大豆蛋白还可改善谷类在加工中的功能特性。大豆蛋白常用于主食，特别是儿童食品中可生产各种强化面包、饼干、挂面、快餐等。

2. 乳清粉及脱脂奶粉

乳清粉及脱脂奶粉大多是制造奶油和干酪的副产品，富含蛋白质、乳糖等，在国外普遍用作蛋白质强化剂。

3. 酵母

酵母是酵母菌经培养杀灭后所得的干燥菌体，酵母含蛋白质 40%~60%，并富含 B 族维生素和赖氨酸。一般添加量在 3% 以下，不会影响食品的口味。

4. 鱼粉

把鲜鱼经过干燥、脱脂、去腥后加工成较为纯净的食用鱼粉，蛋白质含量达80%，赖氨酸达 6.98%，相当于猪肉的 4 倍多。

5. 赖氨酸

常用的赖氨酸强化剂有：L– 盐酸赖氨酸、L– 赖氨酸、L– 天门冬氨酸盐、L– 赖氨酸 –L– 谷氨酸盐等。

6. 牛磺酸

用牛奶制成的婴儿配方食品中几乎不含牛磺酸，但牛磺酸在人乳及其他哺乳动物乳汁中是主要的游离氨基酸，对人类脑神经细胞的增殖、分化及存活过程有明显的作用。因此，要适当补充，强化剂量为 300~500mg/kg。

7. 其他

随蛋白资源的不断开发，单细胞蛋白、藻类蛋白、叶蛋白等都可作为新型的蛋白质强化剂。

（二）维生素类

1. 维生素 A

维生素 A 普遍存在于鱼肝油中，含量为 600IU/g，而浓缩鱼肝油为 5000~50000IU/g。目前大多数为人工合成的维生素 A 棕榈酸酯和维生素 A 醋酸酯，稳定性好，也可用胡萝卜素提取物。

2. 维生素 D

主要包括维生素 D_2 和维生素 D_3，维生素 D_2 是低等植物，如酵母及真菌内麦角固醇经紫外线照射转变的，维生素 D_3 是人体内 7– 脱氢胆固醇经日光或紫外线照射转变的，目前药用规格的维生素 D_2 及维生素 D_3 均有生产，酱油渣、酒糟以及青霉菌菌膜中均能提取出麦角甾醇。

3. 维生素 C

维生素 C 除人工合成的制剂外，也可用某些野果的抽提液浓缩成直接烘干的粉末进行添加。如野蔷薇果干燥后每 100g 制品中含维生素 C 1200~1500mg。

4. 维生素 B_1

维生素 B_1 是用于治疗地区性脚气病的强化剂。食品添加剂维生素 B_1（盐酸硫胺）为白色针状结晶粉末，有微弱的类似米糠的气味，味苦，无水干燥品在空气中迅速吸收水分（4%）。

5. 维生素 B_2

目前国内用液体培养法大规模生产核黄素，用于强化人造奶油、花生酱等。也可使用液状食品的强化剂核黄素磷酸钠。

6. 维生素 B_3

用于食品强化剂的有性质较稳定的烟酰胺。

（三）矿物质类

1. 钙

常用的强化剂有碳酸钙、磷酸钙、乳酸钙、葡萄糖酸钙、柠檬酸钙等，也有用骨粉、蛋壳钙、活性钙离子（牡蛎等蚌类经水解处理制得）等。

2. 铁

常用的强化剂有柠檬酸铁胺、乳酸亚铁、硫酸亚铁等。加入适量的维生素C作为抗氧化剂，有助于铁的吸收。

3. 锌

一般用作锌的强化剂有硫酸锌、氯化锌、乳酸锌、醋酸锌等。

4. 碘

碘是中国最早用于强化剂的无机盐，加碘盐是目前真正纳入政府行为强制推广的强化食品。

5. 硒

硒强化剂多采用有机硒化合物，其中常用富硒酵母、硒化卡拉胶等作为强化剂。

6. 氟

常用的强化剂有氟化钠、氟硅化钠等。

七、食品的强化方法

（一）原料或必需食品中添加

凡国家法令强制规定添加的强化食品，以及具有公共卫生意义的强化物质均属于这一类。有些国家将制成的强化米按一定比例混入一般米中出售。西方国家一般将需补充的营养素预先添加在面粉中。

（二）在加工过程中添加

在食品加工过程中添加营养强化剂是强化食品采用的最普遍的方法。此法适用于罐装食品，如罐头、罐装婴儿食品、罐装果汁和果汁粉等，也适用于人造奶油、各类糖果糕点等。

（三）在成品中混入

为了避免在加工和储存过程中营养强化剂的损失，可采取在成品中混入的方法进行强化。如对调制奶粉、母乳化奶粉等婴幼儿食品，大多数强化剂均是用喷雾法混入成品的。

（四）物理化学强化方法

物理化学强化方法是将存在于食品中的某些物质转化成所需营养素的方法。如将牛奶经紫外线照射，维生素D骤然增加。此外，食物蛋白质经过初步水解后有利于机体的消化吸收。

（五）生物强化方法

生物强化方法是利用生物的作用将食品中原有成分转变成人体所需的营养成分。如大豆经发酵后，不但其中的蛋白质受微生物作用被分解，而且会产生一定量的B族维生素，尤其是产生了植物性食物中所缺少的维生素 B_{12}，因而大大提高其营养价值。

八、营养强化食品的种类

（一）强化主食品

主要在营养素损失较多的精白面粉、大米中强化，所用的强化剂有维生素 B_1、维生素 B_2、烟酸、铁、钙、赖氨酸、蛋氨酸等。

（二）强化副食品

副食品种类繁多，如酱油是中国人民主要的调味品，所用的强化剂有维生素 B_1、维生素 B_2 和铁等；西方国家80%以上的奶油都添加了维生素A和维生素D；水果罐头和果汁果酱成品通常添加一定剂量的维生素C；中国规定在地方性甲状腺病区，食盐中碘化钾添加量为1kg中添加20~50mg。

（三）强化婴幼儿食品

在牛奶和米粉中强化婴幼儿生长发育所需的必需营养素，如氨基酸、牛磺酸、微量元素、维生素等，产品有强化奶粉、母乳化奶粉、强化婴儿米粉等。

（四）混合型营养强化食品

将具有不同营养特点的天然食物混合配制成一类食品，其意义在于各种食物中营养素的互补作用。大多是在主食中混入一定量的其他食品以弥补主食中营养素的不足，或增补某些氨基酸、维生素、矿物质等。

（五）其他强化食品

特殊人群的食物配制，要根据其特点进行强化。如为了适应各种特殊人群的需要和不同职业的营养需要，防治各种职业病，可根据其特点配制成各种各样的强化食品。

第五节　保健食品

一、保健食品概述

（一）保健食品的概念

保健食品是食品的一个种类，具有一般食品的共性，能调节人体的功能，适于特定人群食用，但不能治疗疾病。保健（功能）食品在欧美各国被称为"健康食品"，在日本被称为"功能食品"。我国保健（功能）食品的兴起是在20世纪80年代末90年代初，经过一、二代的发展，也将迈入第三代，即保健食品不仅需要人体及动物实验证明该产品具有某项生理调节功能，更需查明具有该项保健功能因子的结构、含量、作用机制以及在食品中应有的稳定形态。

我国的《保健食品注册管理办法（试行）》于2005年7月1日正式实施，办法对保健食品进行了严格定义：保健食品是指具有特定保健功能或者以补充维生素、矿物质为目的的食品，即适宜于特定人群食用，具有调节机体功能，不以治疗疾病为目的，并且对人体不产生任何急性、亚急性或者慢性危害的食品。

（二）保健食品的标识

保健食品标识为天蓝色图案，下有保健食品字样，俗称"蓝帽子"（见图4-2）。国家工商总局和卫健委发出的通知中规定，在影视、报刊、印刷品、店堂、户外广告等可视广告中，保健食品标识所占面积不得小于全部广告面积的1/36。其中报刊、印刷品广告中的保健食品标识，直径不得小于1cm。

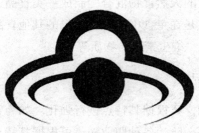

保健食品

官方申报 18911640215
国家食品药品监督管理局

图 4-2　保健食品标识

二、保健食品的特征

（1）保健食品首先是食品，必须无毒无害，符合应当有的营养要求。

（2）保健食品又不同于普通食品，应当具有特定的保健功能，该保健功能必须是明确的、具体的、能够证实的。

（3）保健食品必须是为特定人群或特定条件下的人群所研制的、生产的。

（4）保健食品不是以治疗为目的，不能代替药物的治疗作用或出现有治疗作用的宣传。

三、保健食品与一般食品、药品的区别

（一）保健食品与一般食品的区别

保健食品与一般食品有共性也有区别。

1. 共性

保健（功能）食品和一般食品都能提供人体生存必需的基本营养物质（食品的第一功能），都具有特定的色、香、味、形（食品的第二功能）。

2. 区别

（1）保健食品含有一定量的功效成分（生理活性物质），能调节人体的功能，具有特定的功能（食品的第三功能）；而一般食品不强调特定功能（食品的第三功能）。

（2）保健食品一般有特定的食用范围（特定人群），而一般食品无特定的食用范围。

（二）保健食品与药品的区别

保健食品不是药品。药品是治疗疾病的物质；保健食品的本质仍然是食品，虽有调节人体某种功能的作用，但它不是人类赖以治疗疾病的物质。对于生理功能正常，想要维护健康或预防某种疾病的人来说，保健食品是一种营养补充剂。对于生理功能异常的人来说，保健食品可以调节某种生理功能、强化免疫系统。

另外，保健食品与一般食品和药品在管理上也存在着区别。保健食品配方有理论与法律依据，成分明确，有特定的质量监测指标与方法，并且符合国家规定的申报手续。

四、保健食品的功效成分

为了规范我国保健（功能）食品市场，国家质量技术监督局于 1997 年发布了 GB 16740—1997《保健（功能）食品通用标准》，同年 5 月 1 日起实施。

标准规定了保健（功能）食品定义、产品分类、基本原则、技术要求、试验方法和标签要求。

保健（功能）食品，一是提供营养，二是提供增加人体食欲的色、香、味、形，三是调节人体功能。

标准规定，保健（功能）食品应有与功能作用相对应的功效成分及其最低含量。功效成分是指能通过激活酶的活性或其他途径，调节人体功能的物质，主要包括：①多糖类：如膳食纤维、香菇多糖等。②功能性甜味料（剂）：如单糖、低聚糖、多元糖醇等。③功能性油脂（脂肪酸）类：如多不饱和脂肪酸、磷脂、胆碱等。④自由基清除剂类：如超氧化物歧化酶（SOD）、谷胱甘酞过氧化物酶等。⑤维生素类：

如维生素 A、维生素 C、维生素 E 等。⑥肽与蛋白质类：如谷胱甘肽、免疫球蛋白等。⑦活性菌类：如乳酸菌、双歧杆菌等。⑧微量元素类：如硒、锌等。⑨其他类：二十八醇、植物甾醇、皂甙（苷）等。

五、保健食品的功能

2003 年 5 月 1 日，卫健委颁布实施的《保健食品检验与评审技术规范》新标准，规定保健食品的申报功能为以下 27 项：（1）辅助增强免疫力；（2）辅助降血脂；（3）辅助降血糖；（4）抗氧化；（5）辅助改善记忆；（6）缓解体力疲劳；（7）缓解视疲劳；（8）促进排铅；（9）清咽；（10）辅助降血压；（11）改善睡眠；（12）促进泌乳；（13）提高缺氧耐受力；（14）对辐射危害有辅助保护功能；（15）减肥；（16）改善生长发育；（17）增加骨密度；（18）改善营养性贫血；（19）对化学性肝损伤有辅助保护功能；（20）祛痤疮；（21）祛黄褐斑；（22）改善皮肤水分；（23）改善皮肤油性；（24）调节肠道菌群；（25）促进消化；（26）通便；（27）对胃黏膜有辅助保护功能。

除了以上具有特定功能的食品可以申报保健食品外，营养素类产品也纳入了保健食品的管理范畴，称为营养素补充剂，如以维生素、矿物质为主要原料的产品，以补充人体营养素为目的的食品，可以用以申报保健食品。

六、保健食品的分类

（一）按食用人群和服务对象来分类

（1）用于普通人群的功能食品。

（2）用于特殊生理需要的人群（婴幼儿、孕妇、老年人等）的功能食品。

（3）用于特殊工种人群（井下、高温、低温、运动员等）的功能食品。

（4）用于特殊疾病人群（心血管病、糖尿病、肿瘤等）的功能食品。

（5）用于特殊生活方式的人群（休闲、旅游、登山等）的功能食品。

（二）按调节机体功能的作用特点来分类

（1）具有调节人体节律功能的保健食品。

（2）具有预防疾病、促进康复功能的保健食品。

（3）具有改善防御力、增强免疫功能的保健食品。

（4）具有抗衰老功能的保健食品。

（三）按产品的形式来分类

保健食品产品形式除了以食品形式存在外，还可以类似药物的形式如丸、丹、膏、散、片剂、口服液等剂型存在。

第六节　新资源食品

一、新资源食品的概念

新资源食品是指在中国新研制、新发现、新引进的无食用习惯的，符合食品基本要求，对人体无毒无害的物品。

新资源食品应当符合《食品卫生法》及有关法规、规章、标准的规定，对人体不得产生任何急性、亚急性、慢性或其他潜在性健康危害。

简单来说，以下四类食品属于新资源食品：

（1）以前中国居民没有食用习惯的动物、植物和微生物，如蝎子、金花茶、仙人掌、芦荟、螺旋藻等。

（2）从以前中国居民没有食用习惯的动物、植物、微生物中提取的食品原料，如从炸蚕蛹中提取的氨基酸、从莼菜中提取的多糖等。

（3）食品加工中使用的微生物新品种，如双歧杆菌、嗜酸乳杆菌等。

（4）采用新工艺生产导致原有成分或者结构发生改变的食品原料。

二、关于新资源食品的法律法规和评估方法

（一）法律法规

由于新资源食品不同于传统食品，是一种新兴事物，为保障人体健康，2007 年 12 月 1 日起施行了《新资源食品管理办法》。根据该《管理办法》，在中国，新资源食品必须要经过严格评估，通过国家卫健委的审核批准，确认对人体健康无害后

才能进入市场，对于未经卫生部批准并公布作为新资源食品的，不得作为食品或者食品原料生产经营和使用。

国家鼓励对新资源食品的科学研究和开发。卫健委主管全国新资源食品卫生监督管理工作。县级以上地方人民政府卫生行政部门负责本行政区域内新资源食品卫生监督管理工作。

转基因食品和食品添加剂的管理依照国家有关法规执行。

（二）评估方法

中国对新资源食品安全性评价采用国际通用的、具有很高的公认度的危险性评估和实质等同原则；在评估内容方面，不仅包括新资源食品申报时对技术资料和生产现场进行审查，还包括了产品上市后对人群食用安全性进行再评价；在评估专家方面，卫健委组织食品卫生、毒理、营养、微生物、工艺和化学等领域的专家组成评估委员会，负责新资源食品安全性评价工作，从而保证了评价结果的客观性、科学性。

三、新资源食品与保健食品的区别

新资源食品和保健食品最大的区别在于，保健食品是指具有特定保健功能的食品，而且申请审批时也必须明确指出具有哪一种保健功能，而新资源食品则不得宣称或者暗示其具有疗效及特定保健功能。

此外，新资源食品和保健食品的适用人群不同，前者适用于任何人群，而后者适宜于特定人群食用。

课后习题

一、选择题

1.（　　　）是人体能量的主要食物来源。

A. 谷类　　　　　　B. 肉类　　　　　　C. 奶类　　　　　　D. 蛋类

2.绿叶蔬菜和橙色蔬菜等较浅色蔬菜富含（　　　　）。

A. 碳水化合物　　　B. 胡萝卜素　　　　C. 纤维素　　　　　D. 蛋白质

3.水果和蔬菜一样，主要提供（　　　　）。

A. 碳水化合物　　　　　　　　　　　　　B. 脂肪

C. 维生素和矿物质　　　　　　　　　　　　　D. 蛋白质

4. 豆类中维生素以（　　）最多，比谷类含量高。

A.B 族维生素　　　　　B. 维生素 A　　　　　C. 维生素 C　　　　　D. 维生素 K

5. 鸡蛋含有丰富的蛋白质，蛋黄中蛋白质的含量（　　）蛋清。

A. 略低于　　　　　　　B. 大大低于　　　　　C. 等于　　　　　　　D. 高于

二、判断题

1. 谷类是中国居民膳食中维生素 B_1 的主要来源。（　　）

2. 谷类的维生素主要存在于胚乳中。（　　）

3. 由于大豆富含饱和脂肪酸，所以是高血压、动脉粥样硬化等疾病患者的理性食物。（　　）

4. 大豆发芽前几乎不含维生素 C。（　　）

5. 水果中的碳水化合物主要以多糖的形式存在，食之甘甜。（　　）

三、简答题

1. 说出植物性食物的分类。

2. 说出动物性食物的分类。

3. 简述食用菌的营养价值。

4. 强化食品的强化方法有哪些？

5. 保健食品的特征有哪些？

第五章
储存加工对食品营养价值的影响

● 学习目标

1. 知道常见的食物贮藏方法。

2. 知道常见的食品加工方法。

常见的食物贮藏方法有常温贮藏、冷冻贮藏、罐装贮藏、辐照贮藏等，对食品中营养素都会产生不同程度的影响，要根据食物特点选择贮藏方法。食品加工方法很多，大致可归纳为加热、冷冻、发酵、盐渍、糖渍等，在这些物理、化学和生物因素的作用下，食品中原有的营养价值发生了积极或消极的变化。

第一节　储存对食品营养价值的影响

一、常温贮藏对食品中营养素的影响

　　新鲜食品在贮藏期间，营养成分很容易发生变化。蒸腾作用失去水分过程对其营养价值影响不大，但呼吸作用可损失相当一部分可被利用的碳水化合物，而且粗纤维含量有所增加。

　　谷物贮藏温度应在15℃以下。如果贮藏温度高于20℃，呼吸热会使谷物温度升高，导致霉变、腐败。蔬菜中维生素C的损失，与存放温度和时间有关。牛奶在室内光线条件下，保存1天，维生素B_2损失30%，维生素B_6损失20%。蛋类在室温下，只能贮存20~30天。

　　食物储藏的时间越长，接触空气和光照的面积就越大，一些抗氧化的维生素损失就越严重。以菠菜为例，刚刚采摘的菠菜在20℃室温条件下存放4天后，叶酸的水平可下降50%，即便是将菠菜放入4℃左右的冰箱内，8天后叶酸同样会下降50%。

二、冷冻贮藏对食品中营养素的影响

　　冷冻过程包括预冷处理、冷冻、冷冻贮藏和解冻。从感官性能和营养素的保存率来看，这种长期保存食品的方法一般被认为优于罐藏和干制。冷冻过程中营养素的损失起因于物理分离（如预冷过程中的去皮和修整或解冻时的流失）、化学降解。

（一）预冷处理对食品营养素的影响

在冷冻之前，大多数蔬菜需要热烫以钝化酶类，否则在冻结贮藏的过程中感官特性和营养成分将发生很大变化。热烫时，水溶性维生素会有很大损失。

（二）冷冻过程对食品营养素的影响

除了猪肉和抱子甘蓝以外，冷冻对蔬菜、水果和动物组织中的维生素含量一般没有明显的影响。

（三）冷冻贮藏对食品营养素的影响

食品在冷冻贮藏过程中维生素会大量损失，损失的多少取决于产品种类、预冷处理（尤其是热烫）、包装材料、包装方法（如是否加糖）以及贮藏的条件等。

（四）解冻过程对食品营养素的影响

解冻对蔬菜、水果和动物组织中维生素含量影响很小，但解冻时流出液中含有水溶性的维生素和矿物质，若解冻流出液被废弃，这类营养素的损失将与解冻流出物的量成比例地增减。

三、罐装贮藏对食品营养素的影响

罐头食品在贮藏中营养素的保存率，主要与温度和保存时间有关。

罐藏加工对维生素 C 和维生素 B_1 影响最大，蛋白质、碳水化合物和脂肪的保存率一般不受罐藏影响。除了铁以外，矿物质也不受罐藏的影响。

罐藏食品的种类很多，分类方法也各不相同。按中华人民共和国颁布的罐头食品分类标准（GB/T 10784—2020），首先将罐藏食品按原料分成六大类，再将各大类按加工或调味方法的不同分成若干类。

1. 肉类

清蒸、调味、腌制、烟熏、香肠、肉肠。

2. 禽类

白烧、去骨、调味。

3. 水产类

油浸（熏制）、调味、清蒸。

4. 水果类

糖水、糖浆、果酱、果汁。

5. 蔬菜类

清渍、醋渍、调味、盐渍（酱渍）。

6. 其他类

坚干果类、汤类。

罐装贮藏的特点有：①必须有一个能够密闭的容器（包括复合薄膜制成的软袋）；②必须经过排气、密封、杀菌、冷却这四个工序；③从理论上讲必须杀死致病菌、腐败菌、中毒菌，在生产中叫作商业无菌，并使酶失活。

四、辐照贮藏对食品营养素的影响

辐射过的食品蛋白质会发生变性、降解和聚合作用，游离氨基酸类和肽类经辐射会产生脱氨基作用和脱羧基作用，有些氨基酸的混合物经辐射后会损失谷氨酸和丝氨酸。另外，碳水化合物中己糖类物质发生脱氢降解，复杂的多糖类物质的配糖键会被破坏。维生素是受电离辐射影响最大的成分。

辐射的方法不完全适用于所有的食品，要有选择性地应用，这需要大力开展食品辐射保藏的研究工作，总结出其规律性及独特效应。

第二节　加工对食品营养价值的影响

一、食品加工前处理对食品营养素的影响

食品在加工前，通常需要进行修整、清洗等处理。植物性食品在进行修整时，营养素的损失一般要高于其重量损失。切片之后，其暴露在空气当中，维生素也会有一定的损失。在清洗浸泡过程中，某些水溶性的物质也会随水流失。

例如，有些人认为米不淘洗三五遍是洗不干净的。然而，淘洗次数越多，营养

素损失得也就越多，尤其是 B 族维生素和无机盐，因此大米经清水淘洗两次即可，不能用力揉搓。择菜时只要菜心，丢弃菜叶（如葱叶、芹菜叶、油菜叶）几乎成了一些人的习惯。其实，蔬菜的叶子和外皮所含的营养素往往高于菜心。

二、热处理对食品营养素的影响

热处理是食品防腐最普通和最有效的方法之一，可以单独用，也可以与其他防腐方法联合使用。对食品中营养素的影响随处理时间、温度和 pH 等条件的不同而异。

热处理对食品有利方面是：①改进产品的风味和增强可口性。②破坏有害微生物（经巴氏杀菌和杀菌）。③灭酶（如过氧化酶、抗坏血酸酶和硫胺素酶等）。④改进营养素的利用率（如淀粉糊化和提高蛋白质的消化率）。⑤破坏食物中的有害因素（如蛋中的卵白素和豆类中的胰蛋白酶抑制素）。

同时，用于食品加工的热处理包括热烫、巴氏灭菌、商业灭菌等也使食物中的营养素发生了不同程度的损失。

食品中的蛋白在热处理过程中与糖共存时，其中的氨基酸（包括游离氨基酸和肽）与还原糖反应发生美拉德反应，引起某些氨基酸的破坏，食品的风味和色泽变差，营养价值降低。碳水化合物不易受加热的影响，但淀粉的糊化增加了消化率。脂肪经高温加热后，不但不易被人体吸收，并且要降低人体对其他食物的吸收率。水溶性维生素对热的敏感性要比脂溶性维生素强。

蔬菜在烫漂（主要是破坏影响产品在加工和贮藏中的色泽、风味和营养性质的酶）中维生素要受到影响，用热水烫漂要比蒸汽烫漂损失得多，维生素 C 在热水烫漂中损失 16%~58%，蒸汽烫漂中损失 16%~34%。罐藏蔬菜中维生素 C 损失 26%~90%，叶酸损失 35%~84%，烟酸损失 33%~75%，泛酸损失 30%~85%。

牛奶经巴氏杀菌后蛋白质和脂肪几乎不受损害，维生素 C 损失 10%~25%，B 族维生素损失 10% 以下。煮沸法使维生素 C 损失 15%~30%，B 族维生素损失 10%~20%，其中叶酸损失 15%。高温杀菌法使维生素 C 损失 30%~100%，B 族维生素损失 20%~50%，其中维生素 B_1 损失 20%~50%，维生素 B_{12} 损失 20%~100%，叶酸损失 30%~50%。

生大豆中的抗胰蛋白酶以 100℃蒸汽处理 20 分钟，活性下降 21%；120℃蒸汽处理 30 分钟，全部失活。豆浆在 93℃下煮 15 分钟，抗胰蛋白酶 34% 失活，煮 240 分钟全部失活，在 121℃下煮 32 分钟 95% 失活。卵白素在 80℃下煮 5 分钟即可除去。

与传统的杀菌法相比，高温短时杀菌对硫胺素与泛酸的影响较小。在灌装前进行热烫处理，可钝化某些酶、稳定色泽、改善风味、并排除组织中空气，便于灌装。但热烫时某些水溶性维生素由于沥滤会造成一定的损失。

三、脱水干燥对食品中营养素的影响

脱水可以很好地延长食品的货架期。常采用的脱水方式有加热干燥、晒干、冷冻干燥、谷物的烤焙与膨化、肉类的腌制和熏制等。它们不同程度地脱去原料中的一定量水分，使其在适当条件下贮藏，防止细菌性变质。但是在脱水过程中，食品的一些营养物质也在随之流走，尤其是造成维生素的损失。

高温长时间的脱水干燥导致糖分损耗；高温加热碳水化合物含量较高的食品极易焦化；缓慢晒干过程中初期的呼吸作用也会导致糖分分解；还原糖会和氨基酸反应而产生褐变；高温脱水时脂肪氧化就比低温氧化严重得多。如利用阳光或自然风，使食物脱水时，由于长时间与空气接触，某些易氧化的维生素损失较大。例如鲜杏用晒干、阴干、人工脱水法制成杏干，维生素 C 的损失率分别为 29%、19% 和 12%。面包在焙烤过程中，赖氨酸损失 10%~15%。饼干 170℃焙烤 5 分钟，蛋氨酸、色氨酸、赖氨酸分别损失 18%、10% 和 32%。冷冻干燥食品的营养价值损失最少，但成本较高。

四、生物发酵加工对食品营养素的影响

发酵是日常可见的"生物工程"，在食品加工中占有重要的地位。从广义上讲，发酵可看作微生物（细菌、酵母和霉菌）在称作培养基的营养物质中的增生过程，微生物消耗一部分碳水化合物，产生乙醇、酸和维生素。

除酸奶、奶酪是乳酸发酵产物之外，馒头、面包、酸菜、酱豆腐等都是发酵食品。

（一）发酵对酸乳营养价值的影响

在生产酸牛乳的发酵过程中，精氨酸、丙氨酸、异亮氨酸、亮氨酸和酪氨酸的活性升高，也就是说，酸乳的营养价值比未经发酵的牛乳营养价值高。

（二）发酵对大豆和其他粮食制品营养价值的影响

发酵过的大豆提高了大豆蛋白的生物学价值，发酵的结果使维生素 B_1 含量降低了，但维生素 B_2、维生素 B_6 和烟酸的含量增加 4~8 倍。

五、食品膨化技术对食品营养素的影响

膨化食品，是指凡是利用油炸、挤压、沙炒、焙烤、微波等技术作为熟化工艺，在熟化工艺前后，体积有明显增加现象的食品。

膨化食品特点有：营养损失少，利于消化；食品品质改变易于储存；工艺简单成本低。

不同种类的食品，需要采用的加工方法不同，而不同的食品加工方法对食品营养价值产生的影响也不同，有的加工方法可提高食品的消化率和生物学价值，而有的加工方法则会使食品营养成分受到损失。

课后习题

一、选择题

1. 冷冻保藏食品的原理主要是低温可以（　　　）。

A. 抑制食品中微生物生长繁殖　　　　　　B. 破坏食品中的酶

C. 降低食品中的水分含量　　　　　　　　D. 杀灭食品中大部分细菌

2. 水溶性维生素对热的敏感性要比脂溶性维生素（　　　）。

A. 弱　　　　　　　B. 强　　　　　　　C. 一样　　　　　　D. 不一定

二、判断题

1. 冷冻保藏能杀灭微生物。（　　　　）

2. 制作酸奶用的是酶处理技术。（　　　　）

3. 牛奶经巴氏杀菌后蛋白质和脂肪几乎不受损害。（　　　　）

第六章
膳食营养与疾病

学习目标

1. 理解膳食营养素摄入正常的重要性。

2. 知道并了解常见的营养素缺乏引起的疾病。

3. 知道并了解常见的营养素过剩引起的疾病。

4. 知道并了解常见的营养代谢引起的疾病。

5. 了解膳食营养和癌症、亚健康之间的关系。

营养缺乏或者过剩都会引起多种疾病，对健康不利。常见的营养素缺乏有很多，如蛋白质和能量缺乏，维生素 A 缺乏，维生素 B 缺乏，维生素 C 缺乏，维生素 D 缺乏，钙、铁、锌、碘、硒缺乏等。营养过剩引起的疾病有肥胖、高血压、高脂血症等。营养代谢引起的疾病有糖尿病、痛风、乳糖不耐症等。另外，膳食也和癌症和亚健康有密切关系。本章需要学习这些营养素缺乏或过剩引起的疾病的表现和膳食防治措施。

第一节　营养缺乏引起的常见疾病

一、蛋白质能量营养不良

（一）病因

　　蛋白质能量营养不良（protein–energy malnutrition，PEM），膳食中蛋白质和热能摄入不足引起的营养缺乏病是世界范围内最常见的营养缺乏病之一。主要发生于 5 岁以下的儿童。

　　根据营养不良的原因可分为原发性和继发性两种。

　　原发性 PEM 由食物不足引起。饥荒、战争或经济落后造成食品匮乏或不平衡造成的营养不良，主要见于经济落后的国家和地区的婴儿和儿童，为发展中国家最重要的健康问题之一。

　　继发性 PEM 由各种疾病造成营养物质耗损增加，能量和蛋白质摄入减少，或对营养物的需要量增加而引起。主要病因有：

　　1. 消化吸收障碍

　　见于各种胃肠道疾病，如各种慢性腹泻、小肠吸收不良综合征、胃肠道手术后、慢性胰腺炎等。

2. 分解代谢加速

发热、感染、创伤、恶性肿瘤、白血病、艾滋病、重度甲状腺功能亢进症、糖尿病等。

3. 蛋白质合成障碍

主要见于弥漫性肝病如肝硬化。

4. 蛋白质丢失过多

肾病综合征、大面积烧伤、蛋白质损耗性胃病、大出血、长期血液或腹膜透析、胃肠道抽吸减压，均可丢失大量蛋白质[3]。

5. 进食障碍或不足

精神失常、神经性厌食和上消化道梗阻等疾病患者不能如常人正常摄食，因此导致了营养不良。

（二）临床表现

1. 消瘦型营养不良，严重能量摄入不足（marasmus）

（1）临床表现

因近乎饥饿，蛋白质和非蛋白质营养素缺乏所致。干瘦小儿几乎不吃食物，常常是因为其母亲不能母乳喂养，小儿肌肉和体脂丢失，十分消瘦。体重不增反而减轻是消瘦型营养不良的最初表现。病程久了，身长也会低于正常。皮下脂肪层不丰满或完全缺乏。皮下脂肪消减的顺序先在腹部，其次为胸、背部，然后上、下肢，臀部，最后额、颈及面颊部。当面部皮肤脂肪层消失时，额部形成皱纹，颧骨突出，形成老人外貌。在营养不良的早期，若仅看面部而不做全身检查，则不易发现消瘦。皮下脂肪大量消失时，皮肤干燥、松弛、失去弹性。初期往往多哭而烦躁，继而变为迟钝。初期食欲尚佳，继而低下以至消失，常有呕吐及腹泻等急性消化功能紊乱的症状。

有人根据与同年龄正常体重儿童比较不足的程度，将蛋白质与能量营养不良分为 3 种程度。

轻度营养不良：体重为同年龄，同性别正常体重的 75%~90%。

中度营养不良：体重为同年龄，同性别正常体重的 60%~75%。

重度营养不良：体重为同年龄，同性别正常体重的 60% 以下。

（2）预防

鼓励母乳喂养，合理给予辅助食品。如果母乳不足，应补充代乳食品，还应按计划免疫做预防接种，防止传染病的发生，及时诊治疾病或先天畸形，以减少营养素的消耗。患消化系统以外的疾病时，同样要注意营养，提高肠道功能，使抵抗力增加，疾病得以早日痊愈，不致因久病而消瘦。

（3）治疗

及时补充蛋白质和足够能量，是治疗本病的主要手段。但由于患儿长期营养不足，严重者消化器官萎缩，消化道运动和消化液分泌量降低，因此营养不良的治疗，应采取循序渐进、逐步充实的原则。营养素的供给要由少到多，由简到繁，切忌贪多求快。

2. 水肿型营养不良，严重蛋白质缺乏（kwashiorkor）

（1）临床表现

该词来自非洲，意思是"第一个孩子—第二个孩子"，即当第二个孩子出生后取代第一个孩子吃乳时，第一个孩子即发生复合型蛋白质能量营养不良（PEM）。断乳的小儿喂食营养质量差（与母乳相比）的稀粥，不能生长。通常蛋白质缺乏症比能量缺乏症更明显，水肿是本病的主要特征。两侧对称，先见于下肢。尤以足背为显著。病程较久者，腹部、腰骶部、外生殖器，甚至手背及臂，均可见显著的凹陷性水肿。严重病例，可见腹壁、颜面、眼睑以及结膜等处发生水肿。面部水肿大都有凹陷现象，腹水或胸腔积液仅见于极重病例。实验室检查，可发现血浆白蛋白显著下降，水肿严重时，能降到 20g/L 以下。此外，患儿常表现虚弱和精神抑制，皮肤干燥发凉，毛发干燥变黄易脱落，指甲生长迟缓。

（2）预防

平时应注意合理喂养，特别在断乳后，必须供给一些蛋白质含量丰富的食物，如豆粉、豆腐、鸡蛋等。在慢性感染或消化系统疾病的治疗中，应注意蛋白质和能量的供给，不能只要见大便次数较多就无止境禁食。

（3）治疗

以补充蛋白质为主要措施。如未合并胃肠道疾患，则可迅速地加量，于数日内达到蛋白质每日 2~4g/kg 体重；如有腹泻，则缓慢增加，使消化能力逐渐适应。蛋白质食品，在婴儿时期，常用牛乳、鸡蛋、豆制代乳粉；较大的儿童可加豆腐、肉类、肝类等；若遇腹泻，可喝脱脂牛乳及蛋白质乳等。严重水肿病例，应暂时限制食盐。

3. 复合型蛋白质能量营养不良（PEM）又称为消瘦性恶性营养不良病（marasmic kwashiorkor）

介于以上两种病症之间，患此型 PEM 的儿童有点水肿，比消瘦型营养不良（marasmus）儿童的体脂多。

二、维生素 A 缺乏病

（一）病因

维生素 A 是维持一切上皮组织健全所必需的物质，其中以眼、呼吸道、消化组，尿道及生殖系统等上皮影响最显著。

1. 原发性因素

4 岁以下儿童维生素 A 缺乏的发生率远高于成人，其主要原因是维生素 A 和胡萝卜素都很难通过胎盘进入胎儿内。因此新生儿血清和肝脏维生素 A 水平明显低于母体。如在出生后不能得到充足的维生素 A 补充则极易出现维生素 A 缺乏病。

2. 消化吸收影响因素

维生素 A 为脂溶性维生素，它和胡萝卜素在小肠的消化吸收都依靠胆盐的帮助，膳食中脂肪含量与它们的吸收有密切联系。膳食中脂肪含量过低，胰腺炎或胆石症因胆汁和胰腺酶分泌减少，一些消化道疾病如急性肠炎、粥样泻等造成胃肠功能紊乱都可影响维生素 A 和胡萝卜素的消化吸收。

3. 储存利用影响因素

任何影响肝脏功能的疾病都会影响维生素 A 体内储存量，造成维生素 A 缺乏。一些消化性传染病，尤其是麻疹、猩红热、肺炎和结核病都会使体内的维生素 A 存储消耗尽，摄入则往往因食欲不振或消化功能紊乱而明显减少，两者的综合结果势必导致维生素 A 缺乏病发生。

（二）主要病症及临床表现

1. 眼部表现

眼部的症状和体征是维生素 A 缺乏病的早期表现。夜盲或暗光中视物不清最早出现，暗适应力减退的现象持续数周后开始出现干眼症的变化，眼结膜和角膜干燥，失去光泽，自觉痒感，泪减少，眼部检查可见结膜近角膜边缘处干燥起皱褶，角化上皮堆积形成泡沫状白斑，称结膜干燥斑或毕脱斑，继而角膜发生干燥、浑浊、软化、自觉畏光、眼痛、常用手揉搓眼部导致感染，严重时可发生角膜溃疡、坏死，以致引起穿孔，虹膜、晶状体脱出，导致失明。这些表现多见于年龄较小儿童患消耗性感染性疾病如麻疹、疟疾等之后，多数为双侧同时发病。

2. 皮肤表现

开始时仅感皮肤干燥，易脱屑，有痒感渐至上皮角化增生，汗液减少，角化物

第六章　膳食营养与疾病

133

充塞毛囊形成毛囊丘疹。检查触摸皮肤时有粗砂样感觉，以四肢伸面、肩部为多，进可发展至颈、背部甚至面部，毛囊角化引起毛发干燥，失去光泽，易脱落，指趾甲变脆易折，多纹等。

3. 生长发育障碍

维生素 A 严重缺乏会影响儿童的生长发育，主要是骨骼系统的生长发育。表现为长骨增长迟滞，同时齿龈发生增生和角化，影响成釉质细胞发育。临床表现为身高落后，牙齿釉质易剥落，失去光泽。

4. 易发生感染性疾病

在维生素 A 缺乏早期甚或亚临床状态缺乏时，免疫功能低下就已经可能存在，表现为消化道和呼吸道感染性疾病发生率增高，且易迁延不愈。

5. 其他

维生素 A 有促进肝脏中储存铁释放入血后的转运，使铁能正常地被红细胞摄入利用。因此维生素 A 缺乏时会出现贫血，其表现类似缺铁性贫血。血红蛋白、红细胞比容和血清铁水平降低，血清铁蛋白正常，肝脏和骨髓储存铁反而增加。维生素 A 缺乏能使泌尿器官的上皮发生角化脱屑，并形成一个中心病灶，钙化物以此为中心不断沉淀而形成泌尿系统的结石。

（三）预防和治疗

多食用富有维生素 A 的食物，如猪肝、鸡肝、羊肝、牛奶、蛋黄、胡萝卜、鱼卵、牛奶、豌豆苗、金针菜、苜蓿、红心甜薯、辣椒、河蟹、黄鳝、菠菜、韭菜、荠菜、莴苣叶、金针菜或果类如杏、芒果和柿等。

维生素 A 缺乏情况较为严重的，可以给予大剂量维生素 A，每日口服 20 万 ~30 万国际单位，若口服吸收不良，可改肌肉注射，一般一个月左右好转，可逐渐降低剂量，3~4 个月后痊愈，使用时应注意长期大量应用维生素 A 可产生维生素 A 过多症。如有合并其他维生素缺乏，应作相应补充。

三、维生素 B_1 缺乏病

（一）病因

1. 摄入不足

全麦、糙米、豆类、新鲜蔬菜、肉类和动物肝肾等食物中富含维生素 B_1。食物

是人体维生素 B_1 的主要来源，肠道内的细菌可合成少量维生素 B_1，但其量甚微不能满足需要。

2. 需要量增加

儿童处于生长发育旺盛期，对维生素 B_1 的需要相对增加，是本病容易发生的年龄阶段。患有代谢率增加的疾病，如甲状腺功能亢进，长期发热和一些慢性消耗性疾病等，都会使维生素 B_1 的需要量增加，如不给予适当补充，可造成相对缺乏。

3. 吸收利用障碍

长期腹泻或经常服用泻药以及胃肠道梗阻都可造成吸收不良。

4. 分解排泄增加

某些食物中含有可使维生素 B_1 结构改变、活力降低的因子，如在淡水鱼和贝类中的硫胺素酶以及在咖啡、茶叶等植物中的耐热因子。

（二）主要病症及临床表现

硫胺素是参与体内糖及能量代谢的重要维生素，维生素 B_1 或硫胺素缺乏病会导致消化、神经和心血管诸系统的功能紊乱。严重的维生素 B_1 缺乏会引起脚气病，临床有三种类型。

以神经型为主的称为干性脚气病，最初表现下肢软弱无力，常有沉重感，肌肉酸痛等，可有厌食、腹胀、消化不良、便秘等症状，也可有头痛、失眠、不安、易怒、健忘等。随着病情的发展，出现运动和感觉障碍，踝及足麻木和有灼痛感，肌肉有明显的压痛。

以水肿和心脏症状为主的称为湿性脚气病，最显著的症状是全身水肿及浆膜腔积液。水肿始发于下肢，可遍及全身。浆膜腔积液可发生于心包腔、胸腔和腹腔。

婴儿型脚气病多数发生于出生数月的婴儿。一般病情急、多为突然发病，若不及时诊断，可因诊治失误死亡。起初婴儿表现为食欲不振、呕吐、兴奋、啼哭、腹痛、便秘、水肿、心跳快、呼吸急促和困难。心血管症状较明显，与成人急性心脏型脚气病相似。

（三）预防和治疗

较少对精米的需求，多食用粗粮可以有效抑制脚气病的发生。此外，动物性肉类食物含维生素 B_1 较丰富，故可多选食这些食物。患者每天蛋白质摄入量可达 100~150g，但碳水化合物的量应适当限制，以免增加维生素 B_1 的消耗。低盐饮食则有利于水肿的控制及心力衰竭的纠正。

四、维生素 B₂ 缺乏病

（一）病因

（1）饮食中供给量不足。

（2）饮食习惯突然改变或烹调和食用方法不当。

（3）妊娠、重体力劳动等，消耗量增大，而核黄素的摄入量并未相应增加。

（4）胃肠疾病、甲状腺功能亢进、晚期癌、慢性乙醇中毒、发热和慢性消耗病等影响核黄素的吸收或需要量增大。

（5）口服避孕药和其他药物，特别是吩嗪类、三环类抗抑郁药、硼酸等可影响核黄素的代谢，或与核黄素交互作用致核黄素缺乏。

（二）主要病症及临床表现

主要症状表现为口腔、唇、皮肤、生殖器的炎症和功能障碍，导致脂溢性皮炎，嘴唇发红，口腔炎，口唇炎，口角炎，舌炎；会使眼睛充血、易流泪、易有倦怠感、头晕、口腔溃疡、结膜炎。

（三）预防和治疗

多吃维生素 B₂ 含量丰富的食物，如肝、蛋、肉、乳等食品；绿叶蔬菜中维生素 B₂ 含量较丰富；豆类含量也很丰富。同时补充定量维生素 B₂，直至痊愈为止。一般每日口服 10mg，分 3 次服，并加复合维生素 B，纠正可能并发的其他 B 族维生素的不足。

五、癞皮病

（一）病因

癞皮病即烟酸缺乏症，是由烟酸和色氨酸联合缺乏引起的营养素缺乏症，见于以玉米为主食者。由于玉米所含的烟酸大部分为结合型，不经分解是不能为机体利用的，加之玉米蛋白质中缺乏色氨酸，故容易发生烟酸缺乏症。

（二）主要病症及临床表现

患者在早期表现并不明显，往往有食欲减退、倦怠乏力、体重下降、腹痛不适、消化不良、容易兴奋、注意力不集中、失眠等非特异性病症。

（1）皮肤皮炎为本病最典型症状，常在肢体暴露部位对称出现，以手背、足背、腕、前臂、手指、踝部等最多，其次则为肢体受摩擦处。

（2）消化系统以舌炎及腹泻最为显著。

（3）神经精神系统。早期症状较轻，可有头昏、眼花、烦躁、焦虑、抑郁、健忘、失眠及感觉异常等表现。但本病与脚气病有所不同，本病多影响中枢神经系统，而后者以周围神经为主。本病常与脚气病、维生素 B_2 缺乏症及其他营养缺乏症同时存在。

烟酸缺乏的临床表现可用 4 个英文字母 D 来描述：皮炎（dermatitis）、腹泻（diarrhea）、痴呆（dementia）和死亡（death）。

（三）预防和治疗

膳食中增加肝脏、瘦肉、家禽、乳类、蛋类及豆制品类、花生、酵母、绿叶蔬菜等食品。出现烟酸缺乏症后，口服或注射烟酸或烟酰胺可治疗癞皮病。烟酸缺乏若为其他疾病所引起，应同时治疗原发性疾病。

六、巨幼红细胞性贫血

（一）病因

巨幼红细胞性贫血简称巨幼贫，因缺乏维生素 B_{12} 或（和）叶酸所致。病因有营养不良、偏食和长期素食导致的摄入不足；怀孕、生长发育及感染等导致的需要量增加；还有胃肠功能紊乱引起的吸收不良等。

其中，叶酸缺乏引起的巨幼红细胞性贫血者常见；摄入维生素 B_{12} 不足所致者少见，主要见于严格限制动物性食物的素食者，胃肠道疾病患者（如老年人萎缩性胃炎、胃切除等）和因胃酸分泌过少引起维生素 B_{12} 的吸收不良等。

（二）主要病症及临床表现

1. 血液系统表现

起病缓慢，常有面色苍白、乏力、活动耐力下降、头晕、心悸等贫血症状。

2. 消化系统表现

口腔黏膜萎缩，舌乳头萎缩、色红，舌面呈"牛肉样舌"或镜面舌，可伴食欲不振、恶心、腹胀、腹泻或便秘。

3. 神经系统表现和精神症状

对称性远端肢体麻木、记忆力及智力下降。

（三）预防和治疗

提供富含叶酸、维生素 B_{12} 的食物，绿叶蔬菜、水果、谷类、动物的肝肾均含叶酸，但叶酸不耐热、故不宜烹调过度、避免破坏叶酸。维生素 B_{12} 缺乏者多食动物的肝肾、禽蛋、肉类以及海产品。注意营养不可偏食或素食，因植物性食物一般不含维生素 B_{12}，长期素食者可造成维生素 B_{12} 缺乏。婴幼儿及妊娠妇女对叶酸需要量增加，需特别注意补充。

七、维生素 C 缺乏病

（一）病因

维生素 C 缺乏是由以下因素所致。

1. 摄入不足

食物中缺乏新鲜蔬菜、水果，或者食物加工处理不当等都可造成维生素 C 摄入不足。人乳中维生素 C 的含量为 40~70mg/L，可以满足一般婴儿的需要，而人工喂养儿容易缺乏维生素 C。

2. 消化、吸收障碍

消化不良和慢性腹泻时维生素 C 的吸收减少，胃酸缺乏时，维生素 C 容易在胃肠道内受到破坏。

3. 消耗增加

感染、发热、外科手术、代谢增高和患病时，维生素 C 的需要量增加。

（二）主要病症及临床表现

维生素 C 可促进铁的吸收。严重缺乏可引起坏血病，这是一种急性或慢性疾病，特征为出血，类骨质及牙本质形成异常。

维生素 C 缺乏后数月，患者感倦怠、全身乏力、精神抑郁、多疑、虚弱、厌食、营养不良、面色苍白、轻度贫血、牙龈肿胀出血。

（三）预防和治疗

（1）供应富含维生素 C 的食品，如新鲜水果和蔬菜。改进烹调方法，因为在烹调过程中切碎、腌制、挤水和加碱等都会破坏维生素 C。有感染、外伤、手术时，应增加维生素 C 的供给。

（2）鼓励母乳喂养，改善乳母营养，保证乳液中有丰富的维生素 C。及时添加含维生素 C 的辅助食品，特别是对人工喂养儿，应及早添加菜汤、果汁等食品。

八、维生素 D 缺乏病

（一）病因

1. 日光照射不足

维生素 D 由皮肤经日照产生，如日照不足，尤其在冬季，需定期通过膳食补充。对于婴儿及儿童来说，日光浴是使机体合成维生素 D_3 的重要途径。

2. 维生素 D 摄入不足

动物性食品是天然维生素 D 的主要来源，海水鱼如鲱鱼沙丁鱼，动物肝脏鱼肝油等都是维生素 D_2 的良好来源。

3. 需要量增多

早产儿因生长速度快和体内储钙不足而易患佝偻病；婴儿生长发育快对维生素 D 和钙的需要量增多，故易引起佝偻病；2 岁后因生长速度减慢且户外活动增多，佝偻病的发病率逐渐减少。

4. 疾病和药物影响

肝、肾疾病及胃肠道疾病影响维生素 D、钙、磷的吸收和利用。长期使用苯妥英钠、苯巴比妥钠等药物，可加速维生素 D 的分解和代谢而引起佝偻病。

（二）主要病症及临床表现

维生素 D 缺乏症可以引发骨矿化受损以及多种与骨骼相关的疾病，儿童可能会出现佝偻病，成人可能会出现骨软化病和骨质疏松症。

1. 佝偻病

佝偻病是处于婴幼儿和儿童时期的患者缺乏维生素 D 所表现出的主要病症。精神、神经症状见于佝偻病的活动初期和极期，小儿易激惹、烦躁、睡眠不安、夜惊、夜哭、多汗、枕秃。严重佝偻病胸骨前突形成鸡胸，胸骨剑突部内陷形成漏斗胸，以上畸形多见于6个月~1岁婴儿。

2. 骨软化病

常见的症状是骨痛，肌无力，肌痉挛和骨压痛，早期症状可不明显，常见背部及腰腿疼痛，活动时加剧，肌无力是维生素D缺乏的一个重要表现，开始患者上楼梯或从座位起立时很吃力，骨痛与肌无力同时存在，患者步态特殊，被称为"鸭步"，最后走路困难，迫使病人卧床不起，不少病人发生病理性骨折。

3. 骨质疏松症

以骨量减少、骨的微观结构退化为特征，致使骨的脆性增加和易于发生骨折的一种全身性骨骼疾病。可出现骨痛、身高缩短、驼背等症状，并随着年龄的增加而加重，女性发病率高于男性，绝经期的女性尤为多见。

（三）预防和治疗

经常晒太阳是人体廉价获得维生素D的最好来源。新生儿要提倡母乳喂养，并增加户外活动。成年人只要经常接触阳光，在普通膳食情况下一般不会发生维生素D的缺乏。

在鱼肝油中维生素D含量极多，虽非日常饮食部分，但可供婴幼儿作补充维生素D使用，在防治佝偻病上有重要意义。目前多采用在牛乳和婴幼儿食品中强化维生素D，作为预防维生素D缺乏的措施之一。适当的日光浴对婴幼儿、特殊工种人群及老年人非常重要。

九、钙缺乏病

（一）病因

对人体而言，无论肌肉、神经、体液和骨骼中，都有用Ca^{2+}结合的蛋白质。钙是人类骨、齿的主要无机成分，也是神经传递、肌肉收缩、血液凝结、激素释放和乳汁分泌等所必需的元素。人体中钙含量不足或过剩都会影响生长发育和健康。

（二）主要病症及临床表现

钙缺乏主要影响骨骼与牙齿的发育，可导致婴幼儿佝偻病、成人骨软化症与骨质疏松症的发生；血清钙含量不足，可使神经肌肉的兴奋性提高，引起抽搐；血清钙含量过高，则可抑制神经、肌肉的兴奋性。

（三）预防和治疗

首先，合理安排膳食，适当选择富含钙的乳类及制品、豆类及制品、藻类、芝麻酱及绿叶蔬菜等，并进行适当的户外活动，接受日晒，以合成维生素 D，帮助钙的吸收。其次，调整膳食结构，适当降低植物性食物所占比例，适量摄入膳食纤维和蛋白质，并采用适当烹调加工方法降低食物中的植酸和草酸等，可使钙的吸收率增加。此外，体育锻炼也有利于钙的吸收。

缺乏症要根据不同病情，合理使用钙制剂及维生素 D 制剂予以治疗。

十、锌缺乏病

（一）病因

1. 摄入量不足

谷类等植物性食物含锌量较肉、蛋、奶等动物性食物少，故素食者易缺锌。生长发育期和营养不良恢复期的锌需要量相对增多，孕妇与乳母的锌需要量也比较多，如果摄入不足，可导致母亲与胎儿、乳儿缺锌。感染、发热时的锌需要量会增加，同时食欲下降，如果摄入量减少，容易导致缺锌。

2. 吸收不良

各种原因所致腹泻皆可减少锌的吸收。谷类食物中含植酸盐与粗纤维多，妨碍锌的吸收。牛乳中含锌量与母乳相似，但牛乳中锌的吸收利用不及母乳中的锌。

3. 丢失过多

如反复失血、溶血、外伤、烧伤，都可使大量锌随体液丢失。

（二）主要病症及临床表现

1. 厌食

缺锌时味蕾功能减退，味觉敏锐度降低，食欲不振，摄食量减少。消化酶如羧基肽酶 A 的活力降低，消化能力也减弱。

2. 生长发育落后

缺锌妨碍核酸和蛋白质合成并导致纳食减少，影响小儿生长发育。缺锌小儿身高体重常低于正常同龄儿，严重者有侏儒症。缺锌可影响小儿智能发育，严重者有精神障碍。

3. 异食癖

缺锌小儿可有喜食泥土、墙皮、纸张、煤渣或其他异物等现象。

4. 易感染

缺锌小儿细胞免疫及体液免疫功能皆可能降低，易患各种感染，包括腹泻。

5. 胎儿生长发育落后，多发畸形

严重缺锌可致胎儿生长发育落后及各种畸形，包括神经管畸形等。产妇因子宫收缩乏力而产程延长、出血过多。

6. 其他

如精神障碍或思睡，及因维生素 A 代谢障碍而致血清维生素 A 降低、暗适应时间延长、夜盲等。

（三）预防和治疗

人初乳含锌量较高，人乳中的锌吸收利用率也较高，故婴儿母乳喂养对预防缺锌有利。但随年龄增长要按时加辅食，如蛋黄、瘦肉、鱼、动物内脏、豆类及坚果类含锌较丰富，要每日适当安排进食。无母乳的人工喂养儿最好哺以强化了适量锌的婴儿配方奶或奶粉。

青少年的生长发育十分迅速，各个器官逐渐发育成熟，是一生中长身体长知识的重要时期，故营养一定要供应充足。随着我国经济的发展，人们的生活水平已经有了很大改善，矿物质元素中的铁、钙等已经引起人们的重视，但对于锌缺乏，人们还没有引起足够的认识。

第二节　营养过剩引起的常见疾病

在 1980 年全球约有 5% 的男性和 8% 的女性面临肥胖的困扰，而到 2008 年，这一数据分别上升到 10% 和 14%，这意味着全球目前约有 2.05 亿男性和 2.97 亿女性肥胖，而另有 15 亿成年人体重超重。2020 年全世界有超过 20 亿人被肥胖困扰。

一、营养与肥胖

（一）肥胖的定义和分类

肥胖（obesity）指人体进食热量多于消耗热量，多余热量以脂肪形式储存于体内，表现为脂肪细胞增多和细胞体积增大，即全身脂肪组织块增大，与其他组织失去正常比例的一种状态。正常男性成人脂肪组织重量占体重的 15%~18%，女性占 20%~25%。一般成年女性身体中脂肪组织超过 30%，成年男性超过 20%，即为肥胖。

肥胖有多种不同的分类方式，通俗的方法是将其分为单纯性肥胖、继发性肥胖和药物性肥胖。

1. 单纯性肥胖

单纯性肥胖是各类肥胖中最常见的一种，约占肥胖人群的 95%。这类患者全身脂肪分布比较均匀，没有内分泌性疾病，也无代谢障碍性疾病。这种主要由遗传因素及营养过度引起的肥胖，称为单纯性肥胖。

2. 继发性肥胖

继发性肥胖是由内分泌疾病或代谢障碍性疾病引起的一类肥胖，占肥胖病的 2%~5%。肥胖只是这类患者的重要症状之一，同时还会有其他各种各样的临床表现，多表现在皮质醇增多症、甲状腺功能减退症、胰岛 β 细胞瘤、性腺功能减退、多囊卵巢综合征、颅骨内板增生症等多种病变中。治疗时主要治疗原发病，运动及控制饮食的减肥方法均不宜采用。

3. 药物引起的肥胖

有些药物在有效地治疗某种疾病的同时，还有使患者身体肥胖的作用。如应用肾上腺皮质激素类药物、治疗精神病的吩噻嗪类药物，一般情况而言，只要停止使用这些药物后，肥胖情况可自行改善，但有些患者从此成为"顽固性肥胖"患者。

（二）肥胖的衡量标准

目前用于衡量人体肥胖程度的方法有 BMI 指数、身高标准体重法、腰围、腰臀比及皮褶厚度等。其中，BMI 是目前应用最广的成人肥胖诊断方法。

1. BMI 指数

体重指数（BMI）＝ 体重（kg）/［身高（m）］^{2}

BMI 指数（即身体质量指数，简称体质指数又称体重指数，英文为 Body Mass

Index，BMI），是用体重千克数除以身高米数平方得出的数字，是目前国际上常用的衡量人体胖瘦程度以及是否健康的一个标准。BMI考虑了身高和体重两个因素，是对成人胖瘦程度进行判定的国际通用方法。世界各地判断超重和肥胖的界限值稍有差异，其数值可根据各国的国情而定。

表 6-1　成人超重和肥胖的 BMI 判定标准

BMI	WHO 标准	亚洲标准	中国参考标准	相关疾病发病的危险
体重过低	＜ 18.5	＜ 18.5	＜ 18.5	低（但其他疾病危险性增加）
正常范围	18.5~24.9	18.5~22.9	18.5~23.9	平均水平
超重	≥ 25	≥ 23	≥ 24	增加
肥胖前期	25.0~29.9	23.0~24.9	24.0~26.9	增加
Ⅰ度肥胖	30.0~34.9	25.0~29.9	27.0~29.9	中度增加
Ⅱ度肥胖	35.0~39.9	≥ 30.0	≥ 30.0	严重增加
Ⅲ度肥胖	≥ 40.0	≥ 40.0	≥ 40.0	非常严重增加

2. 身高标准体重法

身高标准体重法计算公式为：

$$标准体重（kg）= 身高（cm）-105$$

或

$$或者标准体重（kg）= [身高（cm）-100] \times 0.9$$

$$肥胖程度（\%）= \frac{实际体重 - 标准体重}{标准体重} \times 100\%$$

表 6-2　肥胖程度的诊断标准

肥胖程度	诊断
± 10%	正常范围
10%~20%	超重
20%~30%	轻度肥胖
30%~50%	中度肥胖
>50%	重度肥胖
>100%	病态肥胖

（三）肥胖的病因

1. 饮食因素

热量摄入多于热量消耗，使脂肪合成增加是肥胖的物质基础。随着生活水平的提高，人们对高能量、高脂肪食品的消费量增大。研究表明，高脂饮食摄入量的增加与肥胖症发病率的升高显著相关。

2. 遗传因素

大多认定为多因素遗传，父母的体质遗传给子女时，并不是由一个遗传因子，而是由多种遗传因子来决定子女的体质，所以称为多因子遗传，例如非胰岛素依赖型糖尿病、肥胖，就属于这类遗传。父母中有一人肥胖，则子女有35%~45%肥胖的概率，如果父母双方皆肥胖，子女可能肥胖的概率升高至70%~80%。

3. 心理因素

为了解除心情上的烦恼、情绪上的不稳定，不少人也是用吃来发泄。这都是引起饮食过量而导致肥胖的原因。

4. 社会环境因素

运动有助消耗脂肪，在日常生活之中，随着交通工具的发达，生产自动化和机械化程度的提高，家务量减轻等，使得人体消耗热量的机会更少。另一方面因为摄取的能量并未减少，而形成肥胖。肥胖导致日常的活动越趋缓慢、慵懒，更再次减少热量的消耗，导致恶性循环，助长肥胖的发生。

（四）肥胖的危害

轻至中度原发性肥胖可无任何自觉症状，重度肥胖者则多有怕热，活动能力降低，甚至活动时有轻度气促，睡眠时打鼾。可有高血压病、糖尿病、痛风等临床表现。

1. 增加心血管系统疾病的风险

肥胖症患者并发冠心病、高血压的概率明显高于非肥胖者，尤其腰臀比值高的中心型肥胖患者更容易发病，其发生率一般是非肥胖者的5~10倍。

2. 呼吸功能改变

肥胖患者肺活量降低且肺的顺应性下降，可导致多种肺功能异常，如肥胖性低换气综合征，临床以嗜睡、肥胖、肺泡性低换气症为特征，常伴有阻塞性睡眠呼吸困难。此外，重度肥胖者，尚可引起睡眠窒息，偶见猝死的报道。

3. 增加脂代谢疾病的风险

进食过多的热量促进三酰甘油的合成和分解代谢，肥胖症的脂代谢表现得更加活跃。肥胖症脂代谢活跃的同时多伴有代谢的紊乱，会出现高三酰甘油血症、高胆固醇血症和低高密度脂蛋白胆固醇血症等。

4. 促进骨骼、肌肉病变

①关节炎：最常见的是骨关节炎，由于长期负重造成，使关节软骨面结构发生改变，膝关节的病变最多见。②痛风：肥胖者嘌呤代谢异常，肥胖患者中大约有10%合并有高尿酸血症，容易发生痛风。

5. 肥胖的内分泌系统改变

①生长激素：肥胖者生长激素释放是降低的，特别是对刺激生长激素释放的因素不敏感。②垂体—肾上腺轴：肥胖者肾上腺皮质激素分泌是增加的，分泌节律正常，但峰值增高。③下丘脑—垂体—性腺轴：肥胖者多伴有性腺功能减退，垂体促性腺激素减少，睾酮对促性腺激素的反应降低。肥胖女孩，月经初潮提前。成年女性肥胖者常有月经紊乱，闭经提前。男性伴有性欲降低和女性化。与雌激素相关肿瘤的发病率明显增高。

6. 肥胖症与胰岛素抵抗

体脂堆积可引起胰岛素抵抗，胰岛素能力下降，造成高胰岛素血症，出现高血糖而发展为糖尿病。

（五）肥胖的防治措施

治疗的两个主要环节是减少热量摄取及增加热量消耗。强调以行为、饮食、运动为主的综合治疗，必要时辅以药物或手术治疗。继发性肥胖症应针对病因进行治疗。各种并发症及伴随病应给予相应的处理。

1. 合理膳食

合理营养是预防肥胖的关键，应安排好一日三餐，防治营养过剩。尽量不吃或少吃高能高脂食物。膳食疗法的原则是合理控制饮食，使机体能量代谢处于适度负平衡，即能量摄入量低于消耗量。

（1）低能低脂膳食

每日总能量摄入控制在推荐摄入量（RNI）的50%~70%，直至体重接近标准。脂肪摄入的热能比应低于20%，并且严格控制动物性脂肪的摄入。

（2）高蛋白膳食

适当提高蛋白质摄入量（占总能量的16%~25%），以优质蛋白摄入为主，如瘦肉、鱼、虾、脱脂奶、大豆制品等。

（3）适度控制糖类的摄入

多选择由淀粉等提供热量，尽可能减少蔗糖、果糖等简单糖类在膳食中的比例；每日应摄入糖类100~200g，但不宜少于50g，因为一定量的糖类是维持脂肪代谢所必需的。

（4）充足的维生素、矿物质和膳食纤维

以保证机体处于最佳生理状态，但必须注意食盐的摄入量（少于5g/d为宜）。膳食纤维几乎不提供能量，对控制体重有益。

2. 增加运动和体力劳动

在膳食疗法的基础上辅以运动疗法，是治疗肥胖的最好方法。一般而言，在膳食疗法开始后的1~2个月，可减重3~4kg，此后可与运动疗法并用，保持每月减重1~2kg，这样可获得比较理想的治疗效果。每日应有30min以上的快速步行或相当的体力活动[5]。

3. 药物治疗

对严重肥胖患者可应用药物减轻体重，然后继续维持。但临床上如何更好地应用这类药物仍有待探讨，用药可能产生药物不良反应及耐药性，因而选择药物治疗必须十分慎重，根据患者的个体情况衡量可能得到的益处和潜在的危险（利弊得失），以做出决定。

4. 外科治疗

空回肠短路手术、胆管胰腺短路手术、胃短路手术、胃成形术、迷走神经切断术及胃气囊术等，可供选择。术前要对患者的全身情况做出充分估计，特别是糖尿病、高血压和心肺功能等，给予相应的监测和处理。

二、营养与高血压

（一）高血压的定义和分类

高血压（hypertension）是指以体循环动脉血压升高为主要表现的临床综合征。最新中国心血管病年报显示，目前我国高血压人群已超过2.6亿，高血压在成人中的发病率为20%。

依据其病因不同分为原发性高血压和继发性高血压。

原发性高血压是一种以血压升高为主要临床表现而病因尚未明确的独立疾病，

以动脉压升高为主，最终可出现心、脑、肾等重要脏器功能损害，甚至发生功能衰竭的心血管疾病，占高血压的95%以上，又称为高血压病。继发性高血压是指病因明确、由原发病引起的血压升高，高血压为该原发病的临床表现，多见于原发性肾小球疾病、内分泌疾病等，约占高血压的5%。

（二）高血压的危害

高血压病是冠心病、脑血管疾病的主要危险因素，因为在血压升高的早期多无特异性症状，甚至无自我不适感，往往未引起重视而延误诊断与治疗，直至发生临床危急情况或出现严重并发症，因而被称为"无声杀手"。因此，高血压病的早发现、早诊断、正规治疗，以及对高血压患者的长期综合性管理，是改善社区居民健康状况、提高身体素质的重要方面。

（三）高血压病的发病因素

高血压的病因及发病机制至今尚未完全明确，已证实其发病为多种因素共同作用的结果。

1. 遗传因素

高血压病有明显的家族性倾向，双亲血压均正常的子女，患病概率为3%；双亲血压升高的子女，患病概率为45%。目前，基因学研究已证实，原发性高血压相关基因的存在是高血压病的基本病因。

2. 环境因素

（1）体重因素：人的体重与基础血压呈正相关，超重与血压升高密切相关，单纯控制体重即可以明显降低血压，同时超重者交感神经活力亦明显升高。

（2）膳食因素：高钠饮食、低钙低镁饮食与高血压相关。另外，食物中饱和脂肪酸过高、不饱和脂肪酸与脂肪酸比值降低，均可引起血压升高。

（3）吸烟：烟草中的烟碱、镉可导致血压升高。

（4）饮酒：我国有关高血压的流行因素研究证实，在我国，长期大量饮酒为高血压病的易患因素。

（5）社会、精神、心理因素：包括职业特点、经济状况、文化程度、人际关系等社会因素，通过饮食、精神、心理等因素产生对血压的影响。精神紧张、情绪波动、环境刺激等也可影响血压水平。

（四）高血压的饮食预防

饮食对于高血压的控制非常重要。

（1）首先要控制能量的摄入，提倡吃复合糖类，如淀粉、玉米。少吃葡萄糖、果糖及蔗糖，这些糖类易引起血脂升高。

（2）限制脂肪的摄入。烹调时，选用植物油。可多吃海鱼，海鱼含有不饱和脂肪酸，能使胆固醇氧化，从而降低血浆胆固醇，还可延长血小板的凝聚，抑制血栓形成，防止中风，还含有较多的亚油酸，对增加微血管的弹性，防止血管破裂，防止高血压并发症有一定的作用。

（3）适量摄入蛋白质。高血压患者每日蛋白质的摄入量为每公斤体重 1g 为宜。每周吃 2~3 次鱼类蛋白质，可改善血管弹性和通透性，增加尿钠排出，从而降低血压。如高血压合并肾功能不全时，应限制蛋白质的摄入。

（4）多吃含钾、钙高而含钠低的食品，如土豆、茄子、海带、莴笋。含钙高的食品：牛奶、酸牛奶、虾皮。少吃肉汤类，因为肉汤中含氮浸出物增加，能够促进体内尿酸增加，加重心、肝、肾脏的负担。

（5）限制盐的摄入量：每日应逐渐减至 5g 以下。这里的食盐摄入量包括烹调用盐及其他食物中所含钠折合成食盐的总量。适当地减少钠盐的摄入有助于降低血压，减少体内的水钠潴留。

（6）多吃新鲜蔬菜、水果，以补充各种维生素，尤其是维生素 C 和叶酸等，有利于降血压。《中国居民膳食指南（2022）》中建议，每天摄入不少于 300g 的新鲜蔬菜，其中深色蔬菜要占蔬菜的一半，新鲜水果 200~350g。

（7）适当增加海产品摄入：如海带，紫菜，海产鱼等。

（8）限制饮酒。酒精是高血压和脑卒中的独立危险因素，建议高血压患者不宜饮酒，应限制酒量在 25g/d 以下，必要时完全戒酒。

三、营养与高脂血症

（一）高脂血症的定义

所谓高脂血症，就是一般人常说的"高血脂"，医学上的定义是指由于脂肪代谢异常使血浆中一种或多种脂质高于正常的疾病。脂质不溶或微溶于水，必须与蛋白质结合以脂蛋白形式存在才能在血液中循环，因此"高血脂"是通过高脂蛋白血症表现出来的。

血脂系指血浆或血清中所含的脂类物质，有外源和内源之不同。外源来自食物，特别是动物性食物；内源主要由肝脏、小肠黏膜等组织合成。血脂仅占全身脂质的一小部分，血脂水平的变化极大，一般在餐后 3~6h 渐趋稳定。血脂主要包括：（1）胆固醇（简写为 Ch），约占血浆总脂的 1/3。（2）甘油三酯，又称中性脂肪（简写为 TG），约占血浆总脂的 1/4。（3）磷脂（简写为 PL），约占血浆总脂的 1/3。（4）游离脂肪酸（简写 FFA），又称非酯化脂肪酸，占血浆总脂的 5%~10%，它是机体能量的主要来源。

脂类本身不溶于水，它们必须与蛋白质结合形成脂蛋白才能以溶解的形式存在于血浆中，并随血流到达全身各处。在正常情况下，超速离心法可将血浆脂蛋白分为乳糜微粒（CM）、极低密度脂蛋白（VLDL）、低密度脂蛋白（LDL）及高密度脂蛋白（HDL）4 种。

（二）高脂血症的分类

高脂血症是指血浆中某一类或几类脂蛋白水平升高的现象。诊断指标包括血清总胆固醇（TC）、甘油三酯（TG）和高密度脂蛋白–胆固醇（HDL–C）等（见表 6-3）。

表 6-3　高脂血症的分型

分型	血清总胆固醇（TC）	甘油三酯（TG）	高密度脂蛋白–胆固醇（HDL–C）
高胆固醇血症	升高（＞5.72mmol/L）	正常（＜1.70mmol/L）	—
高三酰甘油血症	正常（＜5.72mmol/L）	升高（＞1.70mmol/L）	—
混合型高脂血症	升高（＞5.72mmol/L）	升高（＞1.70mmol/L）	—
低高密度脂蛋白血症	—	—	下降（＜9.0mmol/L）

（三）高脂血症的症状与危害

1. 高脂血症的症状

高脂血症的临床表现主要是脂质在真皮内沉积所引起的黄色瘤和脂质在血管内皮沉积所引起的动脉硬化。尽管高脂血症可引起黄色瘤，但其发生率并不很高；而动脉粥样硬化的发生和发展又是一种缓慢渐进的过程。

高脂血症出现的主要表现是并发症，较重的会出现头晕目眩、头痛、胸闷、气短、心慌、胸痛、乏力、口角歪斜、不能说话、肢体麻木等症状，最终会导致冠心病、脑中风等严重疾病，并出现相应症状。

2. 高血脂与冠心病

冠状动脉粥样硬化性心脏病是冠状动脉血管发生动脉粥样硬化病变而引起血管腔狭窄或阻塞，造成心肌缺血、缺氧或坏死而导致的心脏病，常常被称为"冠心病"。世界卫生组织将冠心病分为5大类：无症状心肌缺血（隐匿性冠心病）、心绞痛、心肌梗死、缺血性心力衰竭（缺血性心脏病）和猝死5种临床类型。临床中常常分为稳定性冠心病和急性冠状动脉综合征。

冠心病的危险因素包括可改变的危险因素和不可改变的危险因素。了解并干预危险因素有助于冠心病的防治。

可改变的危险因素有：高血压，血脂异常（总胆固醇过高或低密度脂蛋白胆固醇过高、三酰甘油过高、高密度脂蛋白胆固醇过低）、超重/肥胖、高血糖/糖尿病，不良生活方式包括吸烟、不合理膳食（高脂肪、高胆固醇、高热量等）、缺少体力活动、过量饮酒以及社会心理因素。不可改变的危险因素有：性别、年龄、家族史。此外，与感染有关，如巨细胞病毒、肺炎衣原体、幽门螺旋杆菌等。

调节血脂是防治冠心病最基本的疗法。血清总胆固醇水平下降1%，则冠心病的发生率下降2%。只要有冠心病，不论血脂高不高，均应长期服用调脂药，可以减少冠心病心绞痛、心肌梗死的发生率和死亡率。

3. 高血脂与脑梗死

当血液中胆固醇增高时，容易形成动脉硬化斑块，这些斑块在动脉壁内堆积，造成动脉管腔狭窄，阻塞血液流入相应部位，引起动能缺损。它发生在脑血管时引起脑梗死。

医学证明：长期调脂治疗能预防和治疗脑梗死；长期调脂治疗能明显减低脑中风的发生率和致残率。

（四）膳食营养因素与高脂血症

1. 合理控制热能和糖类

糖类对血脂的影响与其种类有关。简单的糖，如蔗糖、果糖等可使血清甘油三酯含量增高，特别是肥胖或已有甘油三酯增高的个体更为明显。主食应以谷类为主，粗细搭配，粗粮中可适量增加玉米、莜面、燕麦等成分，保持碳水化合物供热量占总热量的55%以上。

2. 适当限制脂肪

膳食中，应减少动物脂肪，如猪油、肥猪肉、黄油、肥羊肉、肥牛肉、肥鹅肉、肥鸭肉等，这类食物饱和脂肪酸过多，脂肪容易沉积在血管壁上，增加血液的黏稠度。应增加和补充不饱和脂肪酸，特别是补充 Ω–3 多不饱和脂肪酸，Ω–3 多不饱和脂肪酸被称为"血管清道夫"，它具有降低血液三酰甘油、胆固醇含量，抗血栓、抗血凝、降低血液黏稠度、改善血管弹性、有效防治心脑血管疾病等功效。

3. 控制胆固醇

胆固醇是人体必不可少的物质，但摄入过多的确害处不少，如超过需要量则过多的胆固醇会在血液中流动，从而使血液中的胆固醇量过高堵塞血管，容易发生心脏病或脑猝死。膳食中的胆固醇不超过 300mg/d，忌食含胆固醇高的食物，如动物的内脏、蛋黄、鱼子、鱿鱼等食物。植物固醇存在于稻谷、小麦、玉米、菜籽等植物中，植物固醇在植物油中呈现游离状态，确有降低胆固醇的作用，如大豆中的豆固醇有明显降低血脂的作用，提倡多吃豆制品。

4. 增加新鲜的蔬菜和水果，获取丰富的矿物质、维生素和食物纤维

保证每人每天摄入的新鲜蔬菜和水果达到 400g 以上，并注意增加深色或绿色蔬菜比例，它们提供维生素 C、矿物质和纤维素较多。维生素 C 能降低 β–脂蛋白，增加脂蛋白酶的活性，从而使甘油三酯降低。新鲜的蔬菜和水果含纤维素较多，可促使胆固醇代谢。矿物质对血管有保护作用。可选用的降脂食物，如酸奶、大蒜、绿茶、山楂、绿豆、洋葱、香菇、蘑菇、平菇、金针菇、木耳等。

5. 少饮酒，最好不饮

烟酒作用于人体不利于高脂血症患者的康复。

6. 坚持少盐饮食

每日食盐量控制在 5g 以下。因为食盐量超过正常人需要量的水平时，易引起体内钠的潴留，体液增多，血液循环量增加而使心肾负担过重，对高血压、高脂血症患者极为不利。

7. 不宜饮咖啡

咖啡既香浓又能提神解乏，一般含有蛋白质、脂肪、粗纤维、蔗糖、咖啡碱等多种营养成分。咖啡的主要成分是咖啡因，饮用过量可刺激血脂及血糖增高；另外咖啡可帮助消化，加糖的咖啡还会促使体重升高，这些对心血管病患者都是不利的。因此，提倡高脂血症患者最好不饮咖啡，特别是浓咖啡。

第三节 营养代谢引起的常见疾病

一、糖尿病

（一）糖尿病概述

糖尿病是由于体内胰岛素绝对或相对分泌不足，引起糖类、脂质、蛋白质、水及电解质等代谢紊乱的一种慢性和全身性疾病，其主要特征是高血糖和糖尿，导致各种组织，特别是眼、肾、心脏、血管、神经的慢性损害、功能障碍。

糖尿病分为以下几种类型。

1.1 型糖尿病

原名胰岛素依赖型糖尿病，多发生在儿童和青少年，也可发生于各种年龄段。起病比较急剧，体内胰岛素绝对不足，容易发生酮症酸中毒，必须用胰岛素治疗才能获得满意疗效，否则将危及生命。严重高血糖时出现典型的"三多一少"症状，即多饮、多尿、多食以及乏力消瘦。发生酮症或酮症酸中毒时，"三多一少"症状更为明显。

2.2 型糖尿病

原名叫成人发病型糖尿病，多在 35~40 岁发病，占糖尿病患者 90% 以上。2 型糖尿病患者体内产生胰岛素的能力并非完全丧失，有的患者体内胰岛素甚至产生过多，但胰岛素的作用效果较差，因此患者体内的胰岛素是一种相对缺乏，可以通过某些口服药物刺激体内胰岛素的分泌。但到后期仍有一些患者需要使用胰岛素治疗。2 型糖尿病起病缓慢隐匿，体态常肥胖，尤以腹型肥胖或超重多见。

3. 妊娠期糖尿病

一般在妊娠后期发生，占妊娠妇女的 2%~3%。发病与妊娠期进食过多及胎盘分泌的激素抵抗胰岛素的作用有关，一般分娩后可恢复正常，但可能成为今后发生糖尿病的高危人群。

4. 其他型糖尿病

指某些内分泌疾病、药物和化学制剂、感染及其他少见的遗传、免疫综合征所致的糖尿病。

（二）糖尿病的危害

糖尿病早期无症状，中晚期多合并有眼、肾、脑和心脏等重要器官及神经等组织的并发症，外科常合并化脓感染，且难以控制。糖尿病致残、病死率仅次于癌症和心血管疾病，已成为危害人类健康的第三大顽症。

1. 糖尿病足

主要以下肢动脉粥样硬化为主，糖尿病患者由于血糖升高，可引起周围血管病变，导致局部组织对损伤因素的敏感性降低和血流灌注不足，在外界因素损伤局部组织或局部感染时较一般人更容易发生局部组织溃疡，这种危险最常见的部位就是足部，故称为糖尿病足。

2. 糖尿病对心脑血管的危害

心脑血管并发症是糖尿病致命性并发症。主要表现于主动脉、冠状动脉、脑动脉粥样硬化，以及广泛小血管内皮增生及毛细血管基膜增厚的微血管糖尿病病变。糖尿病患者心、脑血管病并发率和病死率为非糖尿病患者的 3.5 倍，是 2 型糖尿病最主要的死亡原因。

3. 糖尿病肾病

由于高血糖、高血压及高血脂，肾小球微循环滤过压异常升高，促进糖尿肾病发生和发展。

4. 糖尿病眼病

糖尿病患者除动脉硬化、高血压视网膜病变及老年性白内障外，糖尿病视网膜病与糖尿病性白内障为糖尿病危害眼球的主要表现。轻者视力下降，重者可引起失明。

5. 糖尿病对神经的危害

糖尿病神经病变是糖尿病最常见的慢性并发症之一，是糖尿病致死和致残的主要原因。糖尿病神经病变以周围神经病变和植物神经病变最常见。

（三）糖尿病的病因

1. 遗传因素

1 型或 2 型糖尿病均存在明显的遗传异质性。糖尿病存在家族发病倾向，1/4~1/2 患者有糖尿病家族史。临床上至少有 60 种遗传综合征可伴有糖尿病。

2. 免疫因素

1 型糖尿病患者存在免疫系统异常，在某些病毒如柯萨奇病毒，风疹病毒，腮腺病毒等感染后导致自身免疫反应，破坏胰岛素 β 细胞。

3. 社会环境因素

导致 2 型糖尿病的主要诱因包括肥胖、体力活动过少和应激。

摄入高热量及结构不合理（高脂肪、高蛋白、低碳水化合物）膳食会导致肥胖，随着体重的增加及缺乏体育运动，胰岛素抵抗会进行性加重，进而导致胰岛素分泌缺陷和 2 型糖尿病的发生。

应激包括紧张、劳累、精神刺激、外伤、手术、分娩、其他重大疾病，以及使用升高血糖的激素，等等。由于上述诱因，患者的胰岛素分泌能力及身体对胰岛素的敏感性逐渐降低，血糖升高，导致糖尿病。

（四）糖尿病的膳食治疗

目前尚无根治糖尿病的方法，但通过多种治疗手段可以控制好糖尿病。主要包括 5 个方面：糖尿病患者的教育，自我监测血糖，饮食治疗，运动治疗和药物治疗。

饮食治疗是各种类型糖尿病治疗的基础，一部分轻型糖尿病患者单用饮食治疗就可控制病情。

1. 总热量

总热量的需要量要根据患者的年龄、性别、身高、体重、体力活动量、病情等综合因素来确定。也可根据年龄、性别、身高查表获得。算出标准体重后再依据每个人日常体力活动情况来估算出每千克标准体重的热量需要量。

根据标准体重计算出每日所需要热量后，还要根据病人的其他情况作相应调整。肥胖者要严格限制总热量和脂肪含量，给予低热量饮食，每天总热量不超过 1500kcal，一般以每月降低 0.5~1.0kg 为宜。

2. 碳水化合物

碳水化合物每克产热 4kcal，是热量的主要来源，现认为碳水化合物应占饮食总热量的 55%~65%。根据我国人民生活习惯，可进主食（米或面）250~400g，可作如下初步估计，休息者每天主食 200~250g，轻度体力劳动者 250~300g，中度体力劳动者 300~400g，重体力劳动者 400g 以上。

3. 蛋白质

蛋白质每克产热量 4kcal。占总热量的 12%~15%。成人蛋白质的需要量为每千克体重约 1g。儿童，孕妇，哺乳期妇女，营养不良，消瘦，有消耗性疾病者宜增加至每千克体重 1.5~2.0g。糖尿病肾病者应减少蛋白质摄入量，每千克体重 0.8g，若已有肾功能不全，应摄入高质量蛋白质，摄入量应进一步减至每千克体重 0.6g。

4.脂肪

脂肪的能量较高，每克产热量9kcal。约占总热量25%，一般不超过30%，每日每千克体重0.8~1g。动物脂肪主要含饱和脂肪酸。植物油中含不饱和脂肪酸多，糖尿病患者易患动脉粥样硬化，应采用植物油为主。

5.维生素及矿物质

矿物质及维生素对人体很重要，必须补足。多食富钙的食物，由于人体胰岛β细胞需要在钙离子作用下才能分泌胰岛素，缺钙就势必促使糖尿病患者病情加重。且由于糖尿病患者多尿，钙的排出量增多，体内缺钙现象更趋于严重。在感染、并发其他疾病或控制不良的情况下，更要多补充些。新鲜蔬菜、水果、海带及磨菇中维生素及矿物质含量最多，每天都应适量选用。

6.高纤维食物

多吃高纤维食物，因为富含纤维素的食物能促进胃肠道蠕动，防止便秘，并能改善糖尿病患者细胞的糖代谢，增加胰岛素受体对胰岛素的敏感性，促使血糖下降。还能预防高血压冠心病和结肠癌。故患者在日常饮食中应多选用粗粮，豆类及果蔬等富含纤维素的食物。

7.食物多样化

食物多样化，每天膳食尽可能覆盖粮谷类、蔬菜、水果、豆类、奶类、肉类、水产、蛋类8类食物，每类食物选用1~3个品种。

二、痛风

（一）痛风的概述及其病因

痛风（gout）是一组由多种原因引起的以高尿酸血症所致的组织损伤为特征的嘌呤代谢紊乱综合征。其临床特点为高尿酸血症、急性关节炎反复发作、痛风石形成、慢性关节炎和关节畸形以及病程后期的痛风性肾损伤。人体尿酸来源有两个途径：外源性占20%，来自富含嘌呤或核蛋白食物在体内的消化代谢；内源性占80%，是由体内氨基酸、磷酸核糖和其他小分子化合物合成的核酸所分解而来。从食物摄取或体内合成的嘌呤最终代谢产物是尿酸。高尿酸血症主要是内源性嘌呤代谢紊乱、尿酸排出减少与生成增多所致。

痛风可分为原发性和继发性两大类。原发性痛风除少数由于嘌呤代谢的一些酶的缺陷引起外，大多数病因尚未明确，属遗传性疾病，患者常伴有高脂血症、肥胖、原发性高血压、糖尿病和动脉粥样硬化等。在原发性痛风中 80%~90% 的发病直接机制是肾小管对尿酸的清除率下降。继发性痛风可由肾病、血液病、药物、高嘌呤食物等多种因素引起[3]。

（二）痛风的症状

痛风在不同的时期会有不同的表现症状。

1. 早期的痛风病症状

检测血尿酸浓度是早期发现痛风最简单而有效的方法。对人群进行大规模的血尿酸普查可及时发现高尿酸血症，这对早期发现及早期防治痛风有十分重要的意义。至少应每年健康检查一次。

2. 急性发作期的痛风病症状

发作时间通常是下半夜。该阶段的痛风症状表现为脚踝关节或脚趾、手臂或手指关节处疼痛、肿胀、发红，伴有剧烈疼痛，这就是尿酸盐沉淀引起的剧烈疼痛。发病期的血尿酸由于已经生成沉淀，所以尿酸值比平时最高值低。

3. 间歇期的痛风病症状

该阶段的痛风症状主要表现是血尿酸浓度偏高。所谓的间歇期是指痛风两次发病的间隔期，一般为几个月至一年。如果没有采用降尿酸的方法，发作会频繁，痛感加重，病程延长。

4. 慢性期的痛风病症状

该阶段的痛风症状主要表现是存在痛风石，慢性关节炎、尿酸结石和痛风性肾炎及并发症。此时痛风频繁发作，身体部位开始出现痛风石，随着时间的延长痛风石逐步变大。

（三）痛风的膳食防治

痛风目前尚不能根治，除药物治疗外，自我保健也非常重要。除避免劳累、紧张、受冷、关节受伤等诱发因素外，饮食控制也是预防和治疗痛风、防止其发作的有效方法。

（1）保持理想体重，超重或肥胖就应该减轻体重。不过，减轻体重应循序渐进，否则容易导致酮症或痛风急性发作。

（2）碳水化合物可促进尿酸排出，患者可食用富含碳水化合物的米饭、馒头、面食等。

（3）多饮水。心肾功能正常的患者应多喝水，每日饮水量大于 2000ml，以保证尿量，促进尿酸排出。

（4）多食碱性食物。蔬菜、水果是弱碱性食物并含有丰富的维生素 C，可促进体内的尿酸盐溶解和排出，应多食。特别是冬瓜、西瓜，有利尿作用。

（5）戒吃酸性食物，如咖啡、煎炸食物、高脂食物。酸碱不平衡，会影响身体机能，加重肝肾负担。

（6）低盐饮食。痛风患者多伴有高血压、高脂血症，应限制钠盐摄入量。

（7）低脂肪饮食。脂肪可阻止尿酸盐的正常排泄，痛风患者急性期尤应控制。

（8）合理烹调。辣椒、咖喱、胡椒、花椒、芥末、生姜等食品调料均能兴奋植物神经，诱发痛风，应尽量避免使用。

（9）禁酒。酒精可使体内乳酸和酮体堆积，抑制尿酸排泄，易诱发痛风，特别是啤酒含有大量的嘌呤，可使血中尿酸增高。

（10）低嘌呤饮食。嘌呤是细胞核中的一种成分，只要含有细胞的食物就含有嘌呤，动物性食品中嘌呤含量较高。尿酸是嘌呤代谢后的产物，多食嘌呤含量高的食物可导致血尿酸升高甚至痛风发作。患者应禁食内脏、骨髓、海味、发酵食物、豆类、肉汤、花生等高嘌呤食物。

表6-4　常见食物中的嘌呤含量（每 100g 食物中嘌呤的含量）

种类／名称	嘌呤含量（mg）	种类／名称	嘌呤含量（mg）
水产、海鲜		肉类	
鳝鱼	92.8	兔肉	107.6
草鱼	140.3	鸡心	125.0
鲤鱼	137.1	鸡胸肉	137.4
鲢鱼	202.4	鸡肝	293.5
海参	4.2	鸭肠	121.0
海蜇皮	9.3	鸭肝	301.5
螃蟹	81.6	鸭心	146.9
乌贼	89.8		
鱼丸	63.2	谷薯类及其制品	
虾	137.7	白米	18.1
白鲳鱼	238.1	糙米	22.4
白带鱼	391.6	糯米	17.7
鲨鱼	166.8	米糠	54.0

种类/名称	嘌呤含量（mg）	种类/名称	嘌呤含量（mg）
乌鱼	183.2	小米	7.3
海鳗	159.5	小麦	12.1
牡蛎	239.0	面粉	17.1
蚌蛤	436.3	面条	19.8
		高粱	9.7
肉类		玉米	9.4
猪血	11.8	米粉	11.1
猪皮	29.8	麦片	24.4
猪脑	66.3	甘薯	2.4
猪肝	169.5	芋头	10.1
猪大肠	262.2	马铃薯	3.6
猪肾	132.6	荸荠	2.6
猪肚	132.4		
猪肺	138.7	豆类及豆制品	
猪肉	83.7	豆芽菜	14.6
牛肚	79.0	绿豆	75.1
牛肝	169.5	红豆	53.2
羊肉	111.5	豌豆	75.7
		杂豆	57.0
蛋/奶类		黄豆	116.5
鸡蛋白	3.7	豆干	66.5
鸡蛋黄	2.6	黑豆	137.4
鸭蛋白	3.4	熏干	63.6
鸭蛋黄	3.2		
皮蛋白	2.0	蔬菜类	
皮蛋黄	6.6	白菜	12.6
奶粉	15.7	菠菜	13.3
		包菜	12.4
水果类		空心菜	17.5
柠檬	3.4	蒿子	16.3

种类/名称	嘌呤含量（mg）	种类/名称	嘌呤含量（mg）
桃子	1.3	芥菜	12.4
西瓜	1.1	榨菜	10.2
哈密瓜	4.0	芹菜	12.4
橙子	3.0	苋菜	8.7
橘子	3.0	芥蓝	18.5
葡萄	0.9	雪里蕻	24.4
石榴	0.8	腌酸菜	8.6
菠萝	0.9	韭菜	25.0
鸭梨	1.1	芫荽	20.2
枇杷	1.3	葫芦	7.2
		苦瓜	11.3
硬果/干果类		冬瓜	2.8
栗子	34.6	丝瓜	11.4
莲子	40.9	小黄瓜	14.6
红枣	6.0	茄子	14.3
黑枣	8.3	青椒	8.7
葡萄干	5.4	萝卜	7.5
龙眼干	8.6	胡萝卜	8.9
瓜子	24.2	洋葱	3.5
杏仁	31.7	菜花	24.9
花生	96.3	菜豆	29.7
腰果	80.5	蘑菇	28.4
白芝麻	89.5	大葱	13.0
黑芝麻	57.0	姜	5.3

注：1. 超过 150mg/100g，不宜选用。

2. 50~150mg/100g，急性期不宜选用。

3. 小于 50mg/100g，适宜选用。

总之，痛风患者要养成良好的生活习惯和饮食习惯，可大大减少痛风的发作。

三、乳糖不耐症

（一）乳糖不耐症的概述

乳糖不耐症（Lactose intolerance）是指人体不能分解并代谢乳糖（一种糖类，常见于牛奶及其他奶制品中），这是由于肠道内缺乏所需的乳糖酶，或者是由于乳糖酶的活性已减弱而造成的。据估计，全球约75%的成年人体内乳糖酶的活性有减弱的迹象。该症状发生的概率在北欧约5%，而在一些亚洲及非洲国家则超过90%。简单的说，乳糖不耐症是由于缺乏乳糖酶或其活性不足所造成的症状，这种酶是用来消化乳糖的。

（二）乳糖不耐症的病因

乳糖酶缺乏的原因有以下几种。

（1）先天性乳糖酶缺乏：是指自出生时机体乳糖酶活性即低下或缺乏，是机体常染色体上隐性基因所致，这一类型很少见。

（2）原发性乳糖酶缺乏：又称成人型乳糖酶缺乏，是由于人类世代饮食习惯导致基因改变，发病率与年龄和种族有关，大部分人属于这种类型。

（3）继发性乳糖酶缺乏：是指由于各种原因致使小肠上皮损伤而导致的暂时性乳糖酶活性低下，常见病因如感染性腹泻，机体疾病康复后可恢复正常。

（4）对于小儿来说，秋季多发性腹泻、细菌性腹泻会引起肠胃功能的暂时低下，乳糖酶分泌减少或活性降低，持续饮奶会引起继发性乳糖不耐受。

（5）大剂量服用头孢类、内酰胺类抗生素后也会引起继发性乳糖不耐受。

（三）乳糖不耐症的症状

乳糖是奶类含有的一种糖类，在小肠中必须经乳糖酶的水解变为两个单糖，即葡萄糖和半乳糖后才能被吸收。乳糖酶存在于人体小肠黏膜上皮细胞中，其活性即使在哺乳期也有一定限度，而在断乳后则逐渐下降甚至消失。乳糖酶活性下降过大或缺乏的人，在食入奶或奶制品后，奶中乳糖不能完全被消化吸收而滞留在肠腔内，使肠内容物渗透压增高、体积增加，肠排空加快，使乳糖很快排到大肠并在大肠吸收水分，受细菌的作用发酵产气，轻者症状不明显，较重者可出现腹胀、肠鸣、排气、腹痛、腹泻等症状。

（四）乳糖不耐症的膳食防治

1. 少量多次

每个人的乳糖不耐症程度是不同的，有些人减少饮用量后就不会有不舒服的感觉，对这部分人群来说每天多喝几次，一段时间后再增加食用量，使胃肠慢慢地适应后，症状会有所减轻或完全不会发生任何症状。

2. 避免空腹喝牛奶

与其他食物一起进食，可延缓消化过程，减轻不适感。一般来讲，乳糖不耐症者空腹喝奶会有较重症状，但与其他谷物类食物共同进食时，牛奶中的乳糖浓度在特定环境中得到相应的"稀释"，使乳糖不耐症程度降低。喝奶前吃些饼干、面包会减少排气和不舒服的感觉。

3. 喝酸奶

对于大多数乳糖不耐症的人来说，喝酸奶应该是一个最有效的办法。酸奶是在牛奶中加入一定乳酸菌经发酵后制成的，发酵过程使得原奶中的 20%~30% 的乳糖被分解，蛋白质和脂肪也分解成为较小的组分，使其更有利于胃肠的消化吸收。同时，酸奶中的乳酸菌对于正常人群也具有助消化的功能。所以对饮用牛奶后常有腹胀、腹泻者的乳糖不耐症的人群最为适宜。

4. 食用干酪

干酪是乳制品中的最佳食品，也是乳糖不耐症人群的理想奶制品，因为牛奶在加工干酪的过程中 95% 以上的乳糖都已经随乳清排除。干酪的主要成分是酪蛋白和脂肪，并经对人体有益的菌种发酵使得其中的蛋白质和脂肪更容易消化吸收。

5. 以其他乳制品（冰激凌、奶昔等）代替鲜奶

这些食物仍有乳糖，但绝大多数人对这些食物的耐受程度较高，可以找出适合的种类及可耐受量来代替鲜奶。

第四节　膳食营养与癌症

一、肿瘤概述

肿瘤（tumor）是机体在各种致癌因素作用下，局部组织的某一个细胞在基因水平上失去对其生长的正常调控，导致其克隆性异常增生而形成的异常病变。根据细胞生长速度和分化程度、是否具有浸润和转移以及对人体健康的威胁程度，可将肿瘤分为良性和恶性肿瘤。那些可浸润到周围组织，并获得新生血管供应养分，能够快速生长和发生转移的肿瘤称为恶性肿瘤（malignant tumor），又叫癌症（cancer）。

肿瘤的发生是环境（外因）和遗传（内因）等多因素共同作用的结果。世界卫生组织专家估计，所有肿瘤 90% 以上由生活环境引起，饮食营养是最直接的环境因素，目前营养因素和肿瘤病因间的关系尚未完全明确。但膳食成分能够诱导肿瘤易感基因的表达，促进癌症的发生和发展。

一般认为癌肿发病分为两个阶段。第一个阶段为致癌阶段：各种因素引起基因调控失常，在较强烈致癌因素作用下，较短时间内完成致癌过程，完成后宿主并不一定会发生肿瘤。第二个阶段为促癌阶段：强度低，作用时间长，大多营养因素作为促癌因素参与癌肿发病过程。

二、营养素与癌症

人体内营养缺乏、营养过剩和营养失调都会造成人体营养障碍，因而可能引发肿瘤。目前认为人及实验动物肿瘤发生有关的营养有脂肪、维生素、微量元素、蛋白质、热量、纤维等。可能受营养影响的肿瘤主要有食道癌、胃癌、肝癌、结肠癌、乳腺癌及肺癌等。在我国 24 个省份抽样调查表明：血浆中硒、维生素 C、胡萝卜素等含量高，则癌症死亡率低；血中总胆固醇、尿中亚硝胺含量高，则癌症的死亡率高，这些都说明了饮食与癌症关系密切。大量调查资料也表明，胃癌多发于以糖类为主食的人群；肠癌多发于以高蛋白，低纤维为主食的人群，乳腺癌与高脂肪饮食有关等，种种现象说明，营养与癌症关系密切。

（一）能量

体重超重或肥胖的人比体重正常的人更易有患肿瘤的危险，但是如果成年人热能摄入不足，同时蛋白质、脂肪、碳水化合物的量也不能满足需要，导致消瘦，会使抵抗力下降，使胃癌的发病率增高。因此，能量供给应以能维持理想体重或略轻于理想体重为标准。

（二）脂肪

脂肪与肿瘤的关系十分密切，流行病学资料表明，高脂肪膳食可使结肠癌、乳腺癌的发病率增加，脂肪在其中的作用机制尚在研究中。

（三）糖类

糖类是癌细胞的生活能源，主要依靠糖酵解作用而生。血液中的血糖约有 57% 被肿瘤消耗掉，因此，有人断言"癌细胞最喜欢糖"。糖类还会对机体免疫系统产生有害的影响，会使白细胞吞噬能力降低。尤其是精白糖，不但缺乏维生素和矿物质，而且会消耗掉体内矿物质和 B 族维生素。食糖过多，可削弱人体内白细胞抵御病毒进攻的能力，使人体免疫功能减弱。有调查资料分析，食糖过多者的癌症发病率比吃糖少者高 4~5 倍。

（四）蛋白质

蛋白质（特别是动物蛋白质）摄入过高，可诱发结肠癌、乳腺癌和胰腺癌等。但摄入过低，人体免疫功能下降，可增加机体对致癌物的敏感性，易发生食管癌和胃癌。

（五）维生素

维生素 A 可维护上皮组织的健康，增强对疾病的抵抗力，能阻止、延缓或使癌变消退，抑制肿瘤细胞的生长和分化。维生素 C 与维生素 E 都是抗氧化剂，可清除过氧化的有害物质——自由基，保护组织细胞。另外，叶酸缺乏也可能升高患癌症的危险性，叶酸的摄入量与结肠和直肠的远端腺瘤性息肉发生呈负相关。

（六）膳食纤维

膳食中含有丰富的膳食纤维，能减少结肠癌的发生，非溶性的膳食纤维可增加肠道内粪便的体积，加快粪便排出，缩短粪便在肠道停留的时间，于是减少了致癌物质与肠壁接触的时间。

（七）微量元素

硒、锌、碘、钼具有防癌、抗癌作用。硒是人体内生物氧化过程中重要的酶——谷胱甘肽过氧化酶的重要组成成分，可清除自由基，保护细胞结构，硒还能增强与抗肿瘤有关的免疫反应。钼缺乏可增加食道癌的发病率。地方性甲状腺肿与缺碘有密切关系，在地方性甲状腺肿的流行区，甲状腺癌的发病率较高。

（八）钠盐

随着钠盐摄入量增加，胃癌、食道癌、膀胱癌的发病率都会增加。我国研究人员指出，高钠低钾的膳食结构是发胃癌的重要原因。食盐是胃癌的"催化剂"。

三、食物中的致癌物质

食物中存在的致癌物质主要有以下几种：

（一）N–亚硝基化合物

主要存在于酸菜、隔夜菜、腌制的肉与鱼，加工的肉制品如火腿、烤肉、香肠中。另外，香烟、啤酒中也含有亚硝胺。N–亚硝基化合物与胃癌、食管癌、肝癌、结直肠癌、膀胱癌等癌症的发生有密切关系。

（二）黄曲霉毒素

黄曲霉毒素主要污染粮油及其制品，如花生、花生油、玉米、大米、棉籽等。黄曲霉毒素可诱发肝癌、胃癌、肾癌、直肠癌、乳腺癌及卵巢癌。

（三）多环芳烃族化合物

这种化合物主要存在于熏烤食品、油炸类及烤焦的食品中，易导致皮肤癌、肺癌和上消化道肿瘤。

（四）杂环胺类

杂环胺类主要是各种肉类经油炸和烧烤形成的，常存在于高温烹调烟雾和烤焦的肉、鱼中。杂环胺类可诱导肝癌、结肠癌和血管内皮肉瘤。

（五）其他

另外，残留于食品中的农药、激素及抗生素也有一定的致癌作用。

四、食物中的抗癌成分

大量研究证实，许多食物和饮料中都含有抗癌营养素和化学物质，这些物质可以降低致癌物的作用，同时也可以在促癌阶段将受损细胞恢复成正常细胞。目前已知的具有抗癌功效的食物有 500 余种，其中常见的已有 100 余种，包括豆类、新鲜的黄绿色蔬菜和水果、茶叶、食用真菌等植物性食物。

（一）有机硫化物

植物中的有机硫化物主要包括异硫氰酸盐、二硫醇硫酮和葱属蔬菜中的含硫化合物，均广泛存在于十字花科蔬菜（菜花、芥菜、萝卜等）及大蒜、大葱、韭菜等中。动物实验证明异硫氰酸盐能减少大鼠肺癌、乳腺癌、食管癌、肝癌、肠癌和膀胱癌的发生。含有硫化合物较多的食物有：卷心菜、甘蓝、西蓝花、菜花等。

（二）多酚化合物

可食植物中多酚类化合物主要包括酚酸、类黄酮、木酚素、香豆素和单宁等。多酚类化合物是一类抗氧化剂，可以影响多种酶的活性，清除自由基，有抗氧化、抗诱变发生的作用。许多酚类化合物存在于大蒜、黄豆、绿茶、甘草、亚麻籽中。柑橘类水果、洋葱、苹果和甘蓝中含有许多黄酮、类黄酮物质。例如，绿茶能够降低消化道癌、乳腺癌和泌尿道癌的发生。

（三）萜类化合物

食物中萜类化合物主要包括柠檬烯和皂苷，胆固醇、胡萝卜素、维生素 A、维生素 E 等也属于萜类化合物。这类化合物能够诱导人体内的代谢酶，阻断致癌物的作用，抑制癌细胞的生长和分化。动物实验表明萜类化合物能够使大鼠乳腺癌细胞生长数目减少、癌肿消退。黄豆皂苷和甘草皂苷都有消除自由基，抗病毒和抑癌的作用。萜类化合物主要存在于大蒜、柑橘、食物调料、香料、精油、葡萄酒、黄豆及甘草等中。

（四）类黄酮及异黄酮类化合物

类黄酮及异黄酮类化合物是一类抗氧化剂，可以阻断致癌物到达细胞，抑制细胞的癌变。这类物质广泛存在于大豆、蔬菜、水果、葡萄酒和绿茶中。例如，近期流行病学研究表明，大豆摄入量与乳腺癌、胰腺癌、结肠癌、肺癌和胃癌等许多癌症的发病率呈负相关。动物实验和人体癌细胞组织培养的研究结果已经证明大豆中天然存在的异黄酮、染料木黄酮和黄豆苷元等化合物有防癌作用。大豆中异黄酮的含量很高，这种较弱的植物雌激素能抑制雌激素促进的癌，以及其他与激素不相关的癌。

（五）类胡萝卜素

目前发现番茄红素是类胡萝卜素中最有效的、具有生物活性的单线态氧淬灭剂。近年来流行病学调查研究显示富含番茄红素的蔬菜摄入量与癌症发生率呈负相关。摄入番茄红素能降低人群中肺癌、乳腺癌、宫颈癌、胃癌、前列腺癌的发生率。

上述几类植物化学物存在相互渗透的抗癌作用机制。除此之外，特殊食物中还存在一些其他的抗癌成分，例如，香菇中含有葡萄糖苷酶，具有杀死癌细胞的作用。银耳中含有抗肿瘤多糖，能促进机体淋巴细胞的转化，提高免疫功能，抑制癌细胞扩散。金针菇中含有的朴菇素能有效地抑制肿瘤细胞的生长[3]。

五、癌症的膳食调控

癌症的发病原因是多方面的，至今也没有圆满的解释。国内外许多流行病学调查资料认为，饮食不合理是引起癌症的重要原因，占癌症发病原因的40%~60%。受饮食营养影响的癌症主要有食道癌、胃癌、肝癌、结肠癌、乳腺癌、肺癌、膀胱癌、直肠癌、口腔癌等。因此，科学合理的饮食营养是预防癌症的重要措施。

（一）保持营养平衡、控制热量摄入

为了预防癌症，在营养平衡中要着重防止摄入热量过多，控制高脂肪，供应充足的维生素、无机盐和微量元素，适当增加食物纤维，尤其膳食中要有足够的优质蛋白、维生素A、维生素C、维生素E和B族维生素与微量元素硒等。

（二）控制红肉的摄入

红肉（指牛、羊、猪肉及其制品）的摄入量应低于总能量的10%，每日应少于80g，最好选择鱼、禽类或非人工养殖动物的肉类为好。

（三）多吃抗癌食品

在粮食上应为粗细搭配，少吃细粮、多吃粗粮、杂粮，如燕麦、荞麦、小米和豆类等；多吃新鲜蔬菜、水果，特别是含有丰富的食物纤维、胡萝卜素、维生素C、维生素E及B族维生素的蔬菜，每天进食蔬菜量为400~500g，水果200g。大量吃蔬菜、水果的人比少吃的人患癌症的机会要少50%。现在营养学家对蔬菜、水果中所含的各类抗癌、治癌的物质，不仅是注意其中各类营养素，而且研究发现了很多

有抗癌作用的植物化学物质，如鹰爪豆碱、萝卜硫素等。这些物质比维生素、纤维素防癌、抗癌效果更好，而且比维生素稳定，在烹饪过程中不易被破坏。

（四）多吃高纤维食物

多吃含高纤维的蔬菜、水果，各种粗粮、杂粮。肠内如果有适量的食物纤维，一是排便加快，减少了致癌物质在体内停留的时间，且由于食物纤维增多，肠内含有致癌物质密度因而降低；二是食物纤维能促进肠内的细菌增生，其中有益的细菌对致癌物质有抑制作用。粪便（内含致癌物和诱变剂）停留在肠道的时间越短，发生肠癌的机会就越少，从而降低了结肠癌的发病率。所以人们称纤维素为肠道内的"防癌卫士"。

（五）不吃或少吃可能引起癌症的食品

这主要包括高脂食品，如动物性脂肪、油炸食品、含油脂多的糕、饼、点心等尽量少吃；低纤维食物，如精米、精面尽量少吃；烧烤烟熏食品，如烤鸡、烤鸭、烤羊肉串等烧烤食品，煎炸焦煳的食品尽量少吃或不吃；腌制食品尽量少吃或不吃；含有添加剂和防腐剂的食品尽量少吃；污染不洁、发霉、腐烂、变质的食品不能吃。

（六）忌烟酒

大量饮酒是导致喉癌、食道癌、胃癌、乳腺癌、肝癌的重要原因，尤其是大量饮高度酒、酗酒，更易引发癌症。吸烟可致癌，如果饮酒的同时吸烟，则烟草与酒精有协同效应，对口腔癌、食道癌和上呼吸道癌有协同致癌作用。

（七）养成良好的饮食习惯

按平衡膳食的原则，食物要多品种搭配，主食以谷类为主，粗细搭配；副食以素食为主，荤素搭配，不偏食、不挑食、不专吃同一种食物、不暴饮暴食、不过饥过饱；食物宜现做现吃，多吃新鲜食品，少吃贮存过久的食品；不要常吃夜宵，夜宵食物长时间地停留在胃内，可促进胃液的大量分泌，对胃黏膜造成刺激，久而久之，导致胃的抵抗力减弱，进而导致胃癌。

六、预防癌症的膳食原则

癌症是全球性的重点防治疾病，世界卫生组织呼吁世界各国要重视癌症的防治工作。世界癌症研究基金会曾邀请了8国（包括我国）许多著名专家，研究了全球最新饮食与癌症预防方面的科研成果，提出了预防癌症的饮食原则。1999年美国癌症研究协会按照这一饮食原则，公布了《国际防癌守则十五条》，这是全世界第一份防癌指南。内容如下：

（1）食物以植物食品为主，每天的食物中蔬菜、水果、谷类、豆类，应占食物总量的2/3以上。

（2）保持适当体重，避免过轻过重。

（3）经常适当锻炼，最好每天快走1小时或类似运动。每星期要游泳或慢跑1小时。

（4）多吃蔬菜、水果。蔬果含大量维生素A、维生素C、维生素E及β-胡萝卜素，可防癌。

（5）多吃谷类、豆类、根菜类，每天至少摄取600~800g。

（6）最好不饮酒或限制饮酒。

（7）限制肉类食品，牛、羊、猪肉每天摄取80g以下，多吃鱼和鸡肉。

（8）控制动物脂肪摄取量，适当摄取植物脂肪。

（9）少吃盐，成人每天摄取食盐5g以下，调味料以香料为主。

（10）多吃生鲜食品，少吃罐头食品。食物贮藏要防霉，不要在常温下存放时间过长。

（11）食物要保证新鲜，食品应冷冻、冷藏保存，食品不可藏放过久。

（12）注意食品安全，只有食品中的添加剂、污染物及其他残留物含量低于国家所规定的限量时，才是安全的。

（13）烹调方法要科学，不吃烧焦的食品。烧焦的鱼、肉都可产生致癌物质。

（14）少吃营养剂、补品。

（15）戒烟。吸烟者患喉癌的为不吸烟者的30倍以上，肺癌约4.5倍，吸烟年龄越低，吸烟越久，患癌症的概率越高。

课后习题

一、选择题

1.评价人体内贮存铁营养状况常用的实验室检测指标是（　　　）。

A.血清白蛋白　　　　　　　　　　　　B.血清铁蛋白

C. 血红蛋白　　　　　　　　　　　　　D. 血浆视黄醇结合蛋白

2. 维生素 A 缺乏会引起（　　　）。

A. 角膜周围血管增生　　　　　　　　　B. 脂溢性皮炎

C. 干眼病　　　　　　　　　　　　　　D. 青光眼

3. 关于纠正蛋白质—能量营养不良治疗原则，不正确的是（　　　）。

A. 水肿型应多补充能量　　　　　　　　B. 蛋白质和能量补充应逐步增加

C. 蛋白质和能量同时补充　　　　　　　D. 尽量保证母乳喂养

4. 维生素 B_2 缺乏的典型症状包括（　　　）。

A. 神经管畸形　　　　　　　　　　　　B. 皮肤和牙龈出血

C. 皮肤干燥　　　　　　　　　　　　　D. 唇炎和口角炎

5. 根据 WHO 建议标准，BMI ≥ 30 应判断为（　　　）。

A. 消瘦　　　　　　B. 超重　　　　　　C. 肥胖　　　　　　D. 正常

二、判断题

1. 营养缺乏病的病因可分为原发性和继发性两种。（　　　）

2. 维生素 A 缺乏病是以眼、皮肤改变为主的全身性疾病。（　　　）

3. 标准体重（kg）= 身高（cm）–105。（　　　）

4. 维生素 D 严重缺乏可引起坏血病。（　　　）

5. 欧洲国家中患乳糖不耐症的人数高于亚洲。（　　　）

三、简答题

1. 简述蛋白质—能量营养不良的分类及其表现。

2. 如何治疗碘缺乏病？

3. 癌症的膳食调控方法有哪些？

第七章
公共营养

公共营养

● 学习目标

1. 理解公共营养和社区营养的概念。

2. 理解营养调查和营养评价的意义。

3. 掌握膳食结构的含义及其分类。

4. 理解膳食指南的意义。

5. 熟知《中国居民平衡膳食宝塔》的内容。

● 引　言

　　公共营养旨在阐述人群基础上的膳食及营养问题，并解释这些问题的程度、影响因素、结果以及如何制定政策、采取措施予以解决。膳食结构是指膳食中各类食物的数量及其在膳食中所占的比重。一般可以根据各类食物所提供的能量及各种营养素的数量和比例来衡量膳食结构的组成是否合理。当前中国居民的膳食结构仍以植物性食物为主，动物性食物为辅。《中国居民膳食指南（2022）》以最新的科学证据为基础，论述了当前我国居民的营养需要及膳食中存在的主要问题，建议了实践平衡膳食，获取合理营养的行动方案，对广大居民具有普遍指导意义。

第一节　公共营养概述

一、公共营养和社区营养的概念

　　公共营养（public nutrition）又叫社会营养（society nutrition），1997 年第 16 届国际营养大会为公共营养确定的定义是："公共营养是以人群营养状况为基础，有针对性地提出解决营养问题的措施，它阐述人群或社区的营养问题，以及造成和决定这些营养问题的条件。与临床营养相比，其工作重点从个体水平转向群体水平，从微观营养研究转向范围广泛的宏观营养研究，如营养不良的消除策略、政策与措施等。"

　　社区营养（community nutrition）属于公共营养的一部分，其研究范围比公共营养小，主要是在社区内运用营养科学理论、技术和社会性措施解决社区营养问题。主要包括食物生产、供给、膳食结构、饮食文化、营养教育以及营养性疾病的预防等内容。

二、公共营养的特点

（一）实践性

营养学是实践性很强的一门学问，公共营养工作者要真正使人民受益，就不能停留在营养状况的分析评价上，而必须在社会实践中寻找改善居民营养状况的措施并分析其效果。

（二）宏观性

公共营养研究以整个国家、省或地区的各种人群为对象，不限于给个别人或个别人群一个营养素失衡的总结表，也不限于给人一个改善食谱的建议，需要进一步分析营养与购买力、食品经济结构、经济发展趋势、国家或地区的营养政策、食品经济政策之间的关系。

（三）社会性

公共营养对人群营养问题的思考、研究涉及政治、经济发展、农业政策、环境、人道援助以及营养改善法律规章的制定、修订与执行。解决营养问题的方法更是考虑到卫生领域之外（贸易、农业等）与食物相关的公共政策等。

（四）多学科性

公共营养是营养学的一个部分，它在研究中部分地结合预防医学、临床医学、基因学、农学及社会科学如人类学、社会学、经济学和政治学。当前，公共营养专业人员所从事的食品与家庭安全、食品和营养政策等工作，正是应用了上述的多种学科理论。

三、公共营养的工作目的

公共营养是一个新的领域，新近国际上提出的公共营养的目的是："公共营养旨在阐述人群基础上的膳食及营养问题，并解释这些问题的程度、影响因素、结果以及如何制定政策、采取措施予以解决。"

发展公共营养的目标是为了更好地改善营养状况，尤其是那些受到营养不良严重影响的人群。实现这个目标需要有效地运用现有的知识、方法和制定有关营养的政策及项目措施。另外，它侧重于因地制宜地解决营养问题，应依据其改善营养条件的有效性衡量公共营养工作成效。

四、公共营养的工作内容

公共营养发展至今，其工作内容、范围日益扩大。公共营养的工作内容主要包括以下几方面：膳食营养素参考摄入量和居民膳食指南的制定；营养配餐与食谱编制；营养调查与评价；营养教育；食物与营养的政策和法规。

（一）膳食营养素参考摄入量

制定、修订与执行膳食营养素参考摄入量是公共营养工作的基础。营养学家根据有关营养素需要量的知识，提出了适用于各年龄、性别及劳动、生理状态人群的膳食营养素参考摄入量，并随着科学知识的积累及社会经济的发展予以更新。我国于 2000 年 10 月出版了《中国居民膳食营养素参考摄入量 Chinese DRIs》，成为公共营养工作不可或缺的工作基础。

（二）膳食指南

膳食结构是指膳食中各类食物的数量及其在膳食中所占的比重。既反映了人们的饮食习惯、生活水平高低，也反映出一个国家的经济发展水平和农业发展状况，是社会经济发展的重要特征。中国营养学会先后出版第一版和第二版膳食指南，在第二版中对指南进行了量化，并设计了"中国居民平衡膳食宝塔"，以简明扼要、通俗易懂的宝塔图形方式提出了每日食物指导方案，以便于群众理解和真正实行。

（三）营养配餐与食谱编制

营养配餐就是按人们身体的需要，根据食物中各种营养物质的含量，为公共食堂和餐厅设计一天、一周或一个月的食谱，使人体摄入的蛋白质、脂肪、碳水化合物、维生素和矿务质等几大营养素比例合理。营养配餐是均衡膳食的一种措施，膳食的原则通过食谱才得以表达，充分体现其实际意义。

（四）营养调查与营养监测

营养调查与营养监测是公共营养的主要工作内容和方法之一，是营养工作者进行科学研究工作的依据，也是农业、食品工业制订发展计划的依据。营养调查是以个体为基础的人群膳食摄取情况和人体营养水平的调查。我国曾于 1959 年、1982 年、1992 年、2002 年、2012 年分别进行了 5 次全国性的营养调查，有助于全面了解我国不同经济发展时期人们的膳食组成变化、营养状况。作为公共营养的主要工作内容和方法，营养调查是横断面的调查人群的营养状况，而营养监测是不同于营养调查的另一种纵向了解人群宏观的营养信息的方法。营养监测的内容包括数据的收集、数据分析、资料分析。

（五）营养教育

营养教育是健康教育的一个分支和组成，主要是通过营养信息交流和行为干预，帮助个人和群体掌握食物与营养知识和健康生活方式的教育活动与过程。其目的是消除或减轻影响健康的膳食营养因素，改善营养状况，预防与膳食相关的营养性疾病的发生。它以有计划、有组织、有系统和有评价的干预活动，提供人们改变不良膳食行为所必需的知识、技能和社会服务，普及营养知识，养成良好的膳食行为与生活方式，使人们在面临营养方面的问题时有能力做出有益于健康的选择。常见的营养教育方式包括专题研讨会、普及培训班、大众传媒交流。

（六）食物与营养的政策和法规

随着营养科学的发展及一些国家采取的营养政策不断取得成就，越来越多的营养学家及政策制定者认识到，不能使营养学的社会实践停留在说明人群营养现状上，必须分析社会人群营养制约因素和营养问题的形成条件，包括环境条件和社会经济条件，并制定相应改善营养的政策，落实营养措施，改善营养状态，促进人民健康。

国家食物与营养的政策、法规可对食物的生产、消费、人群营养与健康、增强综合国力提供强有力的法律保障。

五、公共营养的地位与作用

（一）公共营养是事关国家发展的战略性问题

中国已经在发展社会经济、减轻贫困方面迈出了一大步，在人均收入水平、食物供应、降低婴儿及儿童死亡率、提高文化水平和男女平等方面都取得了巨大成就。但目前在世界范围内，就拥有营养不良人口的绝对数量来说，我国是最多的几个国家之一；就结构看，营养素摄入不足与营养结构失调两类问题同时存在，既存在着发展中国家由于贫困造成的问题，也存在一些发达国家由于富裕而带来的新问题。营养素摄入不足与营养结构失调这两类营养不良问题造成的双重负担，给我们的社会进步和国民经济发展带来了不可低估的影响，对公共营养工作提出了挑战。

（二）保护社会生产力，提高人口素质

美国农业部的调查曾指出，采取正确的营养教育和营养措施能使许多疾病的发病率和死亡率大幅度降低。事实表明，近年来美国和日本儿童身高增长，主要是发展了公共营养改善项目的缘故。尽管中国社会经济发生了巨大变化，但这种发展给营养带来的收益在国家内部并不平衡，人们尚未很好地应用现有的营养学知识。为了促使人们改变不良的饮食习惯和食物结构，必须大力发展公共营养。

营养不良会导致人力资源多方面的问题，而且这些问题相互交织，构成错综复杂的关系，主要体现在以下几方面：①营养不良导致体力不足，劳动能力降低。②营养不良导致智力受损，受教育的能力低下，创新能力不足。③营养不良与传染病互为因果。④营养不良是许多慢性病的潜在原因。⑤营养不良会世代相传，形成恶性循环。⑥营养不良与贫困互为因果。

提高民族素质，改善人民营养状况，增强大众体质是一项推动我国社会进步与经济发展的基本国策，而在我国实现减轻营养不良，提高整个人口素质的发展任务相当繁重，我国的公共营养工作还需大力推动，使其发挥更大的作用。

（三）为社会和经济发展提供决策依据

公共营养工作是一件涉及社会发展和经济发展两个领域、综合性很强、十分复杂的系统工程。由于营养对经济带来的效益或损失是潜在的、不可见的，统计者和决策者对其效益或损失的程度缺乏重视。许多营养学和经济学领域的学者正量化地阐明营养与经济发展的关系。公共营养工作者必须据此唤起全社会对营养不良问题的高度重视，并作为政策制定的科学依据。

六、公共营养的成就

多年来，我国的公共营养工作取得了显著的社会效果。1959 年的第一次全国营养调查开创了我国全国营养调查的先河，随后 1982 年、1992 年的营养调查和 2002年、2010—2012 年的中国营养与健康调查都获得了我国人民营养状况的基本数据。

完备的中国食物与营养监测系统、科学的食物计划与营养改善、中国居民营养与体质数据库的建立都为改善居民的膳食结构、提高国民身体素质提供了科学基础和政策依据。为保证食品安全、改善居民营养，我国还制定了一系列相关法规和政策。

公共营养研究成果已达到了国际上本研究领域的同等水平。通过开展全国性的营养教育、营养干预工作，人群营养不良率、贫血患病率明显下降。随着《中国居民膳食指南》的颁布与普及，中国居民的营养知识水平明显提高。

近几年，我国公共营养还广泛深入地研究营养与精神发育；营养与社会经济发展的关系，包括公共营养改善计划与社会费用、收益的关系；国家发展政策规划对公共营养的影响；公共营养对社会生产力的影响；营养指导方针在社会发展中的地位与应用等。

我国公共营养社会实践过程中的主要特点是：①密切结合国情，具有中国特色；②注重并借鉴国外发展动态，取其所长为我所用。

七、公共营养的发展趋势

展望未来，随着社会各学科领域的不断发展，在人们物质、文化生活将有更高需求的形势下，公共营养的发展趋势表现如下。

（一）学科理论的研究

当前，世界范围内正展开对公共营养的定义、原则、目的、内容等的讨论与界定。公共营养还需要进一步研究有关的科学理论基础和方法。在现在及未来的公共营养工作中，营养经济和营养政策将成为必要的工具。

（二）发展必要的社会性措施

为了保障我国公共营养事业的进展，并将之有效地应用于人民生活实践，急需大力发展必要的社会性措施，如公共营养的国家管理机制、机构、立法和工作程序方式等。

采取各种保障措施，如建立营养指导消费、消费带动生产的机制；利用市场机制引导和鼓励居民增加各种优质食物消费；通过价格机制，引导居民平衡膳食；加强食物与营养法规建设，完善食物营养标准体系；实施国家营养改善行动计划、国家大豆行动计划、国家学生饮用奶计划等；在经济落后、严重营养不良地区，如西部地区的营养干预行动与扶贫工作结合；加强城乡食物协调发展和不同地区居民营养水平的均衡改善；加强食物营养监测，建立食物安全防御系统。

（三）发展各项必需的基础性工作

完善食物成分表，研究并定期修订我国居民营养素参考摄入量；制定评价不同人群营养状况的标准。中国营养学会提出的《中国居民膳食指南（2022）》和《平衡膳食宝塔》为改善中国居民膳食营养状况提供科学依据，但仍有待进一步推广应用。

此外，还应发展人员教育和培训。目前，我国迫切需要解决各类学校对公共营养专业人才的培养和课程设置问题，尤其是加强中、高级营养专业人才的培训。

（四）营养知识宣传教育

大力开展营养教育和宣传，普及科学知识，通过各种宣传媒介、中小学课本、卫生部门的咨询服务等各种渠道，提高人民的营养知识水平[5]。

第二节　营养调查与营养监测

一、营养调查与评价

营养调查（Nutritional survey）是运用科学手段来了解某一人群或个体的膳食和营养水平，以判断其膳食结构是否合理和营养状况是否良好的重要手段。营养调查是对人们的膳食组成变化、营养状况进行全面的了解，为研究各时期人群膳食结构和营养状况的变化提供基础资料，也为食物生产、加工、消费及政策干预提供依据。

营养评价（Nutritional assessment）是根据营养调查的结果，对被调查者的营养状况进行综合分析和评价，从而客观地对其所发现人群中的营养问题提出解决措施。

二、营养调查与评价的目的

（1）了解不同地区、不同年龄组人群的膳食结构和营养状况。

（2）了解与食物不足和过度消费有关的营养问题。

（3）发现与膳食营养素有关的营养问题，为进一步监测或进行原因探讨提供依据。

（4）评价居民膳食结构和营养状况的发展，并预测发展趋势。

（5）为某些与营养有关的综合性或专题性研究课题提供基础资料。

（6）为国家制定政策法规及社会发展规划提供科学依据。

我国于 1959 年、1982 年和 1992 年分别进行了三次全国性的营养调查；2002年进行了第四次全国性的营养调查，并与肥胖、高血压、糖尿病等慢性疾病调查一起进行，名为"中国居民营养与健康状况调查"。

2010 年，国家卫生计生委（原卫生部）疾病预防控制局组织各省、自治区、直辖市相关部门开展了我国第五次全国性的营养调查，即 2010~2012 年中国居民营养与健康状况监测。该监测覆盖中国 31 个省、自治区和直辖市（不含香港、澳门和台湾地区）的 6 岁及以上居民，调查人数约为 20 万名。调查内容主要包括膳食调查、询问调查、医学体检和生化检测。除膳食营养相关问题和指标外，慢性病患病情况、生活方式和体力活动等也在调查范围之内。

三、营养调查的内容

全国的营养调查工作，一般由四部分内容组成，即膳食调查、体格检查、营养缺乏病症状与体征、实验室检查。这四部分调查检测工作是互相联系和互相验证的，一般同时进行。

（一）膳食调查

膳食调查是通过调查了解不同人群或个体在一定时间内所摄入的各种食物种类和数量、热能和各种营养素总量和比例、饮食习惯以及烹调等，为改进食物结构、合理安排膳食、合理营养提供科学依据。

膳食调查是营养调查的一个基本组成部分，它本身又是相对独立的内容。

1. 调查方法

（1）称重法

称重法是指通过准确称量掌握调查对象在调查期间（4~7 天）每日每餐各种食物的消耗量，从而计算出每人每日的营养素的摄入量（见表 7-1）。

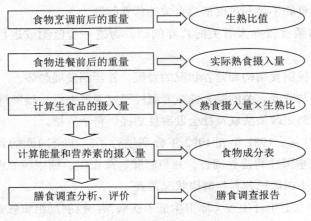

图 7-1　称重法示意

　　称重法的特点是与膳食加工和进餐过程同步进行，即对食物进行烹调加工的同时进行称量。称重法的优点是比较准确。缺点是环节多、工作量大，需要较多的人力和经费；忽略了烹调加工对营养素的损失或影响。称重法一般用于比较严格的调查研究中。

　　称重法的注意事项有：①准确称重和记录熟食的实际摄入量：进行称重记录时，调查者要在调查对象每餐食用前准确称量和记录各种食物，吃完后还要将剩余或废弃部分称重并加以扣除，得出每种食物的实际摄入量。②零食也要称重并记录：三餐之外的水果、糖果和花生、瓜子等零食也要称重并记录。③膳食调查的时间：不宜太长，但也不能太短，太长消耗人力物力，太短又不能反映真实水平，一般定为 4~7 天。④在不同季节分次调查：不同地区不同季节的人群膳食营养状况往往有明显差异，为了使调查结果具有良好的代表性和真实性，最好在不同季节分次调查。

　　（2）记账法

　　调查购入食物的票据和账目，得到各种食物的消耗总量。再除以进餐的总人日数，得出平均每人每日各类食物的进食量，按食物成分表计算出营养素的摄取量。此种方法主要用于集体单位，如幼儿园、部队、学校等。此法所费人力较少，易行，能够调查较长时间的膳食，如调查 1 年 4 个季度，每季度 1 个月的膳食（见图7-2）。

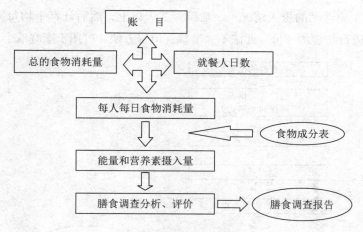

图 7-2 记账法示意

①食物消耗量的记录

开始调查前需记录现存（库存）的食物量，调查过程中详细记录各种食物的采购量，在调查结束时记录剩余（库存）的食物量。

食物消耗量 =（调查前的库存量 + 采购量）– 调查结束时的库存量

②进餐人数登记

集体调查要记录每日每餐进食人数，以计算总人日数。

按一日三餐能量分配比计算：

人日数 = 早餐人数 × 30%+ 午餐人数 × 40%+ 晚餐人数 × 30%

按一日三餐粮食消耗量的比例来计算：

$$人日数 = 早餐人数 \times \frac{早餐粮食消耗量}{全天粮食消耗量} + 午餐人数 \times \frac{午餐粮食消耗量}{全天粮食消耗量} +$$

$$晚餐人数 \times \frac{晚餐粮食消耗量}{全天粮食消耗量}$$

记账法的优点是容易掌握、手续简便、节省人力和经费，可以调查较长的时间，减少时间和季节间的误差。缺点是只有平均数据，没有个人数据；不能反映某一个体的实际摄入水平和个体间的差异；不能对出现营养问题的个体进行评估和解释；结果不太准确。

（3）询问法

询问法（见图 7–3）又称为 24 小时回忆法，即通过询问并记录调查对象一天 24

小时内各种主副食品的摄入情况，一般调查 3 天以上，然后计算平均每天营养素的摄入量，并进行初步的评价。此法不太准确，但很方便，可用于家庭或个人调查。

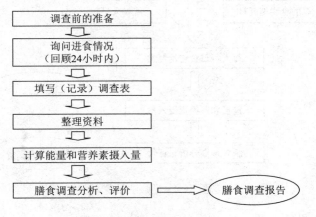

图 7-3 询问法示意

询问法产生的调查误差较大的原因有：对食物的量的判断不准确；回忆不清楚，存在误报、漏报、少报；心理因素的影响，存在多报或少报；被调查者不配合。

【阅读材料】

24小时回顾法举例

姓名：×××，性别：×××，年龄：××岁，职业：××，身高：××cm，体重：××kg，家庭人数：××。请您用 24 小时回顾法对其进行膳食营养调查，并完成下列操作。

1. 制作膳食营养调查表

姓名：×××，性别：×××，年龄：××岁，职业：××，身高：××cm，体重：××kg，联系电话：××。

膳食营养调查

食物名称	原料名称	原料重量（两）	进餐时间	进餐地点
肉包	瘦肉			
	面粉			
……				

2.调查前的准备内容

（1）了解市场上主、副食供应品种和价格；

（2）食物生熟比值和体积之间的关系；

（3）能根据食物体积准确估计食物重量；

（4）准备调查表或记录工具；

（5）与调查对象预约调查时间和地点。

3.调查过程的步骤

（1）引导调查对象从最后一餐开始回顾前24小时进餐情况。

（2）详细询问进食时间、食物名称、原料名称、重量等，通过家用量具、食物模型或图谱进行估计，并填写在调查表内。

（3）每次入户调查时间控制在较短时间内。

4.注意事项及要求

（1）调查人员必须明确调查目的，语言表达能力强，具有熟练的技能及诚恳的态度。

（2）调查时应携带有效证件，遵守预约时间并尊重调查对象的习俗。

（3）选用24小时回顾调查法应连续进行3天。

（4）对年龄太小的儿童或年龄太大老人不作为24小时回顾法的调查对象。

（5）引导调查对象准确描述进餐情况，力求不遗漏、不多报或少报。

（4）食物频率调查法

食物频率法是估计被调查者在指定的一段时期内吃某些食物的频率的一种方法。这些食物类型指在各种食物都比较充裕的条件下，以问卷形式进行膳食调查，以调查个体经常性的食物摄入种类，经常在膳食与健康关系的流行病学研究调查中使用。根据每日、每周、每月甚至每年所食各种食物的次数或食物的种类来评价膳食营养状况。

（5）化学分析法

留取与被调查者进食的食物种类、数量完全相同的一日膳食，通过化学分析，了解其中所含热能和营养素量。此法主要用于科学研究或严格限制营养的病人。方法繁复，但结果十分准确。

2.膳食营养评价

根据上述任何一种膳食调查方法得出每人每日营养素摄入量后，将它与供给量比较，并计算热能及蛋白质主要来自哪些食物、优质蛋白质（豆类、动物性食品）所占比例等，就可对膳食作出评价。膳食调查结果为全面营养状况调查提供背景材料。

（1）食物构成是否合理

膳食结构合理：每日膳食包括五大类食物，15种以上。

膳食结构较合理：每日膳食包括四大类食物，10种以上。

膳食结构单调，不合理：每日膳食只包括2~3类食物，品种在10种以下（见表7-1）。

表7-1　不同种类的食物摄入量登记

食物种类	米及制品	面及制品	其他谷类	薯类	干豆类	豆制品
质量（g）						
食物种类	深色蔬菜	浅色蔬菜	腌菜	水果	坚果	畜禽类
质量（g）						
食物种类	鱼虾类	乳类	蛋类	植物油	动物油	糖、淀粉盐、酱油
质量（g）						

（2）热能及各种营养素占供给量的百分比是否合理

正常范围：热能的摄入量应占供给标准的90%~110%。

低于80%为供给不足。

若低于60%是严重缺乏，会对身体会造成严重影响。

若摄入超过100%，则长期营养素过剩也会引起"富贵病"（见表7-2）。

表7-2　热能来源分布分析

项目	热能食物来源分布					热能营养素来源分布		
	谷类	薯类	豆类	其他植物	动物食品	蛋白质	碳水化合物	脂肪
摄入量（kJ/kcal）								
占总摄入量（%）								

（3）三大营养素产热百分比是否合理

蛋白质：11%~15%；脂肪：20%~30%；碳水化合物：55%~65%。

（4）蛋白质来源百分比是否合理

建议应主要来源于优质蛋白质〔动物类及大豆类制品（包括豆腐、豆浆和酱油等）〕，其供给量应占到蛋白质供给总量的30%（或1/3）以上，如果总量不足则优质蛋白质所占的比例应更高（见表7-3）。

表7-3 蛋白质来源分布分析

项目	蛋白质来源分布			
	谷类	豆类	其他植物食品	动物食品
摄入量（g）				
占总摄入量（g）				

（5）三餐能量的分配情况

早餐：30%；中餐：40%；晚餐：30%。

（二）体格检查

主要是检查体重、身高、胸围、头围、坐高、上臂围、下腿围、骨盆径等各项人体测量指标，并计算出各种人体测量系数，用来评价较长时期内营养状况好坏在这些指标上的反映。

1. 身高

身高是反映儿童、青少年发育水平的重要指标。若实测身高为同年龄组标准身高的80%以下为矮小，80%~93%为稍低，93%~105%为正常，高于105%为超高。

2. 体重

体重也是一项反映人体营养状况的直观指标，通常用以下几种方法进行评价。

标准体重 =（身高 –100）× 0.9

在标准体重的 ±10% 以内为正常，±（10%~20%）为瘦弱或过重，±20% 以上为极瘦或肥胖。

体质指数（Body Mass Index，BMI）= 体重（kg）/ [身高（m）]^2

我国居民 ≥ 28 为肥胖，24.0~27.9 为超重，18.5~23.9 为正常体重，< 18.5 为体重过低。

3. 上臂围

与体重相关，"紧张围 – 松弛围"值越大，说明肌肉发育状况良好；此值越小，说明脂肪发育状况良好。

4. 头围

3 岁以下儿童测量头围反映营养状况。

5. 皮褶厚度

是衡量个体营养状况和肥胖程度较好的指标。以皮褶计的压力 10g/cm^2 为准，测定上臂肱三头肌、肩胛骨下角部、腹部皮褶厚度可以代表肢体、躯干、腰腹等部位的皮下脂肪堆积情况。

（三）营养缺乏病症状与体征

由于机体营养素摄入不足、吸收障碍、机体代谢障碍和机体需要量增加等因素可以引起营养素缺乏病（见表7-4）。常见的营养素缺乏病包括蛋白质—能量营养不良、维生素 A 缺乏、佝偻病、脚气病、坏血病、癞皮病、贫血、碘缺乏等。根据症状和体征，观察检查者的脸色、体重、精神状态以及对头发、眼、唇、口腔和皮肤等进行检查，可以初步判断营养缺乏病。

表 7-4　检查项目及症状、体征与营养素缺乏的关系

部位	体征症状	缺乏营养素
全身	消瘦、发育不良	热能、蛋白质、维生素、锌
	贫血	蛋白质、铁、叶酸、维生素 B_{12}、维生素 B_6、维生素 C
皮肤	毛囊角化症	维生素 A
	皮炎（红斑摩擦疹）	维生素 PP，其他
	溢脂性皮炎	维生素 B_2
	出血	维生素 C、维生素 K
眼	角膜干燥、夜盲	维生素 A
	角膜、边缘充血	维生素 B_2
	睑缘炎	维生素 B_2、维生素 A
	羞明（畏光）	维生素 B_2、维生素 A
唇	口唇炎、口角炎、口角裂	维生素 B_2、维生素 PP
口腔	舌炎、舌猩红、舌肉红、地图舌	维生素 PP、维生素 B_2、维生素 B_{12}
	舌水肿（牙咬痕可见）	维生素 B_2、维生素 PP
	口内炎	维生素 PP、维生素 B_2、维生素 B_{12}
	牙龈炎、出血	维生素 C
骨	鸡胸、串珠胸、O 形腿、X 形腿、骨软化症	维生素 D、维生素 C

部位	体征症状	缺乏营养素
神经	多发性神经炎、球后神经炎	维生素 B_1
	精神病	维生素 B_1、维生素 PP
	中枢神经系统失调	维生素 B_{12}、维生素 B_6
循环	水肿	维生素 B_1、蛋白质
	右心肥大、舒张压下降	维生素 B_1
其他	甲状腺肿	碘

资料来源：葛可佑总主编 . 中国营养科学全书 . 北京：人民卫生出版社，2006.

（四）营养状况的实验室检查

营养缺乏病在出现症状以前，往往先有生理和生物化学改变，应用适当的生理、生化等实验室检查方法可以早期查出营养缺乏或过剩的情况。所用方法有：测血液中营养成分的浓度；测尿排出的营养成分或代谢产物；测血或尿中异常代谢产物；测头发中微量元素，如锌、铜、铁等；测与营养素摄入有关的血液成分或酶；进行负荷、饱和实验，如水溶性维生素 B 或维生素 C 等的负荷、饱和实验、放射性核素实验和暗适应、应激等生理功能实验等。经专门人员测定，将结果与正常值比较，进行评价。

借助生化、生理等实验手段，以发现人体亚临床营养不足，营养储备水平低下或过度营养，从而及时采取纠正措施（见表 7-5）。

表 7-5　人体营养状况常用生化指标及参考数值

指标	年龄	缺乏	不足	正常
血清总蛋白（g/L）	0~11 个月	< 60	< 50	≥ 50
	1~5 岁		< 55	≥ 55
	6~17 岁		< 60	≥ 60
	成年		60~64	≥ 65

指标	年龄	缺乏	不足	正常
血红蛋白（g/L）	6个月~5岁	< 110		≥ 110
	6个月~14岁	< 120		≥ 120
	成年男子	< 130		≥ 130
	成年女子	< 120		≥ 120
血清运铁蛋白（g/L）	1~5岁			2.5
血浆维生素A（μmol/L）	儿童	< 0.68	0.68~1.0	≥ 1.0
	成年	< 0.34	0.34~0.65	≥ 0.68
空腹尿硫胺素（μg/g 肌酐）	成年	< 27	27~69	≥ 70
空腹尿核黄素（μg/g 肌酐）	成年	< 27	27~79	≥ 80
空腹尿甲基烟酰胺（μg/g 肌酐）	成年	< 0.5	0.5~1.59	1.6~4.3
负荷尿硫胺素（μg）（口服 5mg4h.）	成年	< 100	100~199	200~399
负荷尿核黄素（μg）（口服 5mg4h.）	成年	< 400	400~799	800~1300
负荷尿总抗坏血酸（mg）（口服 500mg4h）	成人		< 5	5~13
还原型抗坏血酸	成人		< 3	3~10
血清钙（mg%）				9~11
血清胆固醇（mg%）				< 250
血清甘油三酯（mg%）				< 110

四、营养监测

（一）营养监测的定义

营养监测（nutrition surveillance）指长期动态监测人群的营养状况，同时收集影响人群营养状况的有关社会经济等方面的资料，探讨从政策上、社会措施上改善营养状况和条件的途径。一次性调查或单项研究不能称为监测，资料的利用必须同制定和评价特定的公共卫生项目连接。

（二）营养调查与社会营养监测的区别

营养调查与社会营养监测是两个密切联系而又有区别的概念。

前者主要是用自然科学手段调查研究在某一时间断面上以个体为基础的人群膳食摄取情况和人体营养水平，可以说是微观地对人群营养状况的了解分析。后者则是侧重社会因素、社会条件方面，调查研究人群较长时期的营养状况动态变化，探讨从政策上、社会措施上改善人们营养状况和条件的途径，因而它是宏观的营养信息分析和社会性营养措施的制定与推行工作。

二者应该相互配合，交叉渗透，明确社会营养的突出问题和应予重点保护的人群，收到预期的效果。

（三）营养监测的目的

任何监测的目的都是为政府有关部门决策、制定干预项目提供信息。营养监测的目的主要有以下几个方面：

（1）估计人群营养问题发生状况及人、时、地的分布。

（2）动态监测营养状况的变化趋势。

（3）从长期监测资料分析，通过人群中患病率、发病率的变化，评价干预措施的效果。

（4）找出营养状况不良的易感人群，为制定合理的干预措施提供依据。

（5）确定影响人群营养状况的有关因素。

（6）为确定预防策略确定优先突破点。

（7）做好社会服务，制定合理的干预措施和为社会服务机构提供信息。

（四）营养监测的分类

1. 长期营养监测

对社会人群现状及制约因素如自然条件、经济条件、文化科技条件等进行动态观察、分析和预测，用于制定社会人群营养发展的各项政策和规划。

2. 规划效果评价性监测

对已制定的政策和规划，监测人群营养指标的变化。

3. 及时报警和干预监测

本项监测的目的在于发现、预防和减轻重点人群的短期恶化。例如，控制和缓解区域性、季节性和易发人群性某种营养失调的出现等。

（五）营养监测常用指标

主要指标有健康指标、社会经济指标、饮食行为与生化方式的指标（见表 7-6、7-7）。

表 7-6　营养监测的健康状况指标（WHO）

测量项目	设备	工作人员	临界值	指标	汇总次数
出生体重	人体秤	保健人员接生员	低于 2500g	＜ 2500g 的人数 %	季度
按年龄体重	人体	保健人员 社会工作者	小于参考值—2SD	低于或高于限值的人数 %	季度
按身高的体重（2岁以后）	人体秤 身高测量尺	保健人员 社会工作者	小于参考值—2SD	低于或高于限值的人数 %	季度
按年龄身高（入学时）	测量尺	学校 保健人员	小于参考值—2SD	低于或高于限值的人数 %	年度
特殊年龄（0~4）岁死亡数	死亡登记卡片	地方官员 保健人员	—	均数和变化趋势	年度
哺乳 / 喂养方式（3月）	记录卡	保健人员	—	每种喂养方法的人数 %	年度
某种营养缺病的新病例	体检记录	保健人员	—	新病例的人数 %	必要时

表 7-7　特殊情况下营养监测的附加指标（WHO）

测量项目	建议临界值	年龄组（岁）	指征
上臂围测量	参考数值的 85%	1~5	蛋白质 – 能量营养不良
毕脱斑伴有结膜干燥症	2.0% 的儿童	0~5	干眼病 – 活动期
（角膜干燥）+（角膜干燥伴有角膜溃疡）+（角膜瘢痕）	0.01% 的儿童	0~5	干眼病 – 活动期
角膜瘢痕	0.1% 的儿童	0~5	干眼病 – 陈旧
血清维生素 A ＜ 100μg/L	5% 的儿童	0~5	维生素 A 缺乏病
血红蛋白	轻度 110g/L 中度 90g/L	0.5~6 岁和妊娠妇女	贫血

测量项目	建议临界值	年龄组（岁）	指征
血红蛋白	轻度 120 g/L 中度 100 g/L	6~14 岁和 > 14 岁的妇女	贫血
血红蛋白	轻度 130 g/L 中度 110g/L	> 14 岁男子	贫血
地方性甲状腺肿Ⅰ度和Ⅱ度以上	5% 青春期和青春前期青少年	青少年	碘缺乏
Ob 度和以上	30% 的成人		碘缺乏

第三节　膳食结构

一、膳食结构的概念

膳食结构是指膳食中各类食物的数量及其在膳食中所占的比重。一般可以根据各类食物所提供的能量及各种营养素的数量和比例来衡量膳食结构的组成是否合理。由于影响膳食结构的这些因素是在逐渐变化的，所以膳食结构不是一成不变的，人们可以通过均衡调节各类食物所占的比重，充分利用食品中的各种营养，达到膳食平衡，促使其向更利于健康的方向发展。

二、膳食结构的类型

膳食结构类型的划分有许多方法，根据膳食中动植物性食物所占的比重，以及能量、蛋白质、脂质和碳水化合物的供给量作为划分膳食结构的标准，可将不同地区的膳食结构分为四种类型。

（一）动植物食物平衡的膳食结构

该类型以日本为代表，也称营养型模式。日本膳食模式结合了东西方膳食结构的优点，膳食中动物性食物与植物性食物比例比较适当。其特点是：谷类的消费量为年人均约 94kg；动物性食品消费量为年人均约 63kg，其中海产品所占比例达到50%，动物蛋白占总蛋白的 42.8%；能量和脂肪的摄入量低于以动物性食物为主的欧美发达国家，每天能量摄入保持在 2000kcal 左右。宏量营养素供能比例为：碳水化合物 57.7%，脂肪 26.3%，蛋白质 16.0%。该类型的膳食能量能够满足人体需要，又不至于过剩。蛋白质、脂肪、碳水化合物的供能比例合理。来自植物性食物的膳食纤维和来自动物性食物的营养素如铁、钙等均比较充足，同时动物脂肪又不高，有利于避免营养缺乏病和营养过剩性疾病，促进人体健康。此类膳食结构已成为世界各国调整膳食结构的参考。

（二）以植物性食物为主的膳食结构

也称温饱型模式。大多数发展中国家如印度、巴基斯坦、孟加拉和非洲一些国家等属此类型。膳食构成以植物性食物为主，动物性食物为辅。其膳食特点是：谷物食品消费量大，年人均为 200kg；动物性食品消费量小，年人均仅 10~20kg，动物性蛋白质一般占蛋白质总量的 10%~20%，低者不足 10%；植物性食物提供的能量占总能量近 90%。该类型的膳食能量基本可满足人体需要，但蛋白质、脂肪摄入量均低，来自动物性食物的营养素如铁、钙、维生素 A 摄入不足。营养缺乏病是这些国家人群的主要营养问题，人的体质较弱、健康状况不良、劳动生产率较低。但从另一方面看，以植物性食物为主的膳食结构，膳食纤维充足，动物性脂肪较低，有利于冠心病和高脂血症的预防。

（三）以动物性食物为主的膳食结构

也称富裕型模式。是大多数欧美发达国家如美国、西欧、北欧诸国的典型膳食结构。其膳食构成以动物性食物为主，属于营养过剩型的膳食。以提供高能量、高脂肪、高蛋白质、低纤维为主要特点，人均日摄入蛋白质 100g 以上，脂肪 130~150g，能量高达 3300~3500kcal，三大营养素供能比例约为：碳水化合物 42%、脂肪 40%、蛋白质 18%。食物摄入特点是：粮谷类食物消费量小，人均每年 60~75kg；动物性食物及食糖的消费量大，人均每年消费肉类 100kg 左右，奶和奶制品 100~150kg，蛋类 15kg，食糖 40~60kg。与植物性为主的膳食结构相比，高脂肪、高蛋白和高能量，膳食纤维摄入低，营养过剩是此类膳食结构国家人群所面临的主要健康问题。心脏病、脑血管病和恶性肿瘤已成为西方人的三大死亡原因，尤其是心脏病死亡率明显高于发展中国家。

（四）地中海膳食结构

该膳食结构以地中海命名是因为该膳食结构的特点是居住在地中海地区的居民所

特有的，意大利、希腊可作为该种膳食结构的代表。膳食结构的主要特点有以下几点。

（1）膳食中富含植物性食物，包括水果、蔬菜、土豆、谷类、豆类、果仁等。

（2）食物的加工程度低，新鲜度较高，该地区居民以食用当季、当地产的食物为主。

（3）膳食含大量复合碳水化合物。

（4）橄榄油是主要的食用油，该油脂提供的饱和脂肪所占比例较低，在7%~8%；脂肪提供能量占膳食总能量比值在25%~35%。

（5）每天食用适量奶酪和酸奶。

（6）每周食用适量的鱼、禽、少量蛋；每月只食用几次红肉（猪、牛和羊肉及其产品）。

（7）以新鲜水果作为典型的每日餐后食品，甜食每周只食用几次。

（8）大部分成年人有饮用葡萄酒的习惯。

此膳食结构的突出特点是饱和脂肪摄入量低，膳食含大量复合碳水化合物，蔬菜、水果摄入量较高。地中海地区居民心脑血管疾病发生率很低，已引起了西方国家的注意，并纷纷参照这种膳食模式改进自己国家的膳食结构。

三、中国居民传统膳食结构特点

中国居民传统的膳食以植物性食物为主，谷类、薯类和蔬菜的摄入量较高，肉类的摄入量比较低，豆制品总量不高且随地区而不同，奶类消费在大多地区不多。此种膳食结构的特点如下。

（一）高碳水化合物

我国南方居民多以大米为主食，北方居民以小麦粉为主，谷类食物的供能比例占70%以上。

（二）高膳食纤维

谷类食物和蔬菜中所含的膳食纤维丰富，因此我国居民膳食纤维的摄入量也很高。这是我国传统膳食最具备优势之一。

（三）低动物脂肪

我国居民传统的膳食中动物性食物的摄入量很少，动物脂肪的供能比例一般在

10% 以下。由于动物性食物摄入量少，动物蛋白和脂肪摄入量偏低。

四、中国居民的膳食结构现状及变化趋势

当前中国城乡居民的膳食仍然以植物性食物为主，动物性食物为辅。但中国幅员辽阔，各地区、各民族以及城乡之间的膳食构成存在很大差别，富裕地区与贫困地区差别较大。而且随着社会经济发展，我国居民膳食结构向"富裕型"膳食结构的方向转变。

2002 年第四次全国营养调查资料表明，我国居民膳食质量明显提高，城乡居民能量及蛋白质摄入得到基本满足，肉、禽、蛋等动物性食物消费量明显增加，优质蛋白比例上升。

与 1992 年相比，农村居民膳食结构趋向合理，优质蛋白质占蛋白质总量的比例从 17% 增加到 31%，脂肪供能比由 19% 增加到 28%，碳水化合物供能比由 70% 下降到 61%。

我国居民的膳食结构还存在许多不合理之处，居民营养与健康问题仍需予以高度关注。

基于 2010—2012 年第五次全国性营养调查数据，我国成年居民平均蔬菜摄入量为 258g/d，水果摄入量为 38g/d，不同性别和年龄段摄入量有所不同，城市高于农村，整体水平低于《中国居民膳食指南（2022）》建议，远低于欧美等发达国家水平。

城市居民膳食结构中，畜肉类及油脂消费过多，谷类食物消费偏低。2002 年城市居民每人每日油脂消费量由 1992 年的 37g 增加到 44g，脂肪供能比达到 35%，超过世界卫生组织推荐的 30% 的上限。城市居民谷类食物供能比仅为 47%，明显低于 55%~65% 的合理范围。

此外，奶类、豆类制品摄入过低仍是全国普遍存在的问题。一些营养缺乏病依然存在。铁、维生素 A 等微量营养素缺乏是我国城乡居民普遍存在的问题。我国居民贫血患病率平均为 15.2%。维生素 A 边缘缺乏率为 45.1%。全国城乡钙摄入量仅为每标准人日 389mg，还不到适宜摄入量的半数。

综上所述，中国人民的膳食结构应保持以植物性食物为主的传统结构，增加蔬菜、水果、奶类和大豆及其制品的消费。在贫困地区还应努力提高肉、禽、蛋等动物性食品的消费。此外，中国人民的食盐摄入量普遍偏高，食盐的摄入量要降低到每人每日 5g 以下。对于特定人群应予以广泛的营养教育和分类指导，参照《中国居民膳食指南（2022）》所提供的膳食模式加以调整。

第四节　膳食指南

一、膳食指南的概念

膳食指南（dietary guideline，DG），又称膳食指导方针或膳食目标，是根据营养学原则，结合本国或本地的实际情况，教育国民如何明智而可行地选择食物、调整膳食，以达到合理营养促进健康的指导性意见。

合理营养是保证健康的重要基础，而平衡膳食是合理营养的唯一途径。根据膳食指南的原则来安排日常饮食就可达到平衡膳食、促进健康的目标。

二、中国居民平衡膳食宝塔

（一）中国居民平衡膳食宝塔的内容

1. 对于膳食宝塔的说明

膳食宝塔共分五层，包含我们每天应吃的主要食物种类。膳食宝塔各层位置和面积不同，这在一定程度上反映出各类食物在膳食中的地位和应占的比重（见图7-4）。

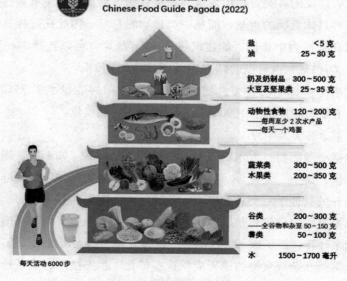

图7-4　中国居民平衡膳食宝塔（2022）

2. 膳食宝塔的结构

谷类食物位居底层，每人每天应该吃 200~300g。

蔬菜和水果居第二层，每天应吃蔬菜 300~500g 和水果 200~350g。

鱼、禽、肉、蛋等动物性食物位于第三层，每天应该吃 120~200g（鱼虾类 50~100g，畜、禽肉 50~75g，蛋类 25~50g）。

奶类和豆类食物合居第四层，每天应吃相当于鲜奶 300~500g 的奶类及奶制品和相当于干豆 25~35g 的大豆及制品。

第五层塔顶是烹调油和食盐，每天烹调油不超 25~30g，食盐不超过 5g。

《中国居民平衡膳食宝塔（2022）》中对糖和酒的建议是，每天糖的摄入量少于 50g，最好降低到 25g 以下，酒精的限制量也从原来的 25g 下调到 15g。

新的膳食宝塔图增加了水和身体活动的形象，强调足量饮水和增加身体活动的重要性。水是膳食的重要组成部分，是一切生命必需的物质，其需要量主要受年龄、环境温度、身体活动等因素的影响。在温和气候条件下生活的轻体力活动的成年人每日饮水 1500~1700mL。目前我国大多数成年人身体活动不足或缺乏体育锻炼，应改变久坐少动的不良生活方式，养成天天运动的习惯，坚持每天多做一些消耗体力的活动。建议成年人每天进行累计相当于步行 6000 步以上的身体活动，如果身体条件允许，最好进行 30 分钟中等强度的运动。

3. 膳食宝塔建议的食物量

膳食宝塔建议的各类食物摄入量都是指食物可食部分的生重。各类食物的重量不是指某一种具体食物的重量，而是一类食物的总量，因此在选择具体食物时，实际重量可以在互换表中查询。如建议每日 300g 蔬菜，可以选择 100g 油菜、50g 胡萝卜和 150g 圆白菜，也可以选择 150g 韭菜和 150g 黄瓜。

膳食宝塔中所标示的各类食物的建议量的下限为能量水平 7550kJ（1800kcal）的建议量，上限为能量水平 10900kJ（2600kcal）的建议量。

（1）谷类、薯类及杂豆

谷类包括小麦面粉、大米、玉米、高粱等及其制品。如米饭、馒头、烙饼、玉米面饼、面包、饼干、麦片等。薯类包括红薯、马铃薯等，可替代部分粮食。杂豆包括大豆以外的其他干豆类，如红小豆、绿豆、芸豆等。谷类、薯类及杂豆是膳食中能量的主要来源。建议量是以原料的生重计算，如面包、切面、馒头应折合成相当的面粉量来计算，而米饭、大米粥等应折合成相当的大米量来计算。

谷类、薯类及杂豆食物的选择应重视多样化，粗细搭配，适量选择一些全谷类制品、其他谷类、杂豆及薯类，每 100g 玉米粉或全麦粉所含的膳食纤维比精面粉分别多 10g 和 6g, 因此建议每次摄入 50~100g 粗粮或全谷类制品, 每周 5~7 次。

（2）蔬菜

蔬菜包括嫩茎、叶、花菜类、根菜类、鲜豆类、茄果、瓜菜类、葱蒜类及菌藻类。深色蔬菜是指探绿色、深黄色、紫色、红色等颜色深的蔬菜。一般含维生素和植物化学物质比较丰富。因此在每日建议的 300~500g 新鲜蔬菜中, 深色蔬菜最好占一半以上。

（3）水果

建议每天吃新鲜水果 200~350g。在鲜果供应不足时可选择一些含糖量低的纯果汁或干果制品。蔬菜和水果各有优势, 不能完全相互替代。

（4）肉类

肉类包括猪肉、牛肉、羊肉、禽肉及动物内脏类, 建议每天摄入 50~75g。目前我国居民的肉类摄入以猪肉为主, 但猪肉含脂肪较高, 应尽量选择瘦畜肉或禽肉。动物内脏有一定的营养价值, 但因胆固醇含量较高, 不宜过多食用。

（5）水产品类

水产品包括鱼类、甲壳类和软体类动物性食物。其特点是脂肪含量低, 蛋白质丰富且易于消化, 是优质蛋白质的良好来源。建议每天摄入量为 50~100g, 有条件可以多吃一些。

（6）蛋类

蛋类包括鸡蛋、鸭蛋、鹅蛋、鹌鹑蛋、鸽蛋及其加工制成的咸蛋、松花蛋等, 蛋类的营养价值较高, 建议每日摄入量为 25~50g, 相当于半个至一个鸡蛋。

（7）乳类

乳类有牛奶、羊奶和马奶等, 量常见的为牛奶。乳制品包括奶粉、酸奶、奶酪等, 不包括奶油、黄油。建议量相当于液态奶 300~500g, 有条件可以多吃一些。婴幼儿要尽可能选用符合国家标准的配方奶制品。饮奶多者、中老年人、超重者和肥胖者建议选择脱脂或低脂奶。乳糖不耐受的人群可以食用酸奶或低乳糖奶及奶制品。

（8）大豆及坚果类

大豆包括黄豆、黑豆、青豆, 其常见的制品包括豆腐、豆浆、豆腐干及千张等。推荐每日摄入 30~50g 大豆, 以提供蛋白质的量计算, 40g 干豆相当于 80g 豆腐干、120g 北豆腐、240g 南豆腐、650g 豆浆。坚果包括花生、瓜子、核桃、杏仁、榛子等, 由于坚果的蛋白质与大豆相像, 有条件的居民可吃 5~10g 坚果替代相应量的大豆。

（9）烹调油

烹调油包括各种烹调用的动物油和植物油，植物油包括花生油、豆油、菜籽油、芝麻油、调和油等，动物油包括猪油、牛油、黄油等。每天烹调油的建议摄入量为不超过 25g 或 30g，尽量少食用动物油。烹调油也应多样化，应经常更换种类，食用多种植物油。

（10）食盐

健康成年人一天食盐包括酱油和其他食物中的食盐。建议摄入量为不超过 5g。一般 20mL 酱油中含 3g 食盐，10g 黄酱中含盐 1.5g，如果菜肴需要用酱油和酱类，应按比例减少食盐用量。

（二）中国居民平衡膳食宝塔的应用

1. 确定适合自己的能量水平

膳食宝塔中建议的每人每日各类食物适宜摄入量范围适用于一般健康成人，在实际应用时要根据个人年龄、性别、身高、体重、劳动强度、季节等情况适当调整。年轻人、身体活动强度大的人需要的能量高，应适当多吃些主食；年老、活动少的人需要的能量少，可少吃些主食。能量是决定食物摄入量的首要因素，一般来说人们的进食量可自动调节，与一个人的食欲得到满足时，对能量的需要也就会得到满足。但由于人们膳食中脂肪摄入的增加和日常身体活动减少，许多人目前的能量摄入超过了自身的实际需要。对于正常成人，体重是判定能量平衡的最好指标，每个人应根据自身的体重及变化适当调整食物的摄入，主要应调整的是含能量较多的食物。

2. 根据自己的能量水平确定食物需要

膳食宝塔建议的每人每日各类食物适宜摄入量范围适用于一般健康成年人，按照 7 个能量水平分别建议了 10 类食物的摄入量，应用时要根据自身的能量需要进行选择（见表 7-8）。建议量均为食物可食部分的生重量。

表 7-8　按照 7 个不同能量水平建议的食物摄入量（g/d）

能量水平	6700kJ（1600kcal）	7500kJ（1800kcal）	8350kJ（2000kcal）	9200kJ（2200kcal）	10050kJ（2400kcal）	10900kJ（2600kcal）	11700kJ（2800kcal）
谷类	225	250	300	300	350	400	450
大豆类	30	30	40	40	40	50	50
蔬菜	300	300	350	400	450	500	500

能量水平	6700kJ（1600kcal）	7500kJ（1800kcal）	8350kJ（2000kcal）	9200kJ（2200kcal）	10050kJ（2400kcal）	10900kJ（2600kcal）	11700kJ（2800kcal）
水果	200	200	300	300	400	400	400
肉类	50	50	50	75	75	75	75
乳类	300	300	300	30	300	300	300
蛋类	25	25	25	50	50	50	50
水产品	50	50	75	75	75	100	100
烹调油	20	25	25	25	30	30	30
食盐	6	6	6	6	6	6	6

膳食宝塔建议的各类食物摄入量是一个平均值。每日膳食中应尽量包含膳食宝塔中的各类食物，但无须每日都严格照着膳食宝塔建议的各类食物的量吃。例如，烧鱼比较麻烦，就不一定每天都吃 50~100g 鱼，可以改成每周吃 2~3 次鱼、每次 50~200g 较为切实可行。实际上平日喜欢吃鱼的多吃些鱼、愿吃鸡的多吃些鸡都无妨碍，重要的是一定要经常遵循膳食宝塔各层中各类食物的大体比例。在一段时间内，比如一周，各类食物摄入量的平均值应当符合膳食宝塔的建议量。

3. 食物同类互换，调配丰富多彩的膳食

人们吃多种多样的食物不仅是为了获得均衡的营养，也是为了使饮食更加丰富多彩，以满足人们的口味享受。假如人们每天都吃同样的 50g 肉、40g 豆，难免久食生厌，那么合理营养也就无从谈起了。膳食宝塔包含的每一类食物中都有许多品种，虽然每种食物都与另一种不完全相同，但同一类中各种食物所含营养成分往往大体上近似，在膳食中可以互相替换。

应用膳食宝塔可把营养与美味结合起来，按照同类互换、多种多样的原则调配一日三餐。同类互换就是以粮换粮、以豆换豆、以肉换肉。例如，大米可与面粉或杂粮互换，馒头可与相应量的面条、烙饼、面包等互换；大豆可与相当量的豆制品互换；瘦猪肉可与等量的鸡、鸭、牛、羊、兔肉互换；鱼可与虾、蟹等水产品互换；牛奶可与羊奶、酸奶、奶粉或奶酪等互换。多种多样就是选用品种、形态、颜色、口感多样的食物和变换烹调方法。例如，每日吃 40g 豆类及豆制品，掌握了同类互换多种多样的原则就可以变换出多种吃法，可以全量互换。即全换成相当量的豆浆或豆干，今天喝豆浆、明天吃豆干；也可以分量互换，如 1/3 换豆浆、1/3 换腐竹、1/3 换豆腐（表 7-9~ 表 7-15）。

第七章 公共营养

表 7-9　谷类薯类食物互换（能量相当于 50g 米、面的食物）

食物名称	市品重量（g）*	食物名称	市品重量（g）*
稻米或面粉	50	烙饼	70
面条（挂面）	50	烧饼	60
面条（切面）	60	油条	45
米饭	籼米 150，粳米 110	面包	55
米粥	375	饼干	40
馒头	50	鲜玉米（市品）	350
花卷	50	红薯、白薯（生）	190

* 成品按照与原料的能量比折算。

表 7-10　蔬菜类食物互换（市品相当于 100g 可食部重量）

食物名称	市品重量（g）*	食物名称	市品重量（g）*
萝卜	105	菠菜、油菜、小白菜	120
樱桃西红柿	100	圆白菜	115
西红柿	100	大白菜	115
柿子椒	120	芹菜	150
黄瓜	110	蒜苗	120
茄子	110	菜花	120
冬瓜	125	莴笋	160
韭菜	110	藕	115

* 按照市品可食部百分比折算。

表 7-11　水果类食物互换（市品相当于 100g 可食部重量）

食物名称	市品重量（g）*	食物名称	市品重量（g）*
苹果	130	柑橘、橙	130
梨	120	香蕉	170
桃	120	芒果	150
鲜枣	115	火龙果	145
葡萄	115	菠萝	150
草莓	105	猕猴桃	120
柿子	115	西瓜	180

* 按照市品可食部百分比折算。

表 7-12　肉类食物互换（市品相当于 50g 生鲜肉）

食物名称	市品重量（g）*	食物名称	市品重量（g）*
瘦猪肉（生）	50	羊肉（生）	50
猪排肉（生）	85	整鸡、鸭、鹅（生）	75
猪肉松	30	烧鸡、烧鸭、烧鹅	60
广式香肠	55	鸡肉（生）	50
肉肠（火腿肠）	85	鸡腿（生）	90
酱肘子	35	鸡翅（生）	80
瘦牛肉（生）	50	炸鸡	70
酱牛肉	35	鸭肉（生）	50
牛肉干	30	烤鸭	55

* 以可食部百分比及同类畜、禽生肉的蛋白折算，烤鸭、肉松、大排等食物能量密度较高，与瘦肉相比，提供等量蛋白质时，能量是其 2~3 倍，因此在选择这些食物时应注意总能量的控制。

表 7-13　鱼虾类食物互换（市品相当于 50g 可食部重量）

食物名称	市品重量（g）*	食物名称	市品重量（g）*
草鱼	85	大黄鱼	75
鲤鱼	90	带鱼	65
鲢鱼	80	鲅鱼	60
鲫鱼	95	墨鱼	70
鲈鱼	85	蛤蜊	130
鳊鱼（武昌鱼）	85	虾	80
鳙鱼（胖头鱼、花鲢鱼）	80	蟹	105
鲳鱼（平鱼）	70		

* 按照市品可食部百分比折算。

表 7-14　大豆类食物互换（市品相当于 50g 大豆的豆类食物）

食物名称	市品重量（g）*	食物名称	市品重量（g）*
大豆（黄豆、青豆、黑豆）	50	豆腐丝	80
北豆腐	145	素鸡	105
南豆腐	280	腐竹	35
内酯豆腐	350	豆浆	730
豆腐干	110		

* 豆制品按照与黄豆的蛋白质比折算。

表 7-15　乳类食物互换（市品相当于 100g 鲜牛奶的乳类食物）

食物名称	市品重量（g）*
鲜牛奶（黄羊奶）	100
奶粉	15
酸奶	100
奶酪	10

* 奶制品按照与鲜奶的蛋白质比折算。

4. 要因地制宜充分利用当地资源

我国幅员辽阔，各地的饮食习惯及物产不尽相同，只有因地制宜充分利用当地资源才能有效地应用膳食宝塔。例如，牧区奶类资源丰富，可适当提高奶类摄入量；渔区可适当提高鱼及其他水产品摄入量；农村山区则可利用山羊奶以及花生、瓜子、核桃、榛子等资源。在某些情况下，由于地域、经济或物产所限无法采用同类互换时，也可以暂用豆类代替乳类、肉类；或用蛋类代替鱼、肉；不得已时也可用花生、瓜子、榛子、核桃等坚果代替大豆或肉、鱼、奶等动物性食物。

5. 要养成习惯，长期坚持

膳食对健康的影响是长期的结果。将膳食宝塔应用于日常生活中的平衡膳食，需要自幼养成习惯，并坚持不懈，才能充分体现其对健康的重大促进作用。

平衡膳食宝塔提出了一个营养上比较理想的膳食模式。它所建议的食物量，特别是奶类与豆类食物的量可能与大多数人当前的实际膳食还有一定距离，对某些贫困地区来讲可能距离还很远，但为了改善中国居民的膳食营养状况，这是不可缺的。应把它看作一个奋斗目标，努力争取，逐步达到。

三、中国居民膳食营养素参考摄入量（DRIs）

人体每天都需要从膳食中获取各种营养物质，来维持其生存、健康和社会生活。如果长期摄取某种营养素不足或过多就可能发生相应的营养缺乏或过剩的危害。为了帮助人们合理的摄入各种营养素，从 20 世纪早期营养学家就开始建议营养素的参考摄入量，从 20 世纪 40 年代到 80 年代，许多国家都制定了各自推荐的营养素供给量。我国自 1955 年开始制定"每日膳食中营养素供给量（RDA）"作为设计和评价膳食的质量标准，并作为制订食物发展计划和指导食品加工的参考依据。

随着科学研究和社会实践的发展，特别是强化食品及营养补充剂的发展，国际上自 20 世纪 90 年代初期就逐渐开展了关于 RDA 的性质和适用范围的讨论。欧美各国先后提出了一些新的概念或术语，逐步形成了比较系统的新概念——膳食营养素参考摄入量（Dietary reference intakes，DRIs）。中国营养学会及时研究了这一领域的新进展，并结合我国的具体情况，于 2000 年 10 月提出了《中国居民膳食营养素参考摄入量（Chinese DRIs）》。

DRIs 是在 RDAs 基础上发展起来的一组每日平均膳食营养素摄入量的参考值，包括 4 项内容：平均需要量（EAR）、推荐摄入量（RNI）、适宜摄入量（AI）和可耐受最高摄入量（UL）。

（一）估计的平均需要量（EAR，Estimated Average Requirement）

EAR 是根据个体需要量的研究资料制订的，是根据某些指标判断可以满足某一特定性别，年龄及生理状况群体中 50% 个体需要量的摄入水平。这一摄入水平不能满足群体中另外 50% 个体对该营养素的需要。EAR 是制定 RDA 的基础。

（二）推荐摄入量（RNI，Recommended Nutrient Intake）

RNI 相当于传统使用的 RDA，是可以满足某一特定性别，年龄及生理状况群体中绝大多数（97%~98%）个体需要量的摄入水平。长期摄入 RNI 水平，可以满足身体对该营养素的需要，保持健康和维持组织中有适当的储备。

RNI 是以 EAR 为基础制定的。如果已知 EAR 的标准差 SD，则 RNI 定为 EAR 加两个标准差，即 RNI=EAR+2SD。如果关于需要量变异的资料不够充分，不能计算 SD 时，一般设 EAR 的变异系数为 10%，这样 RNI=1.2×EAR。

（三）适宜摄入量（AI，Adequate Intakes）

在个体需要量的研究资料不足不能计算 EAR，因而不能求得 RNI 时，可设定适宜摄入量（AI）来代替 RNI。AI 是通过观察或实验获得的健康人群某种营养素的摄入量。例如，纯母乳喂养的足月产健康婴儿，从出生到 4~6 个月，他们的营养素全部来自母乳。母乳中供给的营养素量就是他们的 AI 值。

AI 与 RNI 相似之处是二者都用作个体摄入的目标，能满足目标人群中几乎所有个体的需要。AI 和 RNI 的区别在于 AI 的准确性远不如 RNI，可能显著高于 RNI，因此使用 AI 时要比使用 RNI 更加小心。

（四）可耐受最高摄入量（UL，Tolerable Upper Intake Level）

UL 是平均每日可以摄入某营养素的最高量。这个量对一般人群中的几乎所有个体都不至于损害健康。如果某营养素的毒副作用与摄入总量有关，则该营养素的 UL 依据食物、饮水及补充剂提供的总量而定。如毒副作用仅与强化食物和补充剂有关，则 UL 依据这些来源来制定。许多营养素目前还没有足够的资料来制定其 UL 值。但这并不意味着过多摄入该营养素没有潜在的危害。

人体每天都需要从膳食中获得一定量的各种必需营养成分。一般情况下，当一个人群对某种营养素的平均摄入量达到 EAR 水平时，可以满足人群中 50% 个体的需要量；当摄入量达到 RNI 水平时，可以满足人群中绝大多数个体的需要量；摄入量在 RNI 和 UL 之间是一个安全摄入范围，一般不会发生缺乏也不会中毒；但当摄入量超过 UL 水平再继续增加，则产生毒副作用的可能性随之增加。见图 7-5。

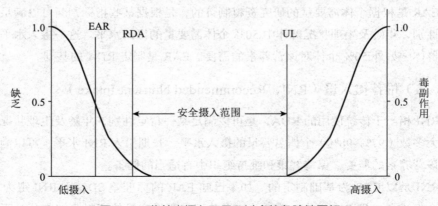

图 7-5 营养素摄入不足和过多的危险性图解

一、选择题

1. 营养学中的膳食结构是指（　　　）。

A. 食物内部的组织结构

B. 食物的化学组成

C. 组成膳食的食物种类

D. 居民消费的食物种类及其数量的相对组成

2.《中国居民平衡膳食宝塔》推荐平均每人日畜禽肉类摄入量为（　　　）。

A. 25g　　　　　　　B. 25~50g　　　　　　C. 50g　　　　　　D. 50~75g

3. 饮食结构类型的划分主要的依据是（　　　）。

A. 食物资源情况　　　　　　　　　B. 经济发展水平

C. 动物性食物和植物性食物比例　　D. 蛋白质的摄入量

4. 每人每日食盐的摄入量以不超过（　　）g 为宜。

A. 3　　　　　　　　B. 4　　　　　　　　C. 5　　　　　　　　D. 6

5. 可耐受最高摄入量为（　　　）。

A. AI　　　　　　　B. UL　　　　　　　C. RNI　　　　　　D. EAR

二、判断题

1. DRIs 是应用于健康人的膳食营养标准，也是为患有营养缺乏病的人设计的营养补充标准。（　　　）

2. 平衡膳食宝塔建议的各类食物的摄入量一般是指食物的熟重。（　　　）

3. 成人每天摄入蔬菜 300~500g 是适宜的。（　　　）

4. 对许多营养素来说，没有 UL 值意味着过多摄入这些营养素没有潜在的危险。（　　　）

5. 烹调油也应多样化，应经常更换种类，食用多种植物油。（　　　）

三、简答题

1. 世界不同地区的膳食结构可以分为哪几类？

2. 比较一下公共营养和社区营养有什么不同。

3. 膳食营养素参考摄入量（DRIs）的应用有哪些?

第八章
特定人群的营养与配餐

学习目标

1. 熟悉孕妇及乳母的营养平衡膳食原理与配餐要求。
2. 熟悉婴幼儿的营养平衡膳食原理与配餐要求。
3. 掌握儿童及青少年的营养与配餐需要。
4. 掌握老年人的营养与配餐需要。

● 引　言 ────────────

　　处于不同生理状态和不同年龄阶段的人群，对于膳食营养的需要有很大不同。本章分别详细讲述不同人群对于营养的需要和配餐举例，这些人群包括孕妇、乳母、婴幼儿、儿童、青少年、老年人等。每节详细介绍了各个人群的生理特点、营养摄入量、膳食安排和食谱编制举例。

第一节　孕妇及乳母的营养与配餐

一、孕妇的营养与配餐

（一）孕妇的生理特点

　　妇女从妊娠开始到哺乳终止期间，由于孕育胎儿、分娩及分泌乳汁的需要，母体要经受一系列的生理调整过程，对多种营养素的需要较正常时增加。

　　1. 新陈代谢的改变

　　从妊娠中期开始，孕妇的基础代谢率逐渐升高；到了妊娠晚期，基础代谢率增加 15%~20%。这样就需消耗更多的能量和各种营养素。

　　2. 体重增加

　　孕期母体体重增加非常明显，为 10~12.5kg，平均 11kg。增重过多或不足均对母体和胎儿不利。增加的体重中，水分约 7kg，脂肪约 3kg，蛋白质约 1kg。孕期母体增长包括两部分：妊娠的产物，如胎儿、胎盘、羊水；母体组织的增长。

　　不同 BMI（体重 / 身高）的妇女适宜的增重范围不同（见表 8-1）。

表 8-1　根据孕前 BMI 推荐的孕期体重增长范围

孕前体重 / 身高类别	孕期体重增长值（kg）
低（BMI < 19.8）	12.5~18.0

孕前体重 / 身高类别	孕期体重增长值（kg）
正常（BMI 19.8~26.0）	11.5~16.0
高（BMI 26.0~29.0）	7.5~11.5
肥胖（BMI > 29.0）	6.0~6.8

（二）孕妇的营养摄入

1. 孕妇的能量需要

妊娠对能量的需要量比平时要大，主要是由于要额外负担胎儿的生长发育、胎盘和母体组织的增长所需的能量。20 世纪 70 年代，根据 Hytten 和 Leitch 的推算和建议，正常妇女孕期应额外增加能量摄入约 33.5MJ（8000 kcal），这 33.5MJ 的能量是孕期母体增重 12.5kg 和出生婴儿体质量 3.3kg 的能量基础，且整个妊娠期都需要增加能量。1985 年以后 WHO 对上述建议值进行了修改，同时根据妊娠母体活动一般减少而节省了能量，建议孕期比非孕期增加 836.8kJ/d（200kcal/d）。20 世纪 80 年代中国妇幼营养学界的专家们对中国妇女能量消耗和需要量进行了大量的调查研究认为，孕妇于妊娠 4 个月起能量的推荐摄入量（RNI）为在非孕基础上增加 836.8kJ/d（200kcal/d）。

2. 孕妇的宏量营养素摄入

（1）蛋白质

在妊娠期间需要额外增加约 925g 蛋白质，供母体形成新组织和胎儿成长时的需要。在连续的每个 1/4 孕期内，孕妇体内蛋白质的日增加量分别为 0.6g、1.8g、4.8g 和 6.1g；分布在孕早、中、晚期的日增加量分别为 1g、4g、6g。假如蛋白质的利用率为 70%，估计一般孕妇在需要达到高峰时（孕晚期）需增加蛋白质 8.5g/d。如果妊娠蛋白质增长的变异系数为 15%，则孕期蛋白质推荐摄入量（RNI）的增加值在孕早、中、晚期分别为每天 5g、15g 及 20g，可基本满足所有健康妇女在孕期的需要。

孕妇饮食要多样化，以便摄入多种蛋白质，互相取长补短。一般来讲，蛋白质摄入量由非孕期的 65~80g/d，增加到 80~100g/d，其中 1/3 以上应是优质蛋白质（见表 8-2）。

表 8-2　正常妊娠过程中蛋白质贮存量（g）

	10 周	20 周	30 周	40 周
胎体	0.3	27	160	435
胎盘	2	16	60	100
羊水	0	0.5	2	3
子宫	23	100	139	154
乳房	9	36	72	81
血液	0	30	102	137
合计	34.3	209.5	535	910

（2）脂质

孕妇膳食中应有适量脂质，以保证胎儿神经系统发育和成熟，并促进脂溶性维生素的吸收。脂肪占能量的比重为 25%~30%，同时要考虑脂肪来源及组成。磷脂是脑细胞机构和功能成分，是脑细胞分裂加速的物质基础，花生四烯酸、二十二碳六烯酸为脑磷脂合成所必需，因此应注意它们的摄入，以促进胎儿的脑神经和智力发育。

（3）碳水化合物

碳水是能量的主要来源。葡萄糖为胎儿代谢所必需，用于胎儿呼吸，故应保持孕妇血糖的正常水平，以免胎儿血糖过低。

3. 孕妇的微量营养素摄入

（1）矿物质

钙　妊娠期间母体对钙的需要除了维持自身各项生理功能外，还应满足胎儿构造骨骼和牙齿时对钙的需求。一个成熟的胎儿体内约积累 30g 钙，在孕早、中、晚期日均积累量分别为 7mg、110mg 和 350mg。中国营养学会建议，妊娠期间钙的适宜摄入量（AI）为孕早期 800mg/d，孕中期 1000mg/d，孕晚期 1200mg/d。

据调查资料表明，我国妇女孕期膳食钙的实际摄入量偏低，一般为 500~800mg/d。虽然妊娠时钙的摄入量不足，对胎儿的体格发育无明显不良影响，但胎儿势必从母体的骨骼和牙齿中争夺大量的钙以满足自己的需要。此时母亲的钙代谢多为负平衡，结果是母亲易患者骨质软化症。

铁　妊娠期铁的需要增高，孕妇每日必须摄入一定量铁以补充自身消耗，同时需储备相当数量的铁以补偿分娩时由于失血而造成的铁的损失。同时胎儿在其生长发育过程中，除制造血液和肌肉组织需一定的铁外，还必须在肝内贮存一部分铁，以供胎儿出生后约半年内铁的消耗。为维持母体储存及预防铁缺乏的发生，妊娠期铁的摄入量应适当增加，适宜的摄入量（AI）为孕早期15mg/d，孕中期25mg/d，孕后期35mg/d。

膳食中铁的吸收率很低，我国膳食铁的来源多数为植物性食物所含的非血红素铁，估计膳食的吸收率不足10%，完全由膳食来供给孕妇铁，难于满足需要，应适当补充铁制剂或铁强化食品。

锌　据估计，妊娠期间储留在母体和胎儿组织中的总锌量为100mg，其中约53mg储存在胎儿体内。动物实验提供了大量关于母体锌摄入量充足促进胎儿生长发育和预防先天畸形的信息，但有关人体锌的研究尚无一致的意见。中国营养学会建议，锌的推荐摄入量（RNI）在孕早期为11.5mg/d，孕中、晚期为16.5mg/d，可满足母体及胎儿生长发育的需要。

碘　妊娠期甲状腺功能旺盛，碘的需求量也增加。妊娠期缺碘易发生甲状腺肿大，并影响胎儿身心发育，产生克汀病。妊娠早期如果未纠正碘缺乏，使胎儿甲状腺激素不足，严重影响胎儿中枢神经系统发育，可能会发生智力低下、听力障碍等，而且这种影响将是终生的。碘的推荐摄入量（RNI）为200μg/d。

（2）维生素

大量动物试验表明，母体维生素缺乏可导致胎儿生长发育迟缓及先天性畸形。

维生素A　妊娠期除了维持母体本身的健康和正常生理功能的需要外，胎儿还要储存一定量的维生素A于肝脏中。母亲的维生素A营养状况低下与贫困人群中的早产、宫内发育迟缓及婴儿低出生体质有关。我国孕期维生素A的推荐摄入量（RNI）为孕早期800μg/d，孕中、晚期900μg/d。

虽然维生素A是胎儿所必需的，但孕妇也不可摄入过多的维生素A。动物试验表明，母体摄入过多的维生素A有致畸作用，且能影响胎儿骨骼的正常发育，尤其是在孕早期。

维生素D　维生素D可促进钙的吸收和在骨骼中沉积，因而有促进妊娠期钙平衡的作用。各种形式的维生素D均可通过简单扩散经胎盘进入胎儿体内。妊娠期间维生素D缺乏可导致母亲和婴儿的多种钙代谢紊乱，包括新生儿低钙血症和手足抽搐、婴儿牙釉质发育不良以及母体骨质软化症。而给维生素D缺乏的孕妇补充维生素D 10μg/d，可降低新生儿低钙血症和手足抽搐及母亲骨软化症的发病率，补充较高剂量（25μg/d）则可增加婴儿出生后的身高及体质量。

虽然维生素D可在紫外光照射下由皮下合成，但在缺乏日光照射的地区，食源性的维生素 D 尤为重要。我国孕期维生素 D 推荐摄入量（RNI）在孕早期为 5μg/d，孕中、晚期为 10μg/d。维生素 D 强化奶是最重要的食物来源。应当注意的是，维生素 D 不能补充过多，有报道称，妊娠期维生素 D 摄入量过多可能是婴儿高血钙症的主要原因。

维生素 B_1 在妊娠期间母体新陈代谢增高，由于维生素 B_1 的需要量与新陈代谢成正比，故孕期维生素 B_1 的需要量亦增加。因维生素 B_1 不能在体内长期储存，因此足够的膳食摄入量十分重要。孕妇缺乏维生素 B_1 时母体可能没有明显的临床表现，但胎儿出生后却可能出现先天性脚气病。我国推荐的孕期维生素 B_1 摄入量（RNI）为 1.5mg/d。

叶酸 孕妇对叶酸的需要大大增加。叶酸对正常红细胞的形成有促进作用，缺乏时红细胞的发育与成熟受到影响，造成巨幼红细胞性贫血，发展中国家常见妊娠期巨幼红细胞性贫血。叶酸摄入量不足或者说营养状态不良的孕妇伴有多种负性妊娠结局，包括出生体质量低、胎盘早剥和神经管畸形。神经管畸形是新生儿常见的一种先天畸形，又称无脑儿、脊柱裂等。现在已有多项的研究证明，孕期叶酸摄入量是神经管畸形危险性的重要决定因素。一些研究结果还表明，如果在怀孕前后补充叶酸可预防大多数神经管畸形的发生与复发，叶酸的增补量为 400μg/d。需要明确的是，叶酸摄入量过高可掩盖维生素 B_{12} 缺乏的血液学指标，可能产生不可逆的神经系统损害而延误治疗，因此叶酸补充量应控制在 1mg/d 以下，目前我国孕妇推荐的摄入量（RNI）为 600μg/d。

维生素 C 维生素 C 是一种重要的保护性营养素，对胎儿的生长发育、造血系统的健全、机体的抵抗力等都有促进作用。妊娠期膳食中如果缺少维生素 C，可能造成流产和早产，胎儿出生后也易患贫血与坏血病，在各种传染病的流行季节，更应注意母亲膳食中维生素 C 的供给量水平。我国推荐的孕期维生素 C 摄入量（RNI）为孕早期 100mg/d，孕中、晚期 130mg/d，可满足胎儿和母体的需要（见表 8-3）。

表 8-3 美国成年妇女、孕妇和乳母的推荐膳食供给量与非孕成年妇女的比较

	成年妇女 （25~49 岁）	孕妇 （妊娠晚期）	乳母[a]	超过非孕成年妇女 供给量的百分比	
				妊娠（%）	哺乳（%）
能量（kJ）	9025	10460	11297	14	23
蛋白质（g）	50	60	65	20	30
维生素 A（RE，μg）	800	800	1300	0	33

	成年妇女 （25~49岁）	孕妇 （妊娠晚期）	乳母 [a]	超过非孕成年妇女 供给量的百分比	
				妊娠（%）	哺乳（%）
维生素 D（μg）	5	10	10	100	100
维生素 E（TE, mg）	8	10	12	25	50
抗坏血酸（mg）	60	70	95	16	58
维生素 B_1（mg）	1.1	1.5	1.6	35	45
维生素 B_2（mg）	1.3	1.6	1.8	23	38
尼克酸（NE, mg）	15	17	20	14	33
维生素 B_6（mg）	1.6	2.1	2.1	31	31
叶酸（μg）	（180）[b]	400	（280）[b]	–	–
维生素 B_{12}（μg）	2	2.2	2.6	10	30
钙（mg）	800	1200	1200	50	50
磷（mg）	800	1200	1200	50	50
铁（mg）	15	30 [c]	15	100	0
锌（mg）	12	15	19	25	58
碘（μg）	150	175	200	16	33
硒（μg）	55	65	75	20	36

注：a. 哺乳的头 6 个月。

b. 现行美国公共卫生服务处对育龄妇女的推荐量为 400μg/d。

c. 妊娠所增加的铁需要量，通常不能通过普通的美国膳食或体内贮存得到满足，因而推荐每天补充 30mg 元素铁。

（三）孕妇的膳食安排

1. 孕前期妇女膳食指南

（1）多摄入富含叶酸的食物或补充叶酸

妊娠的头 4 周是胎儿神经管分化和形成的重要时期，此期叶酸缺乏可增加胎儿发生神经管畸形及早产的危险。育龄妇女应从计划妊娠开始尽可能早地多摄取富含叶酸的食物及从孕前 3 个月开始每日补充叶酸 400μg，并持续至整个孕期。

（2）常吃含铁丰富的食物

孕前缺铁易导致早产、孕期母体体重增长不足以及新生儿低出生体重，故孕前女性应储备足够的铁为孕期利用。建议孕前期妇女适当多摄入含铁丰富的食物，缺铁或贫血的育龄妇女可适量摄入铁强化食物或在医生指导下补充小剂量的铁剂。

（3）保证摄入加碘食盐，适当增加海产品的摄入

妇女围孕期和孕早期碘缺乏均可增加新生儿将来发生克汀病的危险性。因此孕前和孕早期除摄入碘盐外，还建议每周至少摄入一次富含碘的海产食品。

（4）戒烟、禁酒

夫妻一方或双方经常吸烟或饮酒，不仅影响精子或卵子的发育，造成精子或卵子的畸形，而且影响受精卵在子宫的顺利着床和胚胎发育，导致流产。酒精可以通过胎盘进入胎儿血液，造成胎儿宫内发育不良、中枢神经系统发育异常、智力低下等。

2. 孕早期妇女膳食指南

（1）膳食清淡、适口

清淡、适口的膳食有利于降低怀孕早期的妊娠反应，使孕妇尽可能多地摄取食物，满足其对营养的需要。

（2）少食多餐

怀孕早期反应较重的孕妇，不必像常人那样强调饮食的规律性，应根据孕妇的食欲和反应的轻重及时进行调整，采取少食多餐的办法，保证进食量。

（3）保证摄入足量富含碳水化合物的食物

怀孕早期应尽量多摄入富含碳水化合物的谷类或水果，保证每天至少摄入 150g 碳水化合物（约合谷类 200g）。

（4）多摄入富含叶酸的食物并补充叶酸

怀孕早期叶酸缺乏可增加胎儿发生神经管畸形及早产的危险。妇女应从计划妊娠开始尽可能早地多摄取富含叶酸的食物。受孕后每日应继续补充叶酸 400μg，至整个孕期。

（5）戒烟、禁酒

孕妇吸烟或经常被动吸烟可能导致胎儿缺氧和营养不良、发育迟缓。

3. 孕中、末期妇女膳食指南

（1）适当增加鱼、禽、蛋、瘦肉、海产品的摄入量

鱼、禽、蛋、瘦肉是优质蛋白质的良好来源，其中鱼类还可提供（n–3）多不

饱和脂肪酸，蛋类尤其是蛋黄是卵磷脂、维生素 A 和维生素 B_2 的良好来源。

（2）适当增加奶类的摄入

奶或奶制品富含蛋白质，对孕期蛋白质的补充具有重要意义，同时也是钙的良好来源。

（3）常吃含铁丰富的食物

从孕中期开始孕妇血容量和血红蛋白增加，同时胎儿需要铁储备，宜从孕中期开始增加铁的摄入量，必要时可在医生指导下补充小剂量的铁剂。

（4）适量身体活动，维持体重的适宜增长

孕妇应适时监测自身的体重，并根据体重增长的速率适当调节食物摄入量。也应根据自身的体能每天进行不少于 30 分钟的低强度身体活动，最好是 1~2 小时的户外活动，如散步、做体操等。

（5）禁烟戒酒，少吃刺激性食物

烟草、酒精对胚胎发育的各个阶段都有明显的毒性作用，如容易引起早产、流产、胎儿畸形等。有吸烟、饮酒习惯的妇女，孕期必须禁烟戒酒，并要远离吸烟环境。

具体的孕期合理膳食组成，可参考表 8-4，并做到食物来源多样化。

表 8-4　孕期合理膳食构成（g/d）

食物类别	孕早期	孕中期	孕晚期
粮谷类	200~300	400~500	400~500
大豆及制品	50~100	100	150
肉蛋禽鱼	150~200	150~200	150~200
蔬菜（绿叶）	300~400	500	500
水果	50~100	100~200	100~200
牛奶	200~250	250	250
植物油	20	25	25

（四）孕妇食谱编制举例

1. 孕早期食谱

早餐：牛奶 250ml，白糖 10g；馒头：标准粉 100g；酱猪肝：10g；芝麻酱：10g；水果（苹果、梨等）一小半或者一半。

午餐：米饭：大米 100g；豆腐干炒芹菜：芹菜 100g、豆腐干 50g；排骨烧油菜：

排骨 50g、油菜 100g；蛋花汤：鸡蛋 50g、紫菜 5g。

午餐后可加点：草莓 100g，面包 50g。

晚餐：二米饭：大米 50g，小米 25g；鲜菇鸡片：鸡胸片 50g，鲜蘑菇 50g；海蛎肉 20g；生菜 200g。

晚点：牛奶 250ml。

2. 孕中期营养食谱

早餐：豆浆 250g，生煎馒头 50g。

间点：葡萄 100g。

午餐：米饭（大米）100g；五香牛肉：牛肉 100g；炒草头：草头 150g；番茄蛋汤（番茄 50g，鸡蛋 50g）。

间点：鲜肉月饼 50g。

晚餐：米饭（大米）150g，蘑菇炒青菜（蘑菇 50g，青菜 150g），烧鲫鱼（鲫鱼 100g）。

间点：葡萄 100g。

烹调用油 30g，白糖 20g，食盐及调味品适量。

3. 孕晚期营养食谱

早餐：牛奶 250g，小笼包 100g。

间点：豆浆 250g，面包 25g。

午餐：米饭（大米）100g，清炖鸡（鸡块 100g），炒芹菜（芹菜 100g），鸡血豆苗汤（鸡血 50g，豌豆苗 100g）。

间点：豆沙包 50g，柑橘 150g。

晚餐：米饭（大米）100g，炒菠菜（菠菜 150g），茄汁大排（番茄 100g，大排 100g），紫菜虾米汤（紫菜 10g，虾米 10g）。

烹调用油 30g，食糖 10g，食盐及调味品适量。

二、乳母的营养与配餐

（一）乳母的生理特点

随着胎儿的娩出，产妇即进入以乳汁哺育婴儿的哺乳期。哺乳期妇女表现出以下生理特点。

1. 血中激素水平急剧降低

胎盘生乳素在 1 天之内，雌激素、孕激素在 1 周之内降到妊娠之前正常水平。

2. 基础代谢率增高

一般基础代谢比未哺乳妇女高 20%，以保证自身机体的恢复和哺乳的顺利完成。为了保证分泌优质的乳汁，母体对能量、优质蛋白质、脂肪、无机盐、维生素和水的需求均相应增加。

3. 身体状态的恢复

母体的子宫及其附件将逐渐恢复孕前状态，而乳房则进一步加强它的活动。喂哺有利于使产后妇女性器官和机体有关部分更快地复原。

在怀孕期间，母体在正常条件下可储备约 6kg 的体脂，在哺乳过程中可以逐步消耗，故一部分母亲在喂哺一年后可以恢复孕前的体重，一部分母体可因哺乳而使体重比原来减少。

4. 乳汁分泌量逐渐增多

分娩后，随着雌激素水平的下降，垂体分泌的催乳激素却持续升高，而高水平的催乳激素是乳汁分泌的基础。

5. 体内钙大量消耗

哺乳 6 个月，乳母通过乳汁丢失的钙量约为 50g，约占母体总钙量的 5%。因此，若钙的摄入量不足，易发生乳母的骨质疏松问题。

（二）乳母的营养摄入

1. 乳母的能量摄入

哺乳期母体对能量需要量较大。因为乳母除了要满足自身能量需要外，还要供给乳汁所含的能量和分泌乳汁过程本身需要的能量。

乳母合成 1 升乳汁约需要 900kcal 能量，因为每升乳汁含能量 700kcal，机体转化乳汁效率约 80%，故共需约 900kcal 才能合成 1L 乳汁。虽然妇女在正常怀孕条件下，其脂肪储备可为泌乳提供约 1/3 的能量，但是另外的 2/3 需要由膳食提供。

中国营养学会 2000 年提出的乳母每日能量推荐摄入量，在正常成年妇女的基础上每日增加 500kcal，其中最好有 100kcal 来自蛋白质。

2. 乳母的蛋白质摄入

乳母的蛋白质营养状况对乳汁分泌能力影响很大。如果膳食中蛋白质的质和量不理想，可使乳汁的分泌量减少，并影响到乳汁中蛋白质氨基酸的组成，所以供给乳母足量、优质的蛋白质就显得非常重要。泌乳过程可使体内氮代谢加速，产后 1

个月之内，如摄入常量蛋白质，产妇仍呈负氮平衡，故需要补充蛋白质。体内多余的氮储存能刺激乳腺分泌，增加泌乳量。按我国营养协会的建议，乳母应每日增加蛋白质 20g。某些富含蛋白质的食品，如牛肉、鸡蛋、肝和肾等，有促进泌乳的作用。

3. 乳母的脂肪摄入

母乳中脂肪含量可受婴儿吮吸的影响而发生变化，每次哺乳过程中后段乳中脂肪含量比前段高。乳母热能的摄入和消耗相等时，乳汁中脂肪酸与膳食脂肪酸的组成相似，乳中脂肪含量与乳母膳食脂肪的摄入量有关。脂类与婴儿脑发育有密切关系，尤其是其中不饱和脂肪酸，如 22 碳 6 烯酸（DHA），对中枢神经发育特别重要，脂溶性维生素的吸收也需要脂类，所以乳母膳食中要有适量的脂类，并且动物与植物脂肪应适当搭配。

目前我国还没有关于脂肪的每日推荐供给量，但其所供给的能量应低于总摄入能量的 1/3。乳母摄入脂肪的量以占总能量的 27% 为合适。

4. 乳母的碳水化合物摄入

乳母膳食中，建议碳水化合物应提供 55%~65% 的膳食总能量。

5. 乳母的矿物质摄入

乳母钙的需要量是指维持母体钙平衡的量和乳汁分泌所需钙量之和。如果母亲膳食钙摄入量不能满足需要，母体就会动用骨髓中的钙用于维持乳汁中钙水平的稳定。其结果乳母可因缺钙而患骨质软化症，常常出现腰腿酸痛、抽搐等症状。为了保证乳汁中钙含量的稳定及母体钙平衡，应增加乳母钙的摄入量。乳母膳食钙参考摄入量为每日 1200mg，可耐受最高摄入量为每日 2000mg。通常日常膳食很难达到上述的参考摄入量，因此需要增加奶类及奶制品的摄入量，还要多注意选用富含钙的食物或骨粉等，也可在保健医生的指导下，补充适量的钙剂也是有益的。此外，还要注意补充维生素 D（多晒太阳或服用鱼肝油等），以促进钙的吸收。

母乳中铁含量很低，增加乳母膳食铁的摄入量虽然可升高乳母血清中铁的水平，但对乳汁中铁含量的影响不明显。为了防止乳母发生贫血，应注意铁的补充，膳食中应多供给富含铁的食物。乳母膳食铁的适宜摄入量为每日 25mg，可耐受的最高摄入量为每日 50mg。通过日常膳食虽可以达到上述的适宜摄入量，但是由于铁的利用率低，特别是植物性食物来源的铁，故仍需要另行补充以预防缺铁性贫血的发生。

锌与婴儿的生长发育及免疫功能有密切关系，可有助于增加乳母对蛋白质的吸收和利用，乳汁中锌含量受乳母膳食锌摄入量的影响。乳母膳食锌的参考摄入量为每日 21.5mg，可耐受最高摄入量为每日 35mg。

由于乳母的基础代谢率和能量消耗增加，碘的摄入量也应随之增加。乳汁中碘含量高于母体血浆中碘的浓度，乳母摄入的碘可立即出现在母乳中。我国营养学会建议乳母膳食碘的参考摄入量为每日 200μg，可耐受最高摄入量为每日 1000μg。多吃海带、紫菜等海产品可增加碘的摄入量。

6. 乳母的维生素摄入

乳母膳食维生素 A 的推荐摄入量为每日 1200μg（合 4000 国际单位），可耐受最高摄入量为每日 3000μg。我国膳食中维生素 A 一般供应不足，因此乳母需要注意膳食的合理搭配，多选用富含维生素 A 的食物。

乳母膳食维生素 D 推荐摄入量为每日 10μg（合 400 国际单位），可耐受最高摄入量为每日 50μg。我国日常膳食中富含维生素 D 的食物很少，应通过多晒太阳来改善维生素 D 的营养状况，必要时可补充维生素 D 制剂，但必须根据医生指导，因为补充维生素 D 过量也有害。乳汁中维生素 D 含量很低，婴儿通过多晒太阳或补充鱼肝油或其他维生素 D 制剂方能满足需要。

维生素 E 能促进乳汁分泌，乳母维生素 E 适宜摄入量为每日 14mg α－生育酚当量，通过多吃植物油，特别是豆油、葵花籽油和豆类，能够满足需要。

维生素 B_1 是乳母膳食中很重要的维生素，能促进食欲和乳汁分泌，如果乳母膳食中缺乏这种维生素，会导致其在乳汁中缺乏，严重时引起婴儿脚气病，应特别注意乳母维生素 B_1 的供给。乳母膳食维生素 B_1 和维生素 B_2 的参考摄入量分别为每日 1.8mg 和 1.7mg，通过日常膳食都不易达到，应增加富含维生素 B_1 摄入量，如通过多吃瘦猪肉、粗粮和豆类等增加维生素 B_1 摄入量，多吃肝、奶、蛋以及蘑菇、紫菜等食物可改善维生素 B_2 的营养状况。

乳母膳食烟酸参考摄入量为每日 18mg，通过膳食合理搭配通常能够满足需要，烟酸可耐受最高摄入量为每日 35mg。

乳母的叶酸需要量也高于正常未孕妇女，膳食叶酸参考摄入量为每日 500μg 叶酸当量，可耐受最高摄入量为每日 1000μg。

乳母膳食维生素 C 的推荐摄入量为每日 130mg，只要经常吃新鲜蔬菜与水果，特别是鲜枣与柑橘类等，容易满足需要，维生素 C 的可耐受最高摄入量每日 ≤ 1000mg。

7. 乳母的水分摄入

乳母每天摄入的水量与乳汁分泌量有密切的关系。当水分不足时，可使乳汁的分泌量减少，所以乳母每天应多喝水，还要多吃流质的食物如肉汤、各种粥等，用以补充乳汁中的水分。

（三）乳母的膳食安排

1. 增加鱼、禽、蛋、瘦肉及海产品摄入

动物性食品如鱼、禽、蛋、瘦肉等可提供丰富的优质蛋白质，乳母每天应增加总量为100~150g的鱼、禽、蛋、瘦肉，其提供的蛋白质应占总蛋白质的1/3以上。

2. 适当增饮奶类，多喝汤水

奶类含钙量高，易于吸收利用，是钙的最好食物来源。乳母每日若能饮用牛奶500mL，则可从中得到约600mg优质钙。必要时可在保健医生的指导下适当补充钙制剂。

3. 产褥期食物多样，不过量

产褥期的膳食同样应是多样化的平衡膳食，以满足营养需要为原则，无须特别禁忌。要注意保持产褥期食物多样充足而不过量。产褥期要重视蔬菜水果摄入。

4. 忌烟酒，避免喝浓茶和咖啡

乳母吸烟（包括间接吸烟）、饮酒对婴儿健康有害，哺乳期应继续忌烟酒、避免饮用浓茶和咖啡。

5. 科学活动和锻炼，保持健康体重

哺乳期妇女除注意合理膳食外，还应适当运动及做产后健身操，这样可促使产妇机体复原，保持健康体重。哺乳期妇女进行一定强度的、规律性的身体活动和锻炼不会影响母乳喂养的效果（表8-5）。

表8-5　乳母合理膳食的构成[3]　　　　　　　　（单位：g/d）

食物种类	数量	食物种类	数量
粮谷类	500	蔬菜（绿叶）	500
大豆及制品	50~100	水果	100~200
畜禽鱼肉	150~200	食糖	20
蛋类	100~150	烹调油	20~30
牛奶	200~500	水或汤	+1000

（四）乳母食谱编制举例

乳母一天食谱举例见表8-6。

表8-6 乳母一天食谱举例

餐别	周一	
	食物名称	原料名称
早餐	牛奶冲燕麦片	牛奶 1 袋 燕麦片 15g
	苹果（加热）	苹果 1 个
	包子	3 个左右
午餐	鸡汤挂面	挂面 110g、鸡肉 50g、青笋、菜花、豆腐干 30g、芹菜、香菇、青菜、油 9g
加餐	饼干、煮鸡蛋	煮鸡蛋 1 个
晚餐	营养八宝粥	以小米为主附加黑米、花生米、红豆、黑豆、薏米等
	酱牛肉炒油菜心	牛肉 30g、菜心、油 8g
	西红柿炒鸡蛋	鸡蛋 1 个
	馒头	1 个
加餐	香蕉、牛奶	香蕉 1 个、牛奶 1 袋

第二节 婴幼儿的营养与配餐

一、婴幼儿的生理特点

（一）婴幼儿的生长发育

婴儿的年龄指从出生到满 1 周岁。在这个阶段，婴儿需经过从母体内生活到母体外生活；从完全依赖母乳营养，到依赖母乳以外的其他食物营养的转变。婴儿期是人生中生长发育的第一个高峰期，其身高、体重都呈迅猛增长状态。在 0~6 个月阶段，婴儿的体重平均每月增加 0.6kg；6~12 个月阶段，体重平均每月增加 0.5kg；到 1 岁时，婴儿体重将增加至出生时的 3 倍（9kg 以上）；身长将增加至出生时的 1.5倍（平均 75cm）。

幼儿期指 1 周岁到 3 周岁。此阶段生长发育没有婴儿迅猛，但仍是人生中旺盛

221

的时期。体重每年增加约 2kg，身长第二年增长 11~13cm，第三年增长 8~9cm。同时有智力和语言能力的发展。

（二）婴幼儿的消化能力

婴幼儿的消化系统处于发育的初始阶段，各项功能还不完善，因此对食物的消化、吸收和排泄能力均不强，不恰当的喂养易致功能紊乱和营养不良。

1.感官功能

新生儿有嗅觉和味觉，但味觉到 3 个月时才灵敏，在这 3 个月中，婴儿很容易习惯各种口味。但婴儿的口腔黏膜非常柔软，应注意不能进食过热过硬的食物。

2.唾液

唾液淀粉酶在喂奶期是不需要的，一旦添加了谷物，该酶会急剧增加。到 3~4 个月时，唾液腺逐渐发育完善，所以在 4 个月以前，最好不添加谷类辅食。

3.胃容量

新生儿胃容量小，且贲门功能还不健全，括约肌关闭不紧；再加上婴儿有生理性吞气，所以吃奶后稍有震动，容易发生吐奶现象。婴幼儿的胃容量变化为：新生儿 25~50mL，1 个月 90mL，6 个月 160~200mL，12 个月 300~500mL，2 岁 600~700mL。

4.牙齿及消化功能

幼儿在 2 岁半前出齐全部 20 颗乳牙，但牙齿仍然处于生长阶段，咀嚼功能还未完全形成（表 8-7）。婴儿胃液分泌量比成人少，胃液中胃酸和胃蛋白酶含量均不及成人，婴儿对蛋白质要分解成多肽吸收，所以过早补充食物蛋白，容易发生过敏。幼儿在 1 岁后，消化液中的胰蛋白酶、糜蛋白酶、脂肪酶等活性接近成人水平，1 岁半时，胃蛋白酶分泌达成人水平。故对婴幼儿来说，最好每日饮食上采用少量多次的方式[3]。

表 8-7　乳牙萌出的一般顺序

种类	数目	出牙时间	总数
下中门齿	2	6~10 个月	2
上中门齿	2	8~10 个月	4
上侧门齿	2	10~13 个月	6
下侧门齿	2	10~14 个月	8
第一乳磨齿	4	13~17 个月	12

种类	数目	出牙时间	总数
尖齿	4	18~24 个月	16
第二乳磨齿	4	20~28 个月	20

二、婴幼儿的营养摄入

（一）婴幼儿的能量摄入量

2000 年中国营养学会《中国居民膳食营养素参考摄入量》中，提出 0~6 个月婴儿的能量适宜摄取量（AI）为 0.40MJ（95kcal）/（kg 体重）可满足需要。幼儿能量的每日推荐摄取量（RNI）为：1~2 岁为男童 4.60MJ（1100kcal）/d，女童 4.40MJ（1050kcal）/d。2~3 岁为男童 5.02MJ（1200kcal）/d，女童 4.81MJ（1150kcal）/d。

能量摄入不足会导致婴幼儿生长发育迟缓、消瘦、抵抗力下降，严重时危及生命；能量摄入过多则会导致婴幼儿肥胖。1 周岁时体重超过 12kg 的，成年后肥胖的可能性高于普通婴儿。

（二）婴幼儿的蛋白质摄入量

婴幼儿的正常新陈代谢、各种组织器官的成熟和身体的生长发育都离不开蛋白质的支持。

2000 年中国营养学会制定的《中国居民膳食营养素参考摄入量》中，提出的婴幼儿蛋白质推荐摄入量（RNI）为：婴儿 1.5~3.0g/（kg · d）；1~2 岁幼儿为 35g/d；2~3 岁幼儿为 40g/d。在婴幼儿膳食中，要求优质蛋白质达到总量的 1/2~2/3。

（三）婴幼儿的脂肪摄入量

各种脂肪酸和脂类也是婴幼儿生长发育所必需的。必需脂肪酸是婴幼儿神经系统的发育所必需的，其所提供的热量应不低于总热量的 1%~3%。宝宝如摄入过多的脂肪，会导致消化不良、食欲不振及肥胖等病症。2000 年中国营养学会制定的《中国居民膳食营养素参考摄入量》中，提出的婴幼儿膳食中脂肪摄入量占总能量的百分比为：6 个月以内 45%~50%，6 月龄 ~2 岁为 35%~40%，2 岁以上为 30%~35%。

（四）婴幼儿的碳水化合物摄入量

由母乳喂养的宝宝，其所需热量的一半都来自碳水化合物。如果宝宝的饮食中缺少碳水化合物，会引发酮症。新生宝宝可以消化淀粉、乳糖、葡萄糖、蔗糖等糖类。宝宝能够充分吸收母乳中的乳糖，因为宝宝体内的乳糖酶的活性比成人的要高。宝宝在 4 个月左右就能够较好地消化淀粉类食品。婴儿碳水化合物所供热能应占总热能的 40%~50%，随着年龄的增长，可提高至 50%~60%。

（五）婴幼儿的微量元素摄入量

1. 钙

刚出生时婴儿体内的含钙量约占体重的 0.8%（25g），至成年时含钙量可达体重的 1.5%~2.0%（900~1200g），钙在体内主要是作为骨骼和牙齿的主要成分。如果婴幼儿期缺钙，会导致生长发育迟缓、牙齿不整齐、低钙性抽筋以及出现软骨病。2000 年中国营养学会提出婴幼儿钙的适宜摄取量（AI）为：0~6 个月 300mg/d，6~12 个月 400mg/d，1~3 岁 600mg/d。

2. 铁

铁是构成血红蛋白、肌红蛋白、细胞色素及过氧化氢酶等的重要成分。2000 年中国营养学会推荐婴幼儿铁的适宜摄取量（AI）为：6 个月以内 0.3mg/d；6~12 个月 10mg/d，1 岁以上幼儿 12mg/d。

3. 锌

锌是蛋白质、核酸合成代谢过程中重要酶的组成成分。2000 年中国营养学会提出锌的每日推荐摄入量（RNI）为：6 个月以内为 1.5mg，6~12 个月为 8mg，1~3 岁为 9mg。表 8-8 展示了婴幼儿期常量元素和微量元素参考摄入量。

表 8-8　婴幼儿期常量元素和微量元素参考摄入量（RNI 或 AI）

年龄（岁）	钙 AI（mg）	磷 AI（mg）	钾 AI（mg）	钠 AI（mg）	镁 AI（mg）	铁 AI（mg）	碘 RNI（μg）	锌 RNI（mg）	硒 RNI（μg）	铜 AI（mg）	氟 AI（mg）	铬 AI（μg）
0~0.5	300	150	500	200	30	0.3	50	1.5	15（AI）	0.4	0.1	10
0.5~1	400	300	700	500	70	10	50	8.0	20（AI）	0.6	0.4	15
1~3	600	450	1000	650	100	12	50	9.0	20	0.8	0.6	20

（六）婴幼儿的维生素摄入量

1. 维生素 A

与婴幼儿的视觉形成、上皮生长分化、骨骼发育等有关。2000 年中国营养学会推荐婴幼儿维生素 A 的适宜摄取量（AI）为：每日 400μg 视黄醇当量。

2. 维生素 D

可促进钙、磷的吸收，与婴幼儿骨骼及牙齿的形成有关。2000 年中国营养学会推荐婴幼儿维生素 D 的适宜摄取量（AI）为：每日 10μg（400IU）。

3. 维生素 K

新生儿和婴儿尤其是单纯母乳喂养儿较易出现维生素 K 缺乏，从而导致新生儿患上低凝血酶原血症。因此，应注意及时给婴儿添加含维生素 K 丰富的辅食（如猪肝、菜汁、菜泥）及强化维生素 K 的食品。为防止新生儿发生低凝血酶原血症，可肌内注射 1mg 维生素 K。

4. B 族维生素

婴幼儿生长发育迅速，对 B 族维生素的需要量随热能摄入量的增加而增加。

5. 维生素 C（抗坏血酸）

母乳喂养的婴儿一般不缺维生素 C。牛乳因杀菌时破坏了维生素 C，需要适当补充。2000 年中国营养学会推荐婴幼儿维生素 C 的推荐摄入量（RNI）为：40mg/d（6 个月以内），50mg/d（6~12 个月），60mg/d（1~3 岁）。早产儿：给 100mg/d 比较适宜。

表 8-9 展示了婴幼儿时期维生素参考摄入量。

表 8-9　婴幼儿期维生素参考摄入量（RNI 或 AI）

年龄（岁）	维生素 A AI（μgRE）	维生素 D RNI（μg）	维生素 E AI（mga-TE）	硫胺素 RNI（mg）	核黄素 RNI（mg）	维生素 B$_6$ AI（mg）	维生素 C RNI（mg）	泛酸 AI（mg）	叶酸 RNI（μgDFE）	烟酸 RNI（mgNE）
0~0.5	400	10	3	0.2（AI）	0.4（AI）	0.1	40	1.7	65（AI）	2（AI）
0.5~1	400	10	3	0.3（AI）	0.5（AI）	0.3	50	1.8	80（AI）	3（AI）
1~3		10	4	0.6	0.6	0.5	60	2.0	150	6

三、婴幼儿的膳食安排

（一）纯母乳喂养

母乳是 6 个月龄之内婴儿最理想的天然食品，非常适合于身体快速生长发育、生理功能尚未完全发育成熟的婴儿。纯母乳喂养能满足 6 个月龄以内婴儿所需要的全部液体、能量和营养素。通常情况下，婴儿添加辅助食品的时间为 4~6 个月。添加辅助食品时，应优先添加米粉糊、麦粉糊、粥等淀粉类，它们不仅能为婴儿提供能量，并能训练婴儿的吞咽功能。

（二）产后尽早开奶，初乳营养最好

初乳对婴儿十分珍贵，对婴儿防御感染及初级免疫系统的建立十分重要。尽早开奶可减轻婴儿生理性黄疸、生理性体重下降和低血糖的发生。产后 30 分钟即可喂奶。

（三）尽早抱婴儿到户外活动或适当补充维生素 D

母乳中维生素 D 含量较低，家长应尽早抱婴儿到户外活动，适宜的阳光会促进皮肤维生素 D 的合成；也可适当补充富含维生素 D 的制剂。

（四）给新生儿和 1~6 月龄婴儿及时补充适量维生素 K

由于母乳中维生素 K 含量低，为了预防维生素 K 缺乏相关的出血性疾病，应及时给新生儿和 1~6 月龄婴儿补充维生素 K。

（五）不能用纯母乳喂养时，宜首选婴儿配方食品喂养

婴儿配方食品是除了母乳外，适合 0~6 月龄婴儿生长发育需要的食品，其营养成分及含量基本接近母乳。

（六）定期监测生长发育状况

身长和体重等生长发育指标反映了婴儿的营养状况，父母可以在家里对婴儿进行定期的测量，了解婴儿的生长发育是否正常。

（七）幼儿膳食

幼儿膳食是从婴儿期以乳类为主，过渡到以奶、蛋、鱼、肉及蔬菜、水果为辅的混合膳食，最后达到谷类为主的平衡膳食。其烹调方法应与成人有别，与幼儿的消化、代谢能力相适应，故幼儿膳食以软饭、碎食为主。

四、婴幼儿食谱编制举例

（一）配餐食谱示例

早餐：牛乳 50g、蛋黄 25g、大米粥 25g。

加餐：水果泥 50g。

午餐：软米饭 50g、蔬菜猪肝泥 50g、清蒸鱼肉 50g。

加餐：蛋糕 50g、香蕉 50g、牛乳 200g。

晚餐：豆腐玉米羹 50g、包子 50g。

加餐：麦粉糊 50g、水果泥 50g、牛乳 100g。

（二）营养评析

上文中的配餐营养齐全、搭配合理。食物质地软烂，易于吸收。

蔬菜猪肝泥富含蛋白质、维生素 A、铁、钙等维生素和矿物质，补充生长所需营养。清蒸鱼肉，肉质细腻，易于吞咽，富含优质蛋白质。豆腐玉米羹，香醇黏稠，易于吸收，富含 B 族维生素和植物蛋白。水果泥补充所需维生素。

本餐餐次合理，营养充足，满足能量需求[22]。

第三节 儿童及青少年的营养与配餐

一、学龄儿童的营养与配餐

（一）学龄儿童的生理特点

学龄期是指 7~12 岁的阶段。处于此阶段的儿童生长快速，每年身高增长 5~6cm，并且在此阶段的后期身高增长快于前期；体重每年增加 2~3kg。肌肉组织开始加速发育。

（二）学龄儿童的营养摄入

学龄儿童活泼好动，体力和脑力消耗较大。2000 年中国营养学会《中国居民膳食营养素参考摄入量》中提出学龄儿童能量的推荐摄入量（RNI）为 7.10~10.04MJ/d（1700~2400kcal/d），男童高于女童。蛋白质的推荐摄入量（RNI）为 60~75g/d，其中来源于动物性的蛋白质应占一半。脂肪提供的能量占总能量的比例为 25%~30%，并适当配比含（Ω-6）多不饱和脂肪酸的植物油和含（Ω-3）多不饱和脂肪酸的鱼类等水产品的动物性脂肪，使二者比例在（4~6）:1。

（三）学龄儿童的膳食安排

学龄儿童膳食上应吃粗细搭配的多种食物，取得平衡膳食。早餐要吃好，占全日能量的 1/3 为宜，以保证上午学习所需的充足能量。每日至少饮 300mL 牛奶，吃 1~2 个鸡蛋，动物性食物 100~150g，谷类及豆类 300~500g。注意控制零食和食糖的摄入。

（四）食谱编制举例

1. 配餐食谱示例

早餐：肉包子 50g、豆浆 50g、鸡蛋 50g。

加餐：果汁 125mL、饼干 50g。

午餐：米饭 75g、小鸡炖蘑菇 200g（鸡肉 150g、蘑菇 50g）、红烧茄子 100g、拌海带丝 25g、豆腐菠菜汤 100g（豆腐 50g、菠菜 50g）。

加餐：牛肉干 100g、蛋糕 100g。

晚餐：排骨蔬菜面条 100g、玉米粥 50g。

加餐：牛乳 125mL、土豆饼 100g。

2. 营养评析

拌海带丝，清爽可口。海带当中富含碘、锌、铁等多种矿物质，促进大脑发育。豆腐菠菜汤，去除草酸（将菠菜用开水焯一遍）后的汤中，营养更加均衡，铁、钙含量丰富，味道鲜美。

本配餐米、面、玉米粥，粗细搭配，并且能量充足，满足身体发育所需，餐次合理，及时补充能量。荤素搭配合理，蔬菜与水果丰富，满足矿物质需求[22]。

二、青少年的营养与配餐

（一）青少年的生理特点

青少年期是指 12~18 岁阶段，包括少年期及青春发育期，相当于初中和高中时期。青春期是一生发育突飞猛进阶段，也是生长发育最后阶段。此期身体生长发育迅速，生殖器官和性功能逐渐成熟，精神心理变化也大。

1. 体重与身高的变化

青春期体重与身高迅速增加，特别是体重增长更显著，是继乳儿期后出现的第二个高峰。体型改变出现从量变到质变的飞跃。女孩迅速生长比男孩早 1~2 年，但增长的幅度不如男孩。

在这一时期，身高的增长可以从平时每年增长 4~6cm 而激增至每年 8~10cm；体重从每年平均增加 1.5~2kg 增至每年 5~6kg。中学时代是长知识、长身体、增强体质的最重要、最有利的时期。良好的营养、适当的锻炼和合理的作息是影响中学生身心发育的三个重要因素。

2. 各系统器官的变化

（1）心脏重量比初生时增长 10 倍，心肌增厚，肌纤维张力增大，血压与心搏出量逐渐增加，脉搏逐渐变缓，接近成人标准。

（2）肺发育旺盛，重量增加为初生时 9 倍，肺活量渐增。

（3）脑的重量、容量变化虽不大，但脑神经结构逐步发育接近成人。

（4）丘脑下部、脑下垂体、甲状腺、肾上腺均发育且分泌激素，进而促使全身组织迅速发育。

青春期人的体格发育极为迅猛，各个器官都在增大，脑、心、肝、肾等器官功能增强，加上学习紧张、活动量大，此时就需要更多的热量。

3. 生殖系统发育成熟，第二性征出现

青春期性器官和第二性征的迅速发育，使男女两性的形态差别更为明显。

（二）青少年的营养摄入

1. 青少年的能量摄入量

我国青少年能量供给量女性为 2300~2400kcal/d，男性为 2400~2800kcal/d。

表 8-10　青少年的能量供给量（每日）

年龄（岁）	男孩所需能量（kcal）	女孩所需能量（kcal）
13~16	2600	2500
16~19	3000	2600

2. 青少年的蛋白质摄入量

青春期机体组织、肌肉增长很快，性器官迅速发育接近成人，因此需要供给充足、优质的蛋白质。供给量为 80~90g/d，与能量供给一致，均是一生需求的高峰。

3. 青少年的矿物质摄入量

处于青春期的青少年，由于骨骼、肌肉、红细胞等的迅猛增长，矿物质需要量增加，尤其是对钙、铁、锌的需要。但调查显示，此类矿物质的摄入量却往往低于需要量，因而要加以注意。

（1）钙

青少年骨骼生长迅速，因而钙需要量增加，一般成人骨量约 45% 是在青春期获取；此阶段钙营养状况良好，有助于骨密度峰值的提高，可减缓老年时骨质疏松的发生、发展。我国钙的适宜摄取量（AI）为：11~17 岁为 1000mg/d，18 岁为 800mg/d。

含钙丰富的食物有：奶和奶质品、豆类等，绿色蔬菜也是钙的较好来源。可以带骨或带壳一起吃的小鱼、小虾及一些硬果类食物含钙也较多。

（2）铁

青少年不论男、女均需要更多的铁以合成大量新的肌红蛋白与血红蛋白。铁的适宜摄入量（AI）为：女孩 14~18 岁 25mg/d，男孩 14~18 岁 20mg/d。

含铁丰富的食物有：红糖、蛋黄、发菜等。

（3）锌

蛋白质的合成需要锌，青春期由于生长迅速及性的成熟，锌尤为重要。锌缺乏会使生长迟缓、性发育不佳，补充锌可促进生长及性成熟。

含锌丰富的食物有：贝壳类海产品、红色肉类、动物内脏、干果类、麦麸、花生等。

（4）其他矿物质

常量元素磷、钾、钠、镁和微量元素碘、硒、铜、氟、铬、锰、钼等的补充也不能忽视。

4. 青少年的维生素摄入量

维生素 A 的推荐摄入量（RNI）为 700~800μg 视黄醇当量（RE）/d。维生素 D 的推荐摄入量（RNI）为 5μg/d。维生素 B_1 的推荐摄入量（RNI）为 1.2~1.5mg/d。维生素 B_2 的推荐摄入量（RNI）为 1.2~1.5mg/d。烟酸的推荐摄入量（RNI）为 12~15mg 烟酸当量（NE）/d。维生素 C 的推荐摄入量（RNI）为 90~100mg/d。

（三）青少年的膳食安排

1. 三餐定时定量，保证吃好早餐，避免盲目节食

一日三餐不规律、不吃早餐的现象在青少年中较为突出，影响到他们的营养摄入和健康。三餐定时定量，保证吃好早餐对于青少年的生长发育、学习都非常重要。

2. 多吃富含铁和维生素 C 的食物

青少年由于生长迅速，对铁的需要量增加，女孩加之月经来潮后的生理性铁丢失，更易发生贫血。

即使轻度的缺铁性贫血，也会对青少年的生长发育和健康产生不良影响，为了预防贫血的发生，青少年应注意经常吃含铁丰富的食物和新鲜的蔬菜水果等。

3. 每天进行充足的户外运动

青少年每天进行充足的户外运动，能够增强体质和耐力；提高机体各部位的柔韧性和协调性；保持健康体重，预防和控制肥胖；对某些慢性病也有一定的预防作用。户外运动还能接受一定量的紫外线照射，有利于体内维生素 D 的合成，保证骨骼的健康发育。

4. 不抽烟、不饮酒

青少年正处于迅速生长发育阶段，身体各系统、器官还未成熟，神经系统、内分泌功能、免疫功能等尚不十分稳定，对外界不利因素和刺激的抵抗能力都比较

差，因而，抽烟和饮酒对青少年的不利影响远远超过成年人。

（四）食谱编制举例

1. 配餐食谱示例

早餐：面包 150g、豆奶 200mL、鸡蛋 50g、小菜 50g。

加餐：蛋糕 100g、芒果汁 125mL。

午餐：馒头 250g、炖排骨 150g、咖喱鸡肉香菇土豆 150g、拌海带丝 50g、紫菜汤 50g。

加餐：牛肉饼 100g、杏仁露 250mL。

晚餐：北京烤鸭 200g、绿豆粥 50g。

加餐：包子 100g、牛乳 100g、干果 50g。

2. 营养评析

咖喱鸡肉香菇土豆，味道浓郁，增加食欲。咖喱能促进血液循环，所含的姜黄素具有激活肝细胞并抑制癌细胞的功能。香菇含多种维生素、矿物质。鸡肉肉质细腻，富含优质蛋白质，脂肪含量较低，并且含有磷、铁、锌、维生素 A、维生素 D、B 族维生素等多种营养素。

拌海带丝和紫菜汤中富含维生素和矿物质，清爽可口，是很好的碱性食物。

烤鸭营养丰富，味道鲜美，肉中含有丰富的优质蛋白质，高于其他禽类，并且含有不饱和脂肪酸。维生素 E、B 族维生素含量丰富，铁、铜、锌也大量存在。补充青少年时期身体发育所需和日常能量的消耗。

本配餐营养丰富，早餐能量充足，能够满足青少年活动所需。餐次合理，及时补充能量。蔬菜、水果丰富，大量碱性食物，能够调节机体平衡[22]。

第四节　老年人的营养与配餐

1982 年联合国在奥地利维也纳召开世界人口老龄问题大会，会上确定 60 岁及以上人口称为老年人口。2012 年年底，中国 60 周岁以上老年人口已达 1.94 亿。2021 年，中国 60 岁及以上人口 2.67 亿，占全国人口的 18.9%。有关报告预测 2042 年老年人口比例将超过 30%。

一、老年人的生理特点

（一）基础代谢降低

与中年人相比，老年人的基础代谢降低 15%~20%。合成代谢降低，分解代谢增高，使体内代谢失去平衡，引起细胞功能下降。

（二）机体成分改变

老年人随年龄增长，体内脂肪不断增加，脂肪以外的组织不断减少，突出表现在肌肉组织的重量减少而出现肌肉萎缩；体内水分减少，主要为细胞内液减少；骨组织矿物质减少，尤其是钙减少，出现骨密度降低，易发生不同程度的骨质疏松症及骨折。

（三）器官功能改变

主要是消化功能、心脏功能、脑功能、肾功能及肝代谢能力，均随年龄增高而有不同程度的下降。

（四）免疫功能下降

老年阶段体内的胸腺萎缩、T 淋巴细胞数量减少，机体免疫功能下降，因此对疾病的抵抗力也开始下降。

二、老年人的营养摄入

（一）老年人的能量摄入量

由于基础代谢下降、体力活动减少和体内脂肪组织比例增加，使老年期对能量的需要量相对减少，因此每日膳食总能量的摄入量应适当降低，以免发胖。能量的摄入量，60 岁后应较青年时期减少 20%，70 岁以后减少 30%。2000 年中国营养学会《中国居民膳食营养素参考摄入量》中提出老年人的能量推荐摄入量（RNI）为：60~70 岁 7.53~9.20MJ/d（1800~2200kcal/d）；70 岁以后 7.10~8.80MJ/d（1700~2100kcal/d）。

『全国旅游高等院校精品课程』系列教材·食品营养与卫生

（二）老年人的蛋白质摄入量

老年人体内的分解代谢增加，合成代谢减少，因此要多吃一些富含蛋白质的食品，至少应当和成年期吃得一样多，到 70 岁以后可适当减少。蛋白质代谢后会产生一些有毒物质，老年人的肝、肾功能已经减弱，清除这些毒物的能力较差，如果蛋白质吃得太多，其代谢后的有毒产物不能及时排出，也会反过来影响健康。一般来说，老年人蛋白质的摄入量为每天 1.27g/kg。2013 年《中国居民膳食营养素参考摄入量》中提出 50 岁以上成年居民的蛋白质推荐摄入量（RNI）为：男性 65g/d，女性 55g/d。

（三）老年人的脂肪摄入量

老年人胰脂肪酶分泌减少，对脂肪的消化能力减弱，所以应当少吃一些脂肪，适量吃一些植物油。2000 年中国营养学会《中国居民膳食营养素参考摄入量》中，对老年人建议的脂肪摄入量为：脂肪提供能量占总能量的 20%~30% 为宜。

（四）老年人的碳水化合物摄入量

老年人糖耐量低、胰岛素分泌减少，且对血糖的调节作用减弱，易发生血糖增高。因此，老年人不宜食含蔗糖高的食品。水果和蜂蜜中所含的果糖，既容易消化吸收，又不容易在体内转化成脂肪，是老年人理想的糖源。碳水化合物的适宜摄入量应占每日摄入总能量的 55%~65% 为宜。

膳食纤维能增加肠蠕动，起到预防老年性便秘的作用；能改善肠道菌群，使食物容易被消化吸收；膳食纤维尤其是可溶性纤维对血糖、血脂代谢都起着改善作用，这些功能对老年人特别有益。随着年龄的增长，非传染性慢性病如心脑血管疾病、糖尿病、癌症等发病率明显增加，膳食纤维还有利于这些疾病的预防。粗粮中及蔬菜中含有大量的膳食纤维，老年人应注意加强这方面食品的摄入。

（五）老年人的矿物质摄入量

矿物质在体内具有十分重要的功能，不仅是构成骨骼、牙齿的重要成分，还可调节体内酸碱平衡，维持组织细胞的渗透压，维持神经肌肉的兴奋性，构成体内一些重要的生理活性物质。老年人对钙、铁的吸收利用能力下降，摄入不足，易使老年人出现骨质疏松症、缺铁性贫血，所以钙、铁的充足供应十分重要。2000 年中国营养学会《中国居民膳食营养素参考摄入量》中提出老年人钙的适宜摄入量

（AI）为1000mg/d，铁的适宜摄入量（AI）为15mg/d，硒的推荐摄入量（RNI）为50μg/d。

此外，微量元素锌、铜、铬，每日膳食中也需要有一定的供给量。

（六）老年人的维生素摄入量

老年人由于体内代谢和免疫功能降低，各种维生素的每日供应量应有充足保证。老年人由于食量减少，生理功能减退，易出现维生素缺乏。每日膳食中维生素A的推荐供给量为800μg，维生素D的摄入量应达到10μg（400IU），硫胺素、核黄素的膳食推荐量为1.3mg，维生素C的膳食推荐量为100mg。此外，每日维生素E的最大摄入量以不超过400mg为宜。

表8-11　老年人维生素参考摄入量（RNI或AI）

年龄（岁）		维生素A AI（μg RE）	维生素D RNI（μg）	维生素E AI（mga-TE）	硫胺素 RNI（mg）	核黄素 RNI（mg）	维生素B_6 AI（mg）	维生素B_{12} AI（μg）	维生素C RNI（mg）	泛酸AI（mg）	叶酸 RNI（μg DFE）	烟酸 RNI（mg NE）
65~	男	800	15	14	1.3	1.4	1.5	2.4	100	5.0	400	14
	女	700	15	14	1.3	1.4	1.5	2.4	100	5.0	400	11

三、老年人的膳食安排

（一）食物要粗细搭配、松软、易于消化吸收

粗粮含丰富B族维生素、膳食纤维、钾、钙、植物化学物质等。老年人消化器官的生理功能有不同程度的减退，咀嚼功能和胃肠蠕动减弱，消化液分泌减少。因此老年人选择食物要粗细搭配，食物的烹制宜松软易于消化吸收。

（二）营养素全面，提高生活质量

家庭和社会应从各方面保证其饮食质量、进餐环境和进食情绪，使其得到丰富的食物，保证其需要的各种营养素摄入充足，以促进老年人身心健康，减少疾病，延缓衰老，提高生活质量。

（三）重视预防营养不良和贫血

60岁以上的老年人由于生理、心理和社会经济情况的改变，可能使老年人摄取的食物量减少而导致营养不良。另外随着年龄增长而体力活动减少，并因牙齿、口腔问题和情绪不佳，可能致食欲减退，能量摄入降低，必需营养素摄入减少，而造成营养不良。60岁以上老年人低体重、贫血患病率也远高于中年人群。

（四）多做户外活动，维持健康体重

老年人适当多做户外活动，在增加身体活动量、维持健康体重的同时，还可接受充足紫外线照射，有利于体内维生素 D 合成，预防或推迟骨质疏松症的发生。

四、食谱编制举例

（一）配餐食谱示例

早餐：发面春饼 100g、麦芽早餐乳 250mL、小菜 50g、香蕉 150g。
加餐：莜麦芝麻苹果糊 150g。
午餐：面条 100g、拌嫩豆腐 150g、香菇油菜 200g、海带排骨胡萝卜汤 50g。
加餐：豆皮虾仁香菜卷 150g。
晚餐：荷叶小米山药粥 50g、豆苗炒口蘑 150g、清蒸鲈鱼 150g、馒头 50g。
加餐：牛乳 250mL、橘子 150g。

（二）营养评析

本配餐增加了钙和水的摄入，控制了能量和胆固醇的摄入，少盐清淡易消化，食物质地松软，适宜老年人食用。粗细粮搭配合理，水果蔬菜充足，提供了充足的维生素和膳食纤维[22]。

课后习题

一、选择题

1. 孕期维生素 B_{12} 或叶酸缺乏可使孕妇出现（　　　）。

A. 巨幼红细胞性贫血　　　　　　　　B. 溶血性贫血

C. 再障性贫血　　　　　　　　　　　D. 营养不良性水肿

2.《中国居民膳食参考摄入量》建议乳母铁的每天适宜摄入量为（　　　）。

A. 10mg　　　　　　B. 5mg　　　　　　C. 25mg　　　　　　D. 35mg

3. 奶作为学龄前儿童钙的最佳来源，适宜的饮用量为每天（　　　）。

A. 1000mL　　　　　　　　　　　　B. 至少 250mL

C. 300mL 以上　　　　　　　　　　D. 300~600mL

4. 为了获取足够的膳食蛋白质，老年人最佳的食物选择是（　　　）。

A. 牛、羊、猪肉类　　　　　　　　B. 蔬菜水果类

C. 谷薯类　　　　　　　　　　　　D. 大豆及其制品

5. 学龄儿童膳食上早餐要吃好，占全日能量的（　　　）为宜。

A. 1/2　　　　　　B. 1/3　　　　　　C. 1/4　　　　　　D. 1/5

二、判断题

1. 为了保证能量摄入量达到推荐摄入量标准，孕妇应尽可能进食能量密度高的食物。（　　　）

2. 考虑产褥期妇女的身体状况，膳食应以动物性食物为主，限制蔬菜水果的摄入。（　　　）

3. 人乳中乳糖的含量比牛乳高。（　　　）

4. 学龄前儿童每天最基本的食物是奶类及其制品。（　　　）

三、简答题

1. 乳母的生理特点有哪些？

2. 青少年的膳食应如何安排？

四、案例分析题

办公室文秘小王（伊斯兰教徒），女性，今年 24 岁，身高 168cm，因车祸导致股骨骨折，在家休养 3 个月，体重从原来的 61kg 增至 78kg，无并发症，无家族肥胖史。现已上班，但体重未降。请你设计安排小王一天的饮食并计算出小王每天饮食中的营养需求。

第九章
餐饮企业的营养配餐

● 学习目标

1. 理解餐饮企业营养配餐的概念。

2. 掌握餐饮企业营养配餐的原则。

3. 了解餐饮企业中常见用餐形式的配餐要求。

4. 熟悉各种宴会对于配餐的要求，并制定出食谱。

● 引　言

　　餐饮企业营养配餐是以顾客心理学为基础，考虑不同地区和人群的饮食习惯，针对前来就餐的人群的特点，设计营养菜点和营养食谱的过程。餐饮企业营养配餐的原则是原料丰富，食物多样；适应季节特点，满足食客生理需要；了解各地的饮食习惯，尊重不同食客的饮食爱好；控制油脂用量。

　　宴会是宾馆、酒店、饭庄、酒楼经常性的业务工作。通常宴会的就餐标准较高，菜点品种偏多，多数宴会的能量超标，酸性食品偏多，酸碱不平衡。营养配餐员应运用宴会食谱有关知识，设计既符合客人需要，又能保持膳食平衡、能量供给恰当的宴会食谱。

第一节　餐饮企业概述

一、餐饮业的概念

　　餐饮业是一个历史悠久的行业。随着社会生产力的高度发展，人们生活水平不断提高，人们在政治、经济、商贸、旅游、科技、文化等方面的交流日益频繁，家务劳动社会化程度日益提高，这些都使得现代餐饮业朝着设备舒适、环境优美、产品风味突出及服务质量优良的方向发展。餐饮业的市场范围十分广泛，国际、国内各行各业的人们都能成为餐饮经营者的接待对象。

　　餐饮业基本上应该涵盖三个组成要素：

　　（1）一定的场所和相应的设备、设施。餐饮企业要有一个固定的场所，餐饮企业要提供食品和服务，无论当场消费或外卖，都必须有设备、设施才可以进行生产。

　　（2）提供餐饮食品和服务。餐饮企业提供的商品包括餐饮食品和服务两个部分。越是高档次的酒店、餐厅，提供的产品中服务所占的比例越大。

（3）以产生利润为目的，是一种经济行为。餐饮业生产的目的是获得相应的生产利润。

由此可见，餐饮业是指利用餐饮设备、场所和餐饮原料，从事饮食烹饪加工，为社会生活服务的生产经营性服务行业。

二、中国餐饮企业的表现形式及基本特点

中国内地餐饮企业的表现形式主要有：

高档酒楼　高档酒楼是以高端消费者为主要客户群体的就餐场所。商务宴请、私人盛宴往往会在这类酒楼里进行。

酒店（宾馆）餐厅　酒店餐厅一般用于酒店所在地的党政军机关、企事业单位的正式公请，酒店所在地的高档婚宴，其消费群体还包括暂住酒店的中外宾客和酒店所在地的当地宾客等。

家庭餐馆　家庭餐馆是以家庭或家族为主要经营管理主体又以家庭为主要顾客对象的餐饮机构。

火锅店　中式火锅店的经营场所面积由几十平方米至上千平方米不等，火锅的口味也千差万别，但大多数以辣为主旋律，尤以巴蜀风味的火锅店最受欢迎。

快餐店　快餐店是为急于解决吃饭问题的过客提供餐饮服务的餐饮场所，通常位于交通要道。

食街和小吃　其经营特点是将某一地区乃至全国的名优小吃集于一个空间之内，使食客们能够非常方便地挑选自己中意的美食，产品的价格一般较公道。

团体供餐机构　"团体供餐"是社会分工专业化在餐饮服务领域里的体现，它最早兴起于美国，发展到今天已能为学校、企业、机关、医院、监狱、军队等提供餐饮服务。

西餐厅　西餐厅是主要提供西式菜肴产品的餐饮机构，集中于我国的大中城市。其表现形式分为酒店西餐厅和社会西餐厅两种。

饮品店　这是最近几年兴起的一种餐饮机构形式，多开于商业活动较发达的中心城市，其主要目标市场是谈生意和休闲等类型的客人，产品价格不菲。

茶餐厅　茶餐厅与饮品店类似，也是最近几年新出现的餐饮形式，源于中国香港地区。

三、西方国家餐饮企业的表现形式及基本特点（以美国为例）

（一）社会餐馆

（1）全套服务餐馆（Full Service Restaurant）

（2）主题餐馆（Theme Restaurant）

（3）咖啡馆（Coffee Shop）

（4）简餐餐馆（Cafeteria）

（5）快餐馆（Fast Food Restaurant）

（二）酒店餐厅形式

（1）酒店餐厅（Dining Room）

（2）酒店咖啡厅（Coffee Shop）

（3）宴会厅（Banquet）

（4）客房用餐服务（Room Service）

（三）团体供餐机构

（四）俱乐部餐厅

（五）餐饮外卖服务

本书涉及的营养配餐的内容适用于所有餐饮企业类型，但我们的重点探讨对象是中国内地餐饮企业表现形式中的高档酒楼、酒店（宾馆）餐厅和团体供餐机构。

第二节　餐饮企业营养配餐概述

一、餐饮企业营养配餐的意义

随着经济的发展，人们生活水平的不断提升，在外就餐成了司空见惯的事，人们的膳食结构发生了变化，在酒店餐厅和社会餐厅就餐往往注重大鱼大肉，忽略了蔬果，造成了膳食结构不合理。由吃而引起的富贵病越来越多。越来越多的人开始注重饮食的健康，范围也从老幼人群向中青年人群中扩展，这说明国民的营养膳食观念的进步，并且有极大的提升空间。

餐饮企业注重饮食营养是大势所趋，它是人类文明进步的标志。营养配餐员在各式餐厅厨房中可以协助厨师改善菜品结构，添加营养标识，宣传营养常识及改善膳食结构。餐饮企业工作人员一定要转变观念，认识到自身工作与人类健康之间的密切关系，明确自己的责任，在工作中将营养与烹饪紧密结合，使前来就餐的人们吃出健康、吃出美丽、吃出好心情。

二、餐饮企业营养配餐的概念

餐饮企业营养配餐是指将现代营养理论、烹饪基础理论及中医食疗理论与烹饪技术相结合，以顾客心理学为基础，考虑不同地区和人群的饮食习惯，利用现代科技手段和餐饮企业现有的厨房设备，针对前来就餐的人群的特点，设计营养菜点和营养食谱，制作营养菜点以及销售营养菜点的过程。

餐饮企业进行营养配餐包括营养菜点的设计、营养食谱的设计、营养菜点的销售和营养菜点的质量控制四个方面。

三、餐饮企业营养配餐的原则

（一）原料丰富，食物多样

在进行点菜服务中，不但要注意推荐营养丰富的原料和食物，还要选择合适的烹调方法，以不同口味的菜肴和面点来激发用餐者的食欲，最终达到理想的营养配餐效果。

1. 注意色、香、味、形、器的合理搭配

菜肴和面点对人体的影响是由多种刺激产生的，其中色彩和造型及盛器的外观对用餐者产生的是视觉刺激。如果一味注意营养的搭配而忽略了菜点色、香、味、形、器的搭配则会影响用餐者的食欲。

2. 食物品种丰富，口味多样

中国的饮食文化有着深厚的底蕴，中国菜点品种丰富，风味独特。在点菜服务中，既要推荐酒店的特色营养菜点，还要考虑地方菜点的介绍和推荐，丰富菜点种类，满足不同食客的要求。使用餐者既能享受进食美味的满足感，又达到了从多种食物中获取足够营养素的目的。

要保证食物多样，选料多样是最基本的要求。在选择主食原料（主要提供碳水化合物、膳食纤维和蛋白质）时，除了选择大米和面粉外，还应注意选择一些杂粮和薯类，避免推荐的主食单调。在选择蛋白质来源的食物时，除蛋类、肉类、鱼虾类、奶类等动物性食物外，还应注意选择大豆及其他豆类等。为了保证酸碱平衡，并满足维生素和矿物质的摄入量，一定要选择多种蔬菜水果和野菜、菌藻类原料。

除保证选料多样、食物多样外，烹调技法和菜式也要多变。比如，热菜与凉菜、炒菜与汤菜、爆炒与红烧、滑熘与炖煮、馒头与米饭、包子与水饺、蛋炒饭与豆沙包、馅饼与馄饨、面包与蛋糕等。

（二）适应季节特点，满足食客生理需要，推出应季养生菜点

中国人的养生法则一向遵循自然，配合天地万物的变化，当然也包含四季更迭，因此有"春生、夏长、秋养、冬藏"以及"春温、夏热、秋燥、冬寒"等说法。餐饮企业应根据季节的不同推出应季养生菜点。

1. 春季滋补养生

（1）春季饮食重点

①春季肝气旺盛，容易影响脾胃消化，饮食以清淡为宜。

②食用当季绿色蔬菜，补充冬季摄取不足的维生素和矿物质。

（2）春季养生食补

①不宜过度进补，以免造成体内多余的热气无法排除。

②若需食补，建议选用莲子、百合、花生、白果等平性食物。

③银耳可防发炎，也可促进肝脏蛋白质合成，适合春天食用。

④过敏气喘体质者，应少吃冰冷或寒性食物，如瓜类或蟹。

2. 夏季清热解毒

（1）夏季饮食重点

①夏季人体出汗多，容易造成电解质不平衡，应随时注意水分补充。

②气温偏高，容易使食物变质，滋生细菌，因此务必特别留意食物的保存、清洁卫生。

③夏季饮食宜清爽，避免油炸、油煎等烹饪方式，以免加重身体负担。

（2）夏季养生食补

①适量食用清淡且带有苦味的食物，如苦瓜、芥蓝等。这些食物有清热、降火等效用，能帮助舒缓夏日不适。

②每餐宜定时定量，避免贪凉、过度摄取冰品和寒凉性食物。

③钙和锌常随汗水排出，建议从瘦肉、乳制品、核果类、鱼类与蛋类等食物中适量补充。

④天气燥热容易使人缺乏食欲，可适当运用葱姜蒜等辛香料，或是柠檬、柳橙等甜酸食物，为菜肴提味，促进食欲。

⑤丝瓜、冬瓜、小黄瓜、绿豆、四季豆、芦笋、芦荟等当季食材，有清热利尿之效，适合夏天食用。

3. 秋季滋阴润肺

（1）秋季饮食重点

①少吃辣椒、葱、蒜等刺激性食物，以免加重体内的燥气。此外，寒凉性的食物也应少吃。

②最佳进食方式为少量多餐，选择便于咀嚼、消化的食物，同时也应减少油脂的摄取。

（2）秋季养生食补

①选用具有"助肝气、敛肺气"效用的食物，借以强化呼吸道，如水梨、百合、莲藕等。

②多吃酸性食物，如苹果、葡萄、杨桃、柠檬、柚子、山楂等，有助于生津滋润。

③芝麻、核桃、糯米、蜂蜜、甘蔗、银耳等食物，可润燥养阴，适合在秋天食用。

④秋天的燥气容易对肺部造成负担。可多吃银耳、水梨、山药、百合、莲藕等有滋润呼吸道作用的食物。

⑤热粥护胃补气，是秋天的理想早餐。

4. 冬季温润补元

（1）冬季饮食重点

①适度增加热量摄取，以维持身体运作所需，提高耐寒能力。

②冬季应多吃生鲜蔬果，除了补足水分，也提高维生素的摄取量。

（2）冬季养生食补

①无论是食补或药补，均应视个人体质进行，遵循"虚则补之，寒则温之"的基本原则。

②摄取足量的蛋白质、脂肪，可以提升免疫功能。

③羊肉、鸡肉、牛肉、深海鱼、蛋类、奶类，都是冬季最佳的蛋白质来源。

④胡萝卜、韭菜、香菜、洋葱、红豆、芝麻、核桃、桂圆、辣椒、葱、姜、蒜，属于温热性食物，有助于御寒，可达到防病强身的效果。

⑤现代人营养充足，不一定要进补。均衡摄取 6 大类食物（五谷根茎类、油脂类、蛋豆鱼肉类、奶类、蔬菜类、水果类），才是食补养生的最佳原则[15]。

（三）了解各地的饮食习惯，尊重不同食客的饮食爱好

我国幅员辽阔、人口众多，饮食文化源远流长，不同地域的人群有着不同的饮食习惯。餐饮企业一线工作人员应掌握不同地区的饮食习惯，根据不同人群进行科学配餐。

（四）控制油脂用量

许多消费者担心脂肪摄入过多会造成肥胖，因为伴随肥胖而来的就是"五病综合征"，即肥胖、高血压、高脂血症、心脑血管病与糖尿病，这是一组相互关联、互为因果的疾病。中国营养学会对于油脂的推荐量是每人每天 25g。

饭店与餐馆烹饪以追求美味为主，菜肴中高油、高盐、高糖的情况经常发生。其实有好多窍门可以减少食用油的摄入，例如可以采取焯、蒸、烤、凉拌的方式做菜；煲汤后去掉表层的浮油；把肉类煮至七成熟后再切片炒；禁止在菜肴装盘时加明油；另外还可以做"滑菜"，就是把肉上浆、用淀粉穿衣，水滑后再烹调，不仅肉质鲜嫩，也能减少脂肪的摄入。一些餐馆把新鲜蔬菜焯熟以后，再浇上用淀粉调好的芡汁，制作出的菜肴色、香、味俱佳，烹饪用油却很少[16]。

第三节　不同用餐形式的配餐要求

餐饮企业可以提供不同种类的用餐形式，不同用餐形式的配餐要求会有所差别。

一、自助餐

原料种类丰富，食物之间不能存在相克相反的情况，烹调方法多样，干稀搭配合理，口味多变满足不同就餐人群的要求。

自助餐菜点食品虽然面广、品种多，但要组合得精巧、合理，在菜单制定时必须遵循以下原则：

（一）菜点品种迎合消费者需求

在制定自助餐菜单时，其菜点品种的选择至少应迎合该餐厅消费层次、当时季节消费者大致趋同的需求。饭店自助餐厅装修档次、饭店星级标准，常常给消费者一定心理印象，这往往决定自助餐消费客人的层次，即客源市场。

（二）充分分析饭店生产技术、设备力量

饭店厨师技术水平、厨房设备设施条件在很大程度上影响和限制自助餐菜点品种、档次和翻新节奏。一般规模大、规格高的自助餐，菜点种类都比较齐全，头盆、冷菜、羹汤、热菜、烧烤菜肴、点心、甜品、水果等，一应俱全。

（三）菜点数量适当，结构均衡

自助餐是将若干品种、系列菜点食品提供给消费者自由选择的就餐方式。因此，不论自助餐消费标准高或低，就餐人数多还是少，只要决定以自助餐方式经营，其菜单的制定就必须考虑菜肴、点心以及冷菜、热菜、汤类、荤菜、蔬菜、甜品、水果等食品的结构比例和具体道数。

（四）突出高身价或特色菜点

自助餐虽为菜品全部陈列出来让消费者自选的形式，但菜单制定时也应有意识安排一些高身价或本店的特色菜点，以吸引客人、扩大口碑、增加客人消费的认同感。一餐自助餐应该穿插供应一些本地流行或客人推崇的菜点。

（五）依据消费标准，把握成本构成

制定自助餐菜单既要安排迎合客人口味的菜点，又不能无原则、不考虑成本消耗，提供超标准的菜点组合。固定经营的自助餐也好，专题、专场自助餐也好，都应根据饭店规定的毛利及成本率，严格核算，准确计划和使用成本，在不突破总成本的前提下，逐步按照菜品结构分解成本，开列具体菜品名称，规定主、配料名称及用量，最后再均衡、调整品种，完善确定菜单。

二、零点餐

（一）向客人推荐菜肴

（1）尊重客人的个人喜好、顾客的饮食习俗。

（2）考虑顾客身体特点，因人而异进行推销。

（3）做好营养菜点的搭配工作，比如，原料种类的选择，菜肴味型的搭配，烹调方法的运用等。

（二）推荐营养菜点的方法

（1）先让客人了解餐厅所供应的菜点品种，请客人自己点菜。这样既礼貌又可以观察客人的爱好。

（2）当客人要求服务人员帮助点菜时，服务人员应热情地根据客人的需要推销菜品。

（3）当客人所点的菜点在原料、口味等方面出现雷同时，服务人员应用婉转的语言提醒客人加以调换，并主动推销其他菜品。

三、团体餐

菜式多变、原料丰富、口味多样、烹调方法齐全，满足不同人群的需求。具体做到以下要求。

（一）冷菜

可用什锦拼盘或四双拼、花色冷盘，配上4个、6个或8个小冷盘。

（二）热菜

采用滑炒、煸炒、炸、爆、烩等多种烹调方法，达到菜肴口感和外形的软嫩、干香、酥脆、酥烂、饱满、整齐的要求。

（三）主菜

由整只、整块、整条的原料烹制而成，装在大盘或大碗中上席。采用烧、烤、蒸、熘、炖、焖、叉烧、汆等多种烹调方法。

（四）素菜

经炒、烧、扒等方法制作而成，起到解腻和营养平衡的作用。

（五）甜菜

采用蜜汁、拔丝、熘炒、冻和蒸等多种烹调方法熟制而成，多数是趁热上席，在夏季也有供冷食的。

（六）汤菜

选用营养丰富的原料调制基础汤再配以其他原料制作营养丰富，味道鲜美的汤菜。

（七）点心

常用糕、团、面、粉、包、饺等品种，采用的种类与成品的粗细视宴会规格的高低而定。

（八）水果和饮品

根据季节选用合适的水果和饮品，增加维生素和膳食纤维的摄入，多吃应季食物。

四、配餐公司的外包服务

对于单位员工来说，在食堂就餐的次数往往仅次于家中，食堂的重要性可见一斑。而传统意义上的食堂，往往是大锅炒菜、品种单一、不讲究口味、不讲究营养、吃饱为原则等。改革开放以来，随着人们生活水平的提高，特别是近十年来人们就餐观念的改变，使营养配餐越来越受到重视。

餐饮业的营养配餐在国外（如美国、日本、西欧等国）发展较早，它首先是从集体配餐开始的。例如，在美国，由农业部统一制定营养配餐标准，建立集体食堂，统一餐具，国家给予财政补贴，供给平价原料，以中小学生、老年人等为主要对象，设有营养师配餐；日本颁布有中小学生午餐法，建立中心配餐工厂统一提供原料，学校设有营养师配餐，保证了学生的身体健康。

我国从 20 世纪 90 年代前后开始进行营养配餐的试验，随着社会的重视与需求，发展越来越迅速。目前，虽然还存在一些问题，如还没有一整套完善的、科学的、摆脱传统手工操作的工艺流程和良好的操作规范标准，营养配餐的专业人员还很短缺等，但是随着人们对膳食质量要求的提高，相关法规规范的完善，餐饮业的营养配餐将有很大的发展空间。

（一）要有营养师对配餐进行指导

配餐公司要有能够进行营养分析，设计营养食谱的营养专业人才团队。必要时要有营养分析软件指导菜单设计。

（二）餐厅在营运过程中，食材的营养搭配非常重要

以学生餐为例，营养套餐样品配餐营养元素摄入量必须完全符合卫健委颁发的《学生营养午餐营养供给量》，除粗细搭配、主副搭配合理外，每周应补充一次含铁丰富的动物内脏、一次海带或其他菌藻类食物，同时，因为面向的对象是脑力劳动者，还特别注意保证足够的优质蛋白质和维生素的摄入，减少纯糖、纯油脂类食物，增加蔬菜、水果、干果、蛋黄、动物肝脏、藻类等的摄入量。

（三）注重菜品的加工过程

菜品的加工过程也是保证营养配餐的重要过程。加工制作过程要遵循规范，由专业人员不断探索在菜品加工过程中的营养保持，如在保证供应的前提下，推行每种菜品少量加工，多次加工，以提高菜品的新鲜度和减少营养流失等。

第四节　宴会食谱的设计

宴会是宾馆、饭店、饭庄、酒楼经常性的业务工作。通常宴会的就餐标准（餐标）较高，菜点品种偏多，多数宴会的能量超标，酸性食品偏多，酸碱不平衡。营养配餐员应运用宴会食谱有关知识，设计既符合客人需要，又能保持膳食平衡、能量供给恰当的宴会食谱。

一、宴会的分类及其特点

宴会的种类有便宴、家庭宴会、婚宴、生日宴会、酒会、冷餐会、高档宴会等多种。

（一）便宴

便宴是朋友小聚、社交活动、商务活动中的一种，通常比较随意，不过分强调礼节，标准略高于便餐和工作餐。因餐后要继续工作或有其他活动，通常不用烈性酒，只饮用一些饮料，多选择可口的饭菜和主食。

1. 宴会特点

就餐标准不高，没有高档海鲜和工艺造型菜；体现随意放松的气氛。

2. 营养特征

菜肴品种比较丰富；注重主食和小吃的安排；可能存在脂肪、蛋白质偏高，膳食纤维偏少的问题。

（二）家庭宴会

家庭宴会是以家庭成员为主的宴会。分为：假日家宴、团圆家宴、老人寿宴、新生儿满月宴席等。由于宴会的主题不同，菜点的安排上要突出特色菜点，反映家宴的主题特色。

1. 宴会特点

成本高低比较随意；菜点安排针对性强；气氛随意放松。

2. 营养特征

注重安排主食；膳食纤维比较丰富；三大产能营养素比较均衡；可能存在总能量仍然偏高、主食品种偏少的问题。

（三）婚宴

婚宴是庆祝恋人成婚的宴会。参加婚宴人员是新郎、新娘及其父母双亲、亲朋好友等。

婚宴大多就餐标准较高，要求菜点色彩绚丽，菜点名称喜庆吉利，冷菜、热菜、面点、汤羹、果盘、蛋糕一应俱全。通常由于品种多、数量大，会造成一些浪费。

1. 宴会特点

品种多、标准高；色彩丰富，气氛热烈；主题菜肴成为定式。

2. 营养特征

海产较多；动物性原料多；可能存在酸碱不够平衡，蛋白质偏多，能量偏高，碳水化合物和膳食纤维不足的问题。

（四）酒会

酒会主要是以社交为目的，参加的人员通常已用过餐。一般安排各种冷菜、小点和葡萄酒以及少量威士忌。酒会通常更加重视色彩的和谐及气氛的渲染。

1. 宴会特点

以社交活动为主题；以冷菜、小点为主；突出视觉艺术，渲染酒会气氛。

2. 营养特征

营养素比较全面；沙拉生食维生素损失小；可能存在煎炸食品略多，甜品略多的问题。

（五）冷餐会

冷餐会一般参加人员较多，适宜露天场所，场面比较宏大，它通常适用于招待会、新闻发布会等。冷菜、冷点、甜品、水果品种较多；一般只备软饮料，不需要许多下酒的菜。

1. 宴会特点

冷菜冷点、品种多样；各取所需；注重点缀渲染气氛；气氛优雅、平和、随意。但易污染环境，有些人不适应。

2. 营养特征

能量不高。冷餐会基本上以格调高雅、风味独特的冷菜、饮料、低度酒为主，并非以进餐为主要目的。

（六）高档宴会

所谓高档宴会，即有重要的人员参加，或宴会的餐费标准较高。其不同特点是：前者更重视宴会的环境气氛，注意和重视主人及主宾的饮食需要；后者重视的是豪华高档，多选用数目众多的高档菜。举例见表9-1，表9-2。

高档宴会一般都安排较多的高档海味原料和高档工艺菜肴，对餐厅设备、设施以及服务都有较高的要求，通常采用分餐制服务。

1. 宴会特点

就餐标准高、品种丰富；讲究礼仪、服务规范；豪华、隆重；采取分餐制。

2. 营养特征

高档原料和海味菜肴较多；冷菜、热菜、面点、小吃兼顾；可能存在总能量偏高、蛋白质偏高、脂肪高、膳食纤维略少的问题。

表 9-1　2014 年 11 月 APEC 峰会菜单（北京）

菜肴类别	内容
冷盘	冷盘
热菜	上汤响螺
	翡翠龙虾
	柠汁雪花牛
	栗子菜心
	北京烤鸭
点心	点心
水果	水果冰激凌
饮品	咖啡、茶
	长城干红 2006 中国河北
	长城白干 2011 中国河北

二十国集团（G20）领导人第十一次峰会于 2016 年 9 月 4 日至 5 日在浙江省杭州市举行。G20 峰会晚宴菜单共 14 道菜，以杭帮菜为主。共 14 道菜，开胃菜 1 道，大菜 8 道，蔬菜 2 道，点心 1 道，甜汤 1 道，果盘 1 道。

表 9-2　2016 年 9 月 G20 峰会菜单（杭州）

菜肴类别	中文菜名	英文菜名
开胃菜	八方迎客（富贵八小碟）	Appetizers combination
大菜	大展宏图（鲜莲子炖老鸭）	Double-boiled duck with lotus seed
	紧密合作（杏仁大明虾）	Deep-fried prawn with almond
	共谋发展（黑椒澳洲牛柳）	Pan-fried Australian beef with black pepper
	千秋盛世（孜然烤羊排）	Roasted lamb chop with cumin
	众志成城（杭州笋干卷）	Dried bamboo shoot roll，HangZhou style
	四海欢庆（西湖菊花鱼）	West Lake fiesh water fish
	名扬天下（新派叫花鸡）	Beggars chicken
	携手共赢（生炒牛松阪）	Fried rice with minced beef
蔬菜	包罗万象（鲜鲍菇扒时蔬）	Braised vegetable with mushroom
	风景如画（京扒扇形蔬）	Braised seasonal vegetable，Beijing style
点心	共建和平（美点映双辉）	Chinese petit fours
汤	潮涌钱塘（黑米露汤圆）	Sweetened cream of black rice with dumplings
果盘	承载梦想（环球鲜果盆）	Seasonal fresh fruit platter

二、宴会席的菜肴结构

宴会席的菜肴结构，主要有冷碟、热炒、大菜、点心、水果及饮品等组合而成。

（一）冷碟

冷碟，又称冷盘、凉菜，有单碟，双拼碟，三拼碟，什锦拼盘和彩碟等形式，其总体特征是量小质精，干香透味，一般排列在宴会席的最前面，有多种上菜方式，如可以是 4~8 道单碟（独碟），直接应用于普通宴会席中；可以是 4~6 道双拼碟或三拼碟，应用于中档宴会席中；一些中低档次的宴会席，可以只用 1 道什锦拼盘；一些中高级宴会席，往往是 1 道彩碟加配若干围碟（即单碟）。

（二）热炒菜

指以细嫩质脆的动植物原料为主料，运用炒、炸、爆、熘等法制成的一类无汁或略有汁液的热菜，主要特色是色艳味鲜、嫩脆爽口，在宴会席中一般安排4~6道，既可安排在冷菜与大菜之间，也可分开穿插于大菜之中。

（三）大菜

大菜，又称大件，系宴会席的主菜，素有"筵席台柱"之称，总体特征是做工考究，量大质贵，能体现宴会席的规格，其类型有头菜、荤素大菜、甜菜和汤菜等。头菜是整桌宴会席中规格最高的菜品，通常排在所有大菜的最前面；荤素大菜是烘托、护卫头菜的"四大金刚"，其规格不能超过头菜；甜菜多排列与大菜的中间，可起到调剂口味，增加滋味等作用；汤菜在宴会席中不可缺少，座汤是规格最高的汤菜，是正菜完毕的标志。

（四）点心

主要有糕、酥、包、饺、卷、饼、皮等品种，一般分为甜、咸两种味型，常以2~4道一组，随汤菜逐一穿插于大菜之间，或是全部安排在座汤之后。中高级宴会必须配置花色点心，此类点心精细、灵巧，具有较高的观赏价值。有些地区还加配饭菜和主食。

（五）水果

有鲜果、干果及果品制品之分，宴会席中主要用鲜果，一些高级宴会席中有时也加配蜜饯或果脯等水果制品，其数量一般为2道左右，起调配营养，解腻消食等作用。一般安排在宴会席的尾声。

（六）饮品

包括酒类、茶水、果汁、奶类及其他饮品，一般备多种饮品供食者选用。

三、宴会食谱的设计要求

（1）用料要广泛，色彩多样。
（2）烹调方法多样，口味丰富。

（3）酸碱平衡，营养均衡。

（4）主食、菜品兼顾，力争做到三大产能营养素平衡。

（5）高档宴会营养食谱的设计要求是：理智消费，不能不切实际追求多品种、多数量，追高档、求奢华，应该按照美食、营养、隆重、节俭并重的原则进行设计，这是时代进步的重要体现。

四、宴会营养食谱的设计过程

宴会营养食谱的设计要以客人的就餐标准为依据，以科学合理的营养搭配为主要目标，要通过丰富的菜点品种、适宜的口味、合理的营养供给和多样的烹饪技法，使客人满意。

（一）宴会营养食谱的制定方法

首先要了解宴会人数及其性别、年龄和工作性质，根据参加人的基本情况计算能量供给量，再依据就餐标准制定出主副食谱。

（二）宴会能量和营养素的核定

宴会能量和营养素的核定，是设计宴会菜单的工作重点，要依据宴会的时间、参加宴会人员构成等因素进行准确的计算。

高档宴会能量和营养素的核定，是营养配餐员需掌握的一项关键技术。不掌握能量和营养素的计算方法，就无法进行高档宴会营养食谱的设计工作。能量和营养素的核定，主要是应用营养配餐的专用软件，对每一种菜点的主料、副料、调料进行计算和累加，得出整个宴会菜点的营养数据。

（三）宴会食谱的营养分析与调整

要对食谱进行分析，可凭经验直观分析，也可利用计算机软件进行比较准确的定量分析。根据分析结果，调整食谱，直至符合膳食平衡要求。

虽然因多年的习惯，有些菜单已经形成定式，但菜肴搭配、能量及各类营养素的供给仍不尽合理。营养配餐员应与厨师等有关人员共同研究，调整主辅料比例，努力使膳食趋于平衡。

五、宴会食谱实例

下面分别列举 10 人量的便宴菜单和高档宴会菜单，并进行分析。

（一）便宴菜单

例 9-1

冷菜	灯影牛肉	红油鸡片	葱油鱼条
	麻辣肚丝	糖醋菜卷	鱼香腰片
热菜	干烧鲤鱼	香菇鸡丝	虫草鸭子
	烧元宝肉	清炒虾仁	烧二冬
	盐煎肉	番茄菜花	
汤菜	三鲜汤		
主食	担担面	扬州炒饭	豆沙包

分析：菜肴品种比较丰富，注重主食和小吃的安排，但脂肪偏高，蛋白质偏高，膳食纤维偏少。通过分析，应对菜单做如下修改和调整：

①灯影牛肉改为五香牛肉，红油鸡片改为姜汁扁豆，干烧鲤鱼改为清蒸鱼，烧元宝肉改为麻婆豆腐。其重要的作用是减少脂肪。

②鱼香腰片改为蒜蓉蕃杏，香菇鸡丝改为银芽鸡丝，清炒虾仁改为瓜仁炒虾仁，番茄菜花改为清炒西蓝花。其重要的作用是增加膳食纤维。

③烧元宝肉改为麻婆豆腐，还从整体上改善了蛋白质的结构，补充了植物蛋白。

调整后的便宴菜单

冷菜	五香牛肉	姜汁扁豆	葱油鱼条
	麻辣肚丝	糖醋菜卷	蒜蓉蕃杏
热菜	清蒸鱼	银芽鸡丝	虫草鸭子
	麻婆豆腐	瓜仁炒虾仁	烧二冬
	盐煎肉	清炒西蓝花	
汤菜	三鲜汤		
主食	担担面	扬州炒饭	豆沙包

（二）高档宴会菜单

例9-2

冷菜	四双拼	火腿拼芦笋	白鸡拼烤鸭
	美鲍拼胗肝	卤肚拼扎蹄	
热菜	四热荤	油爆响螺片	干煎明虾碌
		大地鹌鹑脯	蒜子扣瑶柱
	六大菜	蟹黄烧鱼翅	蚝油网鲍片
		明炉烤乳猪	鳖肚炖元鱼
		江南百花鸡	云腿科甲鳜
汤菜	甜汤	冰糖炖燕窝	
面点	咸食	鸿图伊府面	
	四美点	莲蓉甘露酥	海南椰丝盏
		鸡蓉鲜虾饺	鱼蓉蒸烧卖
水果	四时果	香蕉	木瓜
		荔枝	杨桃

分析：此菜单连同水果有 24 个品种之多，动物性原料过多，蔬菜类太少。通过分析，对 9 款冷热菜肴进行了调整：白鸡拼烤鸭改为白鸡拼龙豆，美鲍拼胗肝改为美鲍拼鲜蘑，卤肚拼扎蹄改为凉瓜拼扎蹄，干煎明虾碌改为菜远明虾碌，蚝油网鲍片改为竹荪扒鲍片，鳖肚炖元鱼改为淮山炖元鱼，江南白花鸡改为江南玉树鸡，云腿科甲鳜改为西芹鳜鱼球，大地鹌鹑脯改为水蛋滑豆腐。

通过调整，增加了大量的膳食纤维和植物蛋白，减少了过多的动物蛋白，使膳食的营养趋于平衡。

调整后的高档宴菜单

冷菜	四双拼	火腿拼芦笋	白鸡拼龙豆
	美鲍拼鲜蘑	凉瓜拼扎蹄	
热菜	四热荤	油爆响螺片	菜远明虾碌
		水蛋滑豆腐	蒜子扣瑶柱
	六大菜	蟹黄烧鱼翅	竹荪扒鲍片
		明炉烤乳猪	淮山炖元鱼

		江南玉树鸡	西芹桂鱼球	
汤菜	甜汤	冰糖炖燕窝		
面点	咸食	鸿图伊府面		
	四美点	莲蓉甘露酥	海南椰丝盏	
		鸡蓉鲜虾饺	鱼蓉蒸烧卖	
水果	四时果	香蕉	木瓜	荔枝　杨桃

例 9–3

表 9-3　高档宴会菜单（分餐制）

菜单结构	内容			
六冷荤	松花鸭卷	芽姜鱼片	赛香瓜	
	核桃青笋	炝凉瓜	香辣蜇头	
热菜	干贝裙边	发丝百叶	红花茅台酒酿鱼丸	
	浓汤芦笋	素膳丝	清炖狮子头	
汤	三丝豆腐羹			
小吃	盘丝饼	驴打滚	萝卜丝饼	翡翠汤面
果盘	芒果	西瓜	提子	猕猴桃
饮品	凉瓜汁		草莓汁	

（三）婚宴菜单

结婚是人生当中的一件大喜事，所以婚宴的配餐非常讲究，经常用吉祥语来命名菜肴，主要是为了寄托对新人的美好祝愿，也可以烘托婚礼喜庆的气氛。

例 9-4

百年好合宴

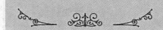

- 精美八彩碟
- 中西双喜拼盘
- 瑶柱鲍丝鱼翅羹
- 法式加拿大龙虾
- 绝汁野菌扣大海参
- 砵酒澳洲牛肋排

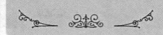

- 海味糯米蒸膏蟹
- 招牌烧乳鸽皇
- 香葱蒸太平洋锦眉斑
- 秘制蒜蓉粉丝蒸扇贝
- 香菇扒时蔬
- 虾子干烧伊府面

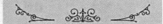

- 松化鸡蛋挞
- 像生莲藕烧鹅酥
- 百年好合庆团圆
- 锦绣鲜果拼盘

珠联璧合宴

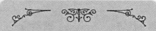

- 精美八彩碟
- 五福临门拼盘
- 金必多浓汤鱼翅
- 帕尔玛芝士美国龙虾
- 翡翠明珠进洲鲍鱼片
- 巴黎香草煎牛仔粒

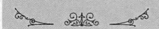

- 花雕芙蓉朝鲜板解
- 招牌烧乳鸽皇
- 香露蒸斯里兰卡红玫瑰斑
- XO 酱五彩百合炒花枝片
- 腿茸双宝蔬
- 一品海鲜丝苗香米

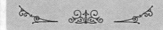

- 宫廷豌豆黄
- 港式叉烧酥
- 百年好合枣茸莲子羹
- 锦绣鲜果拼盘

永结同心宴

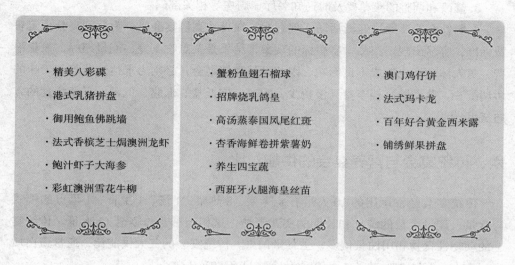

· 精美八彩碟

· 港式乳猪拼盘

· 御用鲍鱼佛跳墙

· 法式香槟芝士焗澳洲龙虾

· 鲍汁虾子大海参

· 彩虹澳洲雪花牛柳

· 蟹粉鱼翅石榴球

· 招牌烧乳鸽皇

· 高汤蒸泰国凤尾红斑

· 杏香海鲜卷拼紫薯奶

· 养生四宝蔬

· 西班牙火腿海皇丝苗

· 澳门鸡仔饼

· 法式玛卡龙

· 百年好合黄金西米露

· 铺绣鲜果拼盘

龙凤呈祥宴

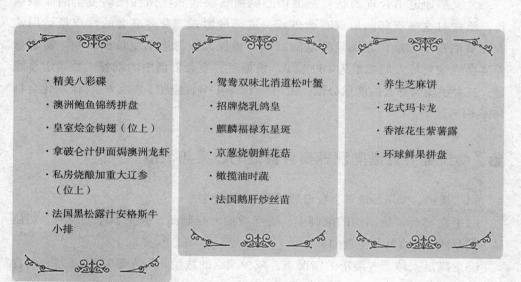

· 精美八彩碟

· 澳洲鲍鱼锦绣拼盘

· 皇室烩金钩翅（位上）

· 拿破仑汁伊面焗澳洲龙虾

· 私房烧酿加重大辽参
  （位上）

· 法国黑松露汁安格斯牛
  小排

· 鸳鸯双味北海道松叶蟹

· 招牌烧乳鸽皇

· 麒麟福禄东星斑

· 京葱烧朝鲜花菇

· 橄榄油时蔬

· 法国鹅肝炒丝苗

· 养生芝麻饼

· 花式玛卡龙

· 香浓花生紫薯露

· 环球鲜果拼盘

（四）注意事项

1. 设计和调整菜单要征得宴会主人的同意。

2. 设计和调整后的菜单如影响到就餐标准，不管是超过还是低于就餐标准，均

第九章　餐饮企业的营养配餐

应告知宴会主人。

3.修改和调整的菜单要及时通知餐厅、厨房等相关部门。

4.餐饮企业要通过经营活动实现利润，在设计高档宴会时，为达到宴会预定餐费标准，容易出现凑菜品、凑餐标的现象，结果是菜点吃不完，能量超标，大量浪费，对人体功能也造成不良影响。因此设计高档宴会，必须力求达到营养和美味的协调统一，菜品既高档丰富又浪费少，配餐应向低盐、低脂、低糖，平衡膳食的方向努力[11]。

六、传统宴会与营养宴会的供能对比

传统宴会经常运用的 10 人量有 4 冷菜、8 热菜、1 汤、1 主食、1 果点的模式与食量。经过大量的统计和长期的实践考核，这相当于营养宴会 12 人量。传统宴会的动物性食物和用油量偏多，主食量偏少。传统宴会的三大供能比，通常蛋白质20% 左右，脂肪 30% 左右，而碳水化合物只有 50% 左右。

大家都知道不合理的膳食是促使心脑血管疾病和代谢性疾病发生的罪魁祸首，膳食对这些疾病的形成有渐进或突进两种形式。营养宴会的特点是运用营养配餐的科学方法，在满足好吃的基础上确保人体健康不受负面影响。通常营养宴会或聚餐每人的能量为 1000kcal，根据营养宴会食谱中的就餐人数确定总能量。三大供能营养素的能量分配：蛋白质 14%~19%，脂肪 24%~26%，碳水化合物56%~61%。

七、传统宴会食谱向营养宴会食谱的过渡与衔接

（1）挑选、采用传统宴会食谱和习惯的制作方法。

（2）在宴会食物结构的编制中，适当增加大豆制品、壳果、种子制品、奶制品、健身减肥的食物和主食的量。

（3）满足人体营养需求的情况下，减少菜点的数量。每人每餐 650g 左右的食量，满足人体的营养需求，同时简化了烹饪操作。

（4）宴会中的胆固醇推荐量是 300mg，考虑到宴会食谱中选用的鱼虾贝类、肉禽蛋类，内脏较多，宴会中每人每餐的胆固醇供给量要控制在 300mg 以内。这相当于每人每天胆固醇的推荐量。

一、选择题

1.（　　）气候温和，膳食宜清淡可口，忌油腻、生冷、刺激性食物，可以高蛋白、高能量为主。

A. 春季　　　　　　　B. 夏季　　　　　　　C. 秋季　　　　　　　D. 冬季

2. 水果是富含（　　）的食物。

A. 能量　　　　　　　B. 蛋白质　　　　　　C. 维生素　　　　　　D. 碳水化合物

3. 低盐膳食限用的食物是（　　）。

A. 面包　　　　　　　B. 馒头　　　　　　　C. 面条　　　　　　　D. 油饼

4. 低蛋白膳食中，限用的食物有（　　）。

A. 蔬菜类　　　　　　B. 水果类　　　　　　C. 干果类　　　　　　D. 淀粉类

5. 营养配餐员要不断调整、改进工作思路，在（　　）方面下功夫。

A. 开发创新菜　　　　B. 降低成本　　　　　C. 库存管理　　　　　D. 财务管理

二、判断题

1. 宴会菜单要根据本单位的利润需要设计。（　　）

2. 家宴的特点是标准不高，没有高档海鲜和工艺造型菜，气氛随意。（　　）

3. 特殊膳食是在常规膳食的基础上，根据就餐者的特殊饮食需要而设计的膳食。（　　）

4. 婚宴大多就餐标准较高，要求菜点色彩绚丽，菜点名称喜庆吉利。（　　）

5. 痛风患者在缓解期，可选用动物内脏、浓肉汤等菜品。（　　）

三、简答题

1. 餐饮企业营养配餐的原则有哪些？

2. 团体餐的菜点要包含哪些种类？

3. 简述宴会的分类及其特点。

第十章
食品污染

● 学习目标

1. 了解和阐述食品污染的主要因素、可能产生的危害及其预防措施。
2. 熟悉食品的生物性污染的种类及其防治措施。
3. 熟悉食品的化学性污染的种类及其防治措施。
4. 了解食品的物理性污染的种类及其防治措施。

● 引　言

　　按照污染物的性质，食品污染可分为生物性污染、化学性污染、物理性污染。

　　食品的生物性污染是食品污染中最为普遍的一类污染。食品的生物性污染包括微生物污染、寄生虫和昆虫的污染，主要以微生物污染为主。食品的化学性污染种类繁多，较常见和重要的有农药、兽药、有毒金属、N–亚硝基化合物、多环芳烃化合物、杂环胺、二噁英以及来自食品容器、包装材料、食品添加剂的污染等。物理性污染既包括在食品中存在的碎骨头、碎石头、铁屑、木屑、头发、破玻璃等任何在食品中发现的不正常的、有潜在危险的外来物，也包括在食品中存在的某些放射性物质所产生的辐射。

第一节　食品污染概述

　　食品本身一般不含有害物质或含量极少。食品污染是指在各种条件下，环境中有毒、有害物质进入正常食品，造成食品安全性、营养性和感官性状发生改变的过程。食品从种植、养殖到生产、加工、储藏、运输、销售、烹调直到食用的各个环节中，都有可能遭受某些有害物质的污染，如微生物、有害金属、农药、食品包装和食品添加剂等。任何有损于食品的安全性和适宜性的生物或化学物质、异物或非故意加入食品中的其他物质均被称为食品的污染物。食品污染造成的危害可以归纳为：影响食品感官性状，造成急性食物中毒，引起机体的慢性危害。

　　了解和阐述食品污染的主要因素、可能产生的危害及其预防措施，从而为制定防止食品受到有害因素污染的预防措施提供依据，对保障人体健康具有十分重要的意义。

　　食品污染按污染物的性质可分为以下三类。

（1）生物性污染

食品的生物性污染主要包括微生物、寄生虫和昆虫的污染，其中微生物污染危害最大。①微生物污染主要有细菌与细菌毒素污染、霉菌与霉菌毒素污染、病毒污染。在食品中造成污染的细菌包括能引起食物中毒、人畜共患传染病以及其他以食品为传播媒介的致病菌，还有能引起食品腐败变质的非致病菌。食品中的霉菌一般不引起霉菌病，而由霉菌产生的毒素则可引起人的急、慢性中毒，甚至致畸、致癌、致突变；②寄生虫和虫卵往往是污染食品而使人致病的，如蛔虫、绦虫、中华枝睾吸虫以及旋毛虫等，主要是粪便或土壤污染了饮水或食品；③昆虫污染主要包括粮食中的甲虫、螨类、蛾类以及动物性食品和某些发酵食品中的蝇蛆等。

（2）化学性污染

食品化学性污染是由有害有毒的化学物质污染食品引起的。污染来源包括：①来自生产、生活和环境中的污染物，如农药、兽药、有毒金属、N–亚硝基化合物、多环芳烃化合物、杂环胺类化合物、氯丙醇、丙烯酰胺、二噁英等；②在食品加工、储存过程中产生的物质，如酒中有害的醇、醛类；③在食品生产、加工、运输、储存和销售过程中，从工具、容器、包装材料中溶入食品中的原料材质、单体及助剂等有害物质；④滥用食品添加剂等。

（3）物理性污染

食品的物理学污染主要来源于食品中多种非化学性的杂物。虽然有的污染物可能并不威胁消费者的生命，但是严重影响了食品应有的感官性状和营养价值，食品质量得不到保证。污染物主要来源有：①来自食品生产、储存、运输、销售过程中的污染物，如粮食收割时混入的草籽，液体食品容器池中的杂物，食品运输过程中的灰尘等；②食品掺杂掺假，如粮食中掺入的沙石、肉中注入的水、奶粉中掺入大量的糖等；③食品的放射性污染，主要来自放射性物质的开采、冶炼、生产、应用及意外事故造成的污染，如 2011 年日本福岛核电站泄漏事故之后数年内，其辖区内的食品都受到放射性污染。

第二节　食品的生物性污染

食品的生物性污染是食品污染中最为普遍的一类污染。生物性污染不但会造成食品的营养价值降低，而且容易引起食源性疾病，严重威胁人类的健康。食品的生物学污染包括微生物污染、寄生虫和昆虫的污染，主要以微生物污染为主。

一、微生物对食品的污染及其防治

（一）细菌对食品的污染及食品腐败变质

1.细菌对食品的污染

细菌是污染食品、引起食品腐败变质的主要微生物类群。自然界中存在的细菌种类繁多、分布广泛。食品在生产、加工、储藏、运输、销售以及使用的过程中都有可能受到细菌的污染，但是由于食品的理化特性、加工条件等因素的限制，在食品中存在的细菌主要来自自然界中很少的一部分。在食品卫生学上，将食品中常见的细菌称为食品细菌，其中包括在食品（如酱油、发酵乳等）生产过程中产生的细菌，以及非有意添加于食品而污染食品的细菌。

（1）食品细菌污染的途径

①原材料受污染

原料食品在采集、加工前已被土壤或水中的微生物污染，表面往往附着细菌，尤其在原料破损之处细菌会大量聚集。

②加工过程中的污染

空气中的细菌会随灰尘沉降到食品表面；加工过程中灭菌不彻底，加工用水、用具、设备和杂物不清洁，以及加工过程中原料、半成品、成品交叉污染；从业人员的手直接接触食品半成品、成品，加工人员患有传染性疾病。

③储藏过程中的污染

不良的储藏条件会使细菌通过空气、鼠类或昆虫污染食品，不良的储藏条件也会使残留细菌生长、繁殖。

④运输与销售过程中的污染

运输工具、容器不符合卫生标准；散装食品销售用具、包装材料的污染；销售人员不合理操作。

⑤食品消费的污染

生熟食品不分开；食品在冰箱中存放时间过长；烹调用具不卫生。

（2）食品细菌污染的指标

食品中的细菌绝大多数是非致病菌，它们对食品的污染程度是间接估测食品腐败变质可能性及评价食品卫生质量的重要指标，同时也是研究食品腐败变质的原因、过程和控制措施的主要对象。

反映食品卫生质量的细菌污染主要指标有食品菌落总数、食品大肠菌群近似数及各种致病菌的有无。

①菌落总数

菌落总数是指食品检样经过处理，在一定条件下（如培养基成分、培养温度和时间、pH、需氧性等）培养后所取单位质量（g），体积（mL）或表面积（cm²）检样中所含菌落的总数。由于采用的检验方法不同，食品中的细菌总数有两种表示方法，一种称为食品的菌落总数，另一种称为食品的细菌总数。

在我国和其他大多数国家，对细菌总数的检验采用菌落总数来进行，一般是在营养琼脂培养基、37℃±0.5℃、pH7.0 的条件下，培养 48~72 小时所得的菌落数。

食品的细菌总数反映了食品的卫生质量，是食品清洁状态的标志。理论上，食品的细菌越多，对食品的分解越快，食品腐败变质的速度越快。因此，可以利用细菌总数来预测食品的储藏期。

②大肠菌群近似数

许多国家把大肠菌群近似数作为食品卫生质量的鉴定指标，用于判断食品受温血动物粪便的污染和肠道致病菌污染的可能性，一般采用乳糖发酵法进行检验。大肠菌群包括肠杆菌科的埃希菌属、柠檬酸杆菌属、肠杆菌属和克雷伯菌属。食品中大肠菌群的数量一般以 100g 或 100mL 食品中的最可能数（most probable number，MPN）来表示，简称大肠菌群最近似数。

大肠菌群一般都是直接或间接来自人与温血动物粪便。食品中如检出大肠菌群，一是表示食品曾受到人与温血动物粪便的污染，二是作为肠道致病菌污染食品的指示菌，这是因为大肠菌群与肠道致病菌来源相同，且在一般条件下，大肠菌群在外界生存时间与主要肠道病菌是一致的。

③肠道致病菌

致病菌是严重危害人体健康的一种指标菌，国家卫生标准中明确规定各种食品不得检出致病菌。在怀疑食品受致病菌污染时，可进行致病菌的检验。目前食品中经常检出的致病菌有沙门菌属、变形杆菌属、副溶血性弧菌、致病性大肠杆菌、金黄色葡萄球菌及志贺菌等。

2.食品的腐败变质

食品的腐败变质，是指在以微生物为主的各种因素作用下所发生的食品感官性质与营养成分的一切变化。这些变化往往使食品成分降解，伴随着产生令人不愉快的食品色、香、味、形等感官性状的变化，从而使食品降低或丧失食用价值，是食品生产与经营中最常见的卫生问题之一。

（1）食品腐败变质的原因

①微生物因素

引起食品腐败变质的微生物主要包括细菌，霉菌和酵母菌，微生物在分解利用食品成分生长繁殖的同时，会产生酸、醛、酮、胺等代谢产物，其中的某些代谢产物可能具有不良的气味、味道甚至毒性，造成食品营养价值与食用价值降低或丧失，甚至危害机体健康。不同的微生物对食品中蛋白质、脂类、碳水化合物等成分的利用能力不同，因此不同种类的微生物污染不同成分类型食品的能力也不同，造成腐败的结果也有较大差异。如引起肉类等动物性食品变质的，大多是能分解蛋白质和脂肪的细菌。而引起水果和蔬菜腐烂的大多是一些可在 pH 较低、温度较高的条件下生长繁殖的霉菌和酵母。粮食的霉变多为霉菌引起。

②食品自身因素

食品本身含有一定的酶，在适宜温度条件下，可以引起食品组成成分的分解，导致食品成分和感官性质的改变，加速食品腐败变质，如肉的后熟，粮食、水果、蔬菜的呼吸等。食品的组成成分对食品中微生物的种类、优势菌种、生长繁殖能力及其代谢产物等产生影响，从而影响食品腐败的进程和特征。例如，碳水化合物含量较高的食品，通常在细菌和酵母菌的作用下，发生以产酸发酵为基本特征的腐败。pH 是影响微生物生长及其代谢产物的重要因素之一。不同微生物生长或产毒的 pH 不同，所以食品的 pH 会影响食品腐败的进程和特征。食品除了受到霉菌和酵母菌的污染外，还易受到细菌的污染，而且通常情况下，细菌会变成优势菌，导致食品发生以细菌性腐败为特征的腐败。食品的水分活度也是影响食品腐败变质的重要因素之一。一般情况下，细菌生长比霉菌要求更高的水分活度。一些食品表面的结构能够阻止腐败微生物的侵染。另外，食品中的一些天然抗菌成分，也会影响食品腐败的程度，如水果中的多酚类物质、大蒜中的蒜素等。

③环境因素

食品所处环境的温度、相对湿度、气体及浓度、光照情况等都会影响微生物在食品中生长繁殖的能力，以及食品分解变化的速度等，从而影响食品腐败的进程和特征。

（2）食品腐败变质的危害

腐败变质的食物不同程度地具有使人们难以接受的感官性质，如刺激性气味、异常颜色、组织溃烂及黏液渗出等。其次，食物成分的分解可使食物营养价值严重降低，如蛋白质、脂肪、碳水化合物，甚至维生素、矿物质也有大量的破坏和流失。腐败变质的食物大多微生物污染严重，菌相复杂，菌量增加，使致病菌和产毒霉菌存在的机会增多，从而引起人的不良反应，甚至引起食物中毒或食源性传染病，严重威胁人体健康。

（3）食品腐败变质的鉴定

食品的腐败变质，实质上是食品中蛋白质、脂肪、碳水化合物等成分变化的生化过程。食品腐败变质的及时鉴别，可以降低食品腐败变质对人体的危害，并减少因此造成的经济损失。食品腐败变质一般从感官、物理、化学、生物等方面进行鉴定。

①感官指标

依据食品的气味、颜色、组织状态等进行鉴定。如蛋白质分解产物所特有的异常气味较为明显；由于蛋白质分解时食品本身的硬度和弹性下降，引起食品外形和结构的改变等。

②物理指标

根据食品蛋白质腐败变质时分解产生的低分子物质增多的特点，通过测定食品进出物量、浸出液电导率、折射率、冰点、黏度及 pH 等物理指标的变化来判断食品腐败变质的程度。

③化学指标

主要通过分析蛋白质的分解产物进行鉴定，常用的指标有：pH、挥发性盐基总氮（TVBN）、三甲胺、K 值。

④微生物指标

食品中的微生物虽然不一定代表食品发生了腐败变质，但食品的腐败变质主要由微生物引起，因此食品中含有大量微生物时应引起高度重视。

（4）食品腐败变质的预防措施

由于食品腐败变质主要是由微生物引起的营养物质氧化分解的过程，所以食品腐败变质的预防控制主要是采取措施防止食品的微生物污染、杀灭腐败微生物或抑制其生长繁殖，以及延缓食品自身组织酶的分解作用。常用的预防食品腐败变质的措施有：防止食品受腐败微生物污染，杀灭污染微生物，抑制腐败。另外，食品的腐败变质，可发生在食品链的各个阶段，所以消费者掌握相关的食品知识，保持良好的卫生和生活习惯，以及采取必要的预防措施，对于防止食品腐败变质十分重要。

（二）霉菌与霉菌毒素对食品的污染

霉菌是菌丝体较发达，而又没有子实体的丝状真菌的一个统称。霉菌繁殖能力极强，主要通过产生多种形式的孢子来完成，其孢子具有小、多、轻、抗逆性强等特点。孢子的这些特点有助于霉菌在自然界的散播和生存。霉菌的种类繁多，在自然界广泛存在，有45000多种，多数对人体有益，如用于发酵、酿造、生产抗生素等。部分霉菌有害，能引起食品霉变或造成人体真菌感染等，少数菌株在污染食品后，在适宜的条件下可产生霉菌毒素，危害人畜健康。霉菌毒素是霉菌在生长、繁殖过程中产生的次生有毒代谢产物，它们可以通过食品链污染进入人体，引起人和动物的急性或慢性中毒，通常表现为致癌致畸、特异性器官毒性、免疫抑制等。目前已知的霉菌毒素300多种。

1. 主要产毒霉菌及主要霉菌毒素

有害霉菌的产毒菌株污染食品后，会产生有毒的代谢产物及霉菌毒素。产毒霉菌是指已经发现具有产毒菌株的一些霉菌。霉菌产毒需要一定的条件，影响霉菌产毒的条件主要是食品基质及水分含量、环境的温度、湿度及空气的流通情况。

霉菌产毒只限于产毒霉菌，而产毒霉菌中也只有一部分毒株产毒。目前已知具有产毒株的霉菌主要有以下几种。

（1）曲霉菌属：黄曲霉、赭曲霉、杂色曲霉、烟曲霉、构巢曲霉、寄生曲霉等。

（2）青霉菌属：岛青霉、橘青霉、黄绿青霉、扩张青霉、圆弧青霉、皱褶青霉、荨麻青霉等。

（3）镰刀菌属：尖孢镰刀菌、拟枝孢镰刀菌、三线镰刀菌、雪腐镰刀菌、粉红镰刀菌、禾谷镰刀菌等。

（4）其他菌属中还有绿色木霉、漆斑菌属、黑色葡萄状穗霉等。

产毒霉菌所产生的霉菌毒素没有严格的专一性，即一种霉菌或毒株可产生几种不同的毒素，而一种毒素也可由几种霉菌产生。由于一种毒素可能出现多种毒性，而且霉菌毒素对人体的毒性作用尚未完全明确，所以目前仍主张按毒素产生的来源对霉菌毒素进行分类。

2. 霉菌产毒的条件

（1）基质

霉菌的营养来源主要是糖和少量的氮及矿物质，因此霉菌在天然食品上比在人工合成的培养基上更易繁殖。不同的基质对霉菌的生长和产毒有一定影响，如玉米和花生中黄曲霉及其毒素检出率高，小麦以镰刀菌及其毒素污染为主，青霉及其毒素主要在大米中出现。

（2）水分

暴露于环境中的食品及水分含量会随着周围环境湿度的变化而变化。食品的水分含量及环境湿度是影响霉菌生长和产毒的重要因素。霉菌的繁殖需要一定的水分活度。食品中的水分含量少时，溶质浓度大，水分压值小，水分活度小，即自由运动的水分子较少，能提供给霉菌利用的水分少，不利于其生长与繁殖，有利于防止食品的腐败变质。在不同的相对湿度中，易于繁殖的霉菌种类也不同。

（3）温度

大部分霉菌繁殖最适宜的温度为 25~30℃，在 0℃以下和 30℃以上时生长明显减弱或不生长，但个别霉菌可耐受低温。一般霉菌产毒的温度略低于其最适生长温度。

（4）空气流通情况

大部分霉菌繁殖和产毒需要有氧条件，但毛霉、灰绿曲霉是厌氧菌并可耐受高浓度的 CO_2。

3. 霉菌和霉菌毒素污染食品的危害

（1）霉菌污染引起食品变质。霉菌污染食品可降低食品的食用价值，甚至不能食用。每年全世界平均至少有 2% 的粮食，因为霉变而不能食用。

（2）霉菌毒素引起人畜中毒。霉菌污染食品后可繁殖产毒，霉菌如在食品或饲料中产毒之后，急性可引起人畜霉菌毒素中毒，慢性造成"三致"，即致癌、致畸、致突变，侵害肝脏、肾脏、大脑神经系统等器官，产生肝硬化、肝炎、肝细胞坏死、肝癌、急慢性肾炎、大脑中枢神经系统严重出血、神经组织变性等。与传染性疾病不同，霉菌毒素中毒没有流行性，属食源性疾病。食品被霉菌毒素污染，一般的烹调温度不能破坏霉菌毒素。

4. 黄曲霉毒素

黄曲霉毒素是由黄曲霉和寄生曲霉等产生的一类代谢产物，该毒素可引起动物急性中毒死亡，具有极强的毒性和致癌性，也是人们研究最多的真菌毒素。对黄曲霉毒素的认识可追溯到 1960 年，当时英国有 10 万多只火鸡幼禽在食用了从非洲和南美洲进口的花生粉之后全部死亡。1961 年发现污染了黄曲霉的花生饼能使大鼠诱发肝癌。1962 年鉴定其为致癌物质，命名为黄曲霉毒素（AF），由于该毒素主要污染粮食和油料作物，并能使动物发生急性中毒死亡与致癌，故引起国内外科学界的广泛重视。

（1）黄曲霉毒素的化学结构和理化性质

结构：黄曲霉毒素是一类结构类似的化合物。目前已经分离鉴定出 20 多种，主要为 AFB 和 AFC 两大类。其基本结构都含有双呋喃环和香豆素（氧杂萘邻酮），在紫外线照射下发出不同颜色的荧光，根据荧光颜色及其结构分别命名为黄曲霉毒素 B_1、黄曲霉毒素 B_2、黄曲霉毒素 G_1、黄曲霉毒素 G_2、黄曲霉毒素 M_1、黄曲霉毒素 M_2、黄曲霉毒素 P_1、黄曲霉毒素 Q_1、黄曲霉毒素 H_1、黄曲霉毒醇、黄曲霉毒素 GM 等。

理化性质：黄曲霉毒素几乎不溶于水，在中性、酸性溶液中很稳定，但在碱性条件下（加 NaOH）黄曲霉毒素的内酯环被破坏形成香豆素钠盐，其可溶于水被洗脱掉。黄曲霉毒素易溶于油和一些有机溶剂，如氯仿和甲醇，但不溶于乙醚、石油醚和正己烷。黄曲霉毒素耐热，在一般的烹调加工温度下很少被破坏，在 280℃时才可发生裂解，毒性被破坏。

（2）产毒的条件

黄曲霉毒素是由黄曲霉和寄生曲霉产生的。寄生曲霉的所有菌株几乎都能产生黄曲霉毒素，但并不是所有黄曲霉的菌株都能产生黄曲霉毒素。黄曲霉产毒的必要条件为湿度 80%~90%，温度 24~28℃，氧气 1%。此外，天然基质培养基（玉米、大米和花生粉）比人工合成培养基产毒量高。

（3）对食品的污染

一般来说，国内长江以南地区黄曲霉毒素污染要比北方地区严重，主要污染的粮食作物为花生、花生油和玉米。大米、小麦、面粉污染较轻，豆类很少受到污染。而在世界范围内一般高温高湿地区（热带和亚热带地区）食品污染较重，而且也是花生和玉米污染较严重。由于饲料的污染，动物性食品也可受污染。

（4）毒性

黄曲霉毒素有很强的急性毒性，也有明显的慢性毒性和致癌性。1993 年黄曲霉毒素被世界卫生组织（WHO）的癌症研究机构划定为 I 类致癌物。黄曲霉毒素的主要作用器官是动物肝脏，它既可引起肝脏组织的损伤，也可导致肝癌的发生。

①急性毒性。黄曲霉毒素为剧毒物，其毒性为氰化钾的 10 倍，砒霜的 68 倍。其中以黄曲霉毒素 B_1 的毒性最强，黄曲霉毒素 G_2 的毒性最弱。黄曲霉毒素对鱼、鸡、鸭、大鼠、豚鼠、兔、猫、狗、猪、牛、猴及人均有强烈毒性。鸭雏的急性中毒肝脏病变具有一定的特征，可作为生物鉴定方法。一次大量口服后，可出现肝实质细胞坏死；胆管上皮增生；肝脏脂肪浸润，脂质消失延迟；肝脏出血。

不同种属黄曲霉毒素 B_1 急性毒性的敏感性不同，以鸭雏最为敏感；不同年龄的动物以幼年动物最为敏感；不同性别中雄性比雌性敏感。

国内外都有黄曲霉毒素引起人急性中毒的报道，以1974年印度200个村庄爆发黄曲霉毒素中毒性肝炎最为严重，这些村民因食用霉变玉米所致，中毒人数达390人。症状是发热、呕吐、厌食、黄疸，之后出现腹水、下肢浮肿，很快死亡。

②慢性毒性。长期小剂量摄入黄曲霉毒素可造成慢性损害，从实际意义出发，它比急性中毒更为严重。其主要表现是动物生长障碍、肝脏出现亚急性或慢性损伤。其他症状如食物利用率下降、体重减轻、生长发育迟缓、雌性不育或产仔少。

③致癌性。黄曲霉毒素对动物有强烈的致癌性，可诱发多种动物发生癌症。除主要诱发动物肝癌外，也可诱发肾癌、胃癌、结肠癌、泪腺癌、涎腺癌及乳腺癌和卵巢癌等。另外，动物实验表明，长期摄入低浓度或短期摄入高浓度的黄曲霉毒素后均可诱发肝癌。黄曲霉毒素的致癌性很强。据一些亚非国家及我国的肝癌流行病学调查资料证实，某些地区人群膳食中黄曲霉毒素水平与原发性肝癌的发生率呈正相关。最近的研究表明，在原发性肝癌发病机制中，黄曲霉毒素接触水平比乙肝病毒的感染及流行更为重要。

（5）黄曲霉素的防霉去毒措施

霉菌的生长繁殖需要一定的气温、湿度、粮食含水量及氧气。如能有效地控制其中之一，即可达到防霉目的。最有实际意义的是控制粮食含水量。收获后，迅速干燥农作物，使稻谷含水量减少至13%以下，玉米含水量在12.5%以下，即可防霉。此外，在收获贮藏及运输过程中，保持粮粒及花生外壳的完整，对防止霉菌侵染也有一定的作用。化学熏蒸剂防霉、γ射线照射、选用和培育抗霉的粮油品种等均具一定的防霉作用。

当前实际应用的去毒措施有以下几种：a.挑除霉粒：适用于花生。因黄曲霉毒素主要存在于发霉、变色、破损及皱缩的花生粒中，挑除后，可使黄曲霉毒素含量显著降低。b.碾轧加工及水搓洗：适用于大米，因毒素主要存在于米糠及大米表层。但其缺点是营养素损失较多，粮食损耗量较大。c.脱胚去毒：适用于玉米，因毒素主要集中于玉米胚部。d.加碱破坏毒素：适用于食用油。在碱性条件下，黄曲霉毒素结构中的六碳环内酯被打开形成香豆素钠盐，后者溶于水，故加碱后经水洗，去毒效果较好。碱炼本是精制食用油的方法，故便于推广。e.其他：如紫外线照射法、活性白陶土吸附法、高温处理法、盐炒法等也有一定效果。

加强食品卫生监测，严格限制黄曲霉毒素 B_1 在食品中的含量。我国食品卫生标准规定：玉米、花生油、花生及其制品中，黄曲霉毒素 B_1 含量不得超过20μg/kg，大米、其他食用油不得超过10μg/kg，其他粮食、豆类、发酵食品不得超过5μg/kg，婴儿代乳食品中不得检出。

5.霉菌及其毒素污染的预防

霉菌污染食品后会引起食品的腐败变质，导致食品的食用价值降低甚至完全丧失。据统计全世界每年平均有2%的谷物因为霉变而不能食用，同时霉菌毒素的污染会严重威胁人体健康，造成巨大的社会经济损失。霉菌及其毒素污染的预防和控制具有非常重要的意义。

霉菌借助其孢子在自然界广泛散播与生存，不同霉菌的生长繁殖能力与产毒条件也有显著差异，完全避免食物被霉菌及其毒素污染是困难的。预防霉菌及其毒素对食品污染的主要措施是防止污染、去除污染和通过制定限量标准控制污染在可接受的范围内。而与食品的细菌污染不同，霉菌污染主要发生在食品原料阶段，所以控制农产品在生长、收获和贮存过程中的霉菌污染是预防霉菌及其毒素污染的重要措施。

（三）病毒对食品的污染

病毒是非常小的微生物，大小为15~400nm，致病性病毒直接或间接污染食品及水源，人经口感染可导致肠道传染病的发生或导致家畜传染病的流行。

1.禽流感病毒

禽流感病毒（AIV）属甲型流感病毒。流感病毒属于RNA病毒的正黏病毒科，分甲、乙、丙3个型。其中甲型流感病毒多发生于禽类，一些亚型也可感染猪、马、海豹和鲸等各种哺乳动物及人类；乙型和丙型流感病毒则分别见于海豹和猪的感染。甲型流感病毒呈多形性，其中球形直径80~120nm，有囊膜。基因组为分节段单股负链RNA。依据其外膜血凝素（H）和神经氨酸酶（N）蛋白抗原性的不同，目前可分为15个H亚型（H1~H15）和9个N亚型（N1~N9）。感染人的禽流感病毒亚型主要为H5N1、H9N2、H7N7，其中感染H5N1，也称为高致病性禽流感（HPAI）的患者病情重，病死率高。

禽流感病毒可存在于禽类而不引起其症状，所以若在某区域检出高致病性禽流感，则要求对该区域内的全部家禽进行扑杀。

人类感染禽流感的病症包括眼部感染（结膜炎）、流感样病征（如发烧、咳嗽、喉咙痛、肌肉痛）或严重的呼吸道感染（如肺炎）。H5N1型高致病性禽流感可引起人呼吸衰竭、多种器官衰竭，甚至死亡，且其死亡率较高。

预防禽流感病毒应从相关食品处理、个人与环境卫生等多方面采取措施，防止其给人体健康带来的危害。如购买家禽时，应尽量避免直接接触家禽及其粪便，若接触要彻底清洁双手；可使用洗涤剂辅助清洗带有禽鸟粪便或污渍的蛋，禽类肉制品、蛋类要煮熟后食用；确保食品生产卫生，防止禽类食品对其他食品的交叉污染；养成良好的卫生习惯；发现有类似流感症状要及时就诊。

2. 口蹄疫病毒

口蹄疫病毒是引起偶蹄动物的一种接触性急性传染病的病原，多见于牛、羊、猪，犊牛死亡率较高。口蹄疫在动物间会以非常快的速度传染，具有流行快、传播广、发病急、危害大等流行病学特点，疫区发病率可达50%~100%，所以它对农畜业的危害比对人类健康的危害要大得多。

人类感染口蹄疫主要传染源是患病的牛、羊、猪等家畜。人接触到疫畜患病处水疱、唾液、粪、乳、尿以及破溃的蹄皮都可发生感染，因这些排泄物、分泌物中含有大量口蹄疫病毒。人的口蹄疫有时呈地方性流行，主要是因饮食病畜乳、奶脂和挤奶、处理病畜时发生接触感染。人感染口蹄疫既可以通过消化道，也可以通过创伤皮肤，甚至还可能通过呼吸道感染。患口蹄疫的病人也可以成为传染别人的传染源，但这种情况很罕见。口蹄疫感染人类，感染潜伏期为2~18d，一般为3~8d，其症状包括不适、发烧、呕吐、口腔组织发生红色溃疡腐烂（表面腐蚀性水疱），偶有皮肤小水疱。对于人类，值得注意的是，该症状与另外一种病毒疾病的症状类似，另外一种疾病通常称为"手足口病"，更频繁地发生在人类身上，特别是小儿，这种疾病是由小核糖核酸病毒科的另一种病毒引起，它是一种称为柯萨奇A病毒的肠道病毒。

口蹄疫病毒对高温、酸和碱比较敏感，直射阳光60min、煮沸3min、70℃10min可杀死，可以使用这些方法对可疑受到污染的车、船等运输工具或饲槽等用具进行消毒。应加强对动物的检验和检疫，患病动物性食品应及时销毁，以免动物性食品中有病毒的污染，也要防止食品加工过程中造成的交叉污染。加强对动物饲养过程的管理，注射有效疫苗，发现疫情后首先封锁厂（场）区、停止牲畜流动，报告当地有关部门采取防疫措施，并送检病科确诊；将同批牲畜在当日全部清理屠宰；病畜的粪便、胃肠内容物、污物和污水经消毒后方可运出或排出，病畜停留过的场地、圈舍和车间进行消毒处理；所有设备、工具和工作人员的工作服、帽、靴应进行彻底消毒。

3. 猪水疱病病毒

猪水疱病病毒引起的猪水疱病是一种接触性急性传染病，猪是唯一的自然宿主，主要经伤口感染。在口腔黏膜、鼻头、乳房、蹄部发生水疱，外观与口蹄疫难以分辨。病毒主要存在于水疱皮和疱液中，内脏和肌肉含病毒量极微。人也可感染。

第十章 食品污染

猪水疱病病毒对消毒剂和环境因素抵抗力强。对酸的耐受力强，用病猪肉做的香肠，在 400d 后仍能从中分离出活的病毒。用盐腌制病猪肉 3 个月后也可检测出病毒。常规浓度的常用消毒药均不能在较短时间杀死此病毒。消毒药中以 5% 氨水的效果较好，1% 过氧乙酸 60min 可使病毒灭活。

此病的传染源是病猪或潜伏期的和病愈带毒猪。病毒通过粪、尿和奶等排出，也可经污染的车船、用具和饲养人员而传播，使人、猪感染发病。一年四季均可发病，特别是在猪群高度集中、调运频繁的场所发病率高，可达 70%~80%，但死亡率很低。

人感染后有轻微的发热、流感样症状，在手指、足趾处发生水疱等，重者有非化脓性脑炎症状。对猪水疱病无特效疗法，发现患猪应施行急宰，猪舍、用具等彻底消毒。做好猪群预防接种，以防止此病的发生。还应加强屠宰加工厂的卫生检验，防止对人的感染。从事与病猪接触工作的饲养员和其他工作人员应做好个人防护。

4. 猪瘟病毒

猪瘟病毒是猪瘟的病原，在自然情况下，危害猪和野猪，人和其他畜禽均无致病性，但在发病过程中，常有沙门菌及大肠杆菌继发感染。

（1）病原学特点：猪瘟病毒是黄病毒科瘟病毒属，对乙醚敏感，对温度、紫外线、化学消毒剂等抵抗力较强。如在 56℃下保温 60min 或 60℃下保温 10min 则使其失活。但在盐腌、冰冻猪肉中能持久保存。

（2）感染途径：病猪是主要的传染源，由粪、尿和各种分泌物排出病毒，经肉品、废料和废水广为散毒，经消化道、呼吸道、眼结膜及皮肤伤口等感染。

（3）病畜鉴定与处理：病猪发热，食欲减退及废绝，皮肤有出血点，发紫，腹泻及便秘等症状。宰后发现，全身淋巴结肿大，边缘出血或网状出血，内脏器官广泛出血，坏死。处理方法同猪口蹄疫病毒。

（4）预防措施：加强猪瘟防治，疫苗接种是控制猪瘟的重要手段，包括灭活疫苗和弱毒疫苗，加强肉品卫生检验和处理制度。

5. 诺沃克病毒

诺沃克病毒又称为小圆结构病毒，在病毒引起的肠道传染病中，其属常见的致病源，已成为很多国家非细菌性肠胃炎的最主要致病源。诺沃克病毒引起的肠道传染病在冬季较常见，并且人类是该病毒唯一已知的宿主。

感染诺沃克病毒的患者是病毒的主要传播来源。该病毒主要通过感染者的排泄物污染水源和食品进行传播。诺沃克病毒引起的食源性胃肠炎通常与生食水产品有关，同时该病毒也多存在于水果、沙拉、鸡蛋、蚶和烘烤食品中，生食蚶或牡蛎等水产品存在较高的感染风险。

诺沃克病毒抵抗不良环境的能力较强，在含氯为 6mg/kg 的溶液中该病毒仍具有侵染力，该病毒比较耐酸、热处理，60℃加热 30min 后，其仍具有侵染力。

诺沃克病毒可引发人和动物患病毒性胃肠炎，主要表现为呕吐、黄色稀水便样腹泻，并伴有低热、头痛、肌痛及食欲减退等症状。

防止诺沃克病毒污染的措施：防止相关贝类、鱼类等产区的水源污染；避免食用受污染的食品，不生食蚶、牡蛎等相关水产品，充分加热食品和防止交叉污染；加强食品卫生监管；养成良好的卫生习惯等。

6. 疯牛病病毒

疯牛病是牛海绵状脑病的俗称，为一种慢性、具有传染性的致死性中枢神经系统疾病。1985 年 4 月首先发现于英国，并于 1986 年 11 月定名为 BSE。疯牛病病原是一类蛋白质侵染颗粒，即朊病毒（Prion）。朊病毒对紫外线、辐射、超声波、蛋白酶等理化因子有较强的抗性；高温（134~138℃、30min 不能完全使其灭活）、核酸酶、羟胺、亚硝酸等核酸变性剂都不能破坏其感染性；病牛脑组织用常规福尔马林浓度固定，不能使其完全灭活；能耐受的酸碱范围为 pH2.7~10.5。BSE 自 1986 年首诊以来，全世界已发现 18 万头以上的病牛，波及世界很多国家，如法国、爱尔兰、加拿大、丹麦、葡萄牙、瑞士、阿曼和德国等。

疯牛病可以通过受孕母牛经胎盘传染给犊牛，也可经患病动物的骨肉粉加工的饲料传播到其他的牛。人吃了带有疯牛病病原体的牛肉，是否引起人的"BSE"，目前尚无定论。但许多科学家都坚信，疯牛病和最近出现的人类的新型克雅病存在着必然的联系。迄今为止有上百人因疯牛病传染而患上新型克雅病。人患克雅病后，长期昏睡或变成痴呆，解剖死者大脑发现进行性淀粉样病变，脑内的灰质和白质逐渐消失，脑子变成海绵状，因而脑功能消失，所以此病又称"海绵状脑病"。此病具有很大的危险性，潜伏期长，从两年到几十年，因无自觉症状难于早期诊断，待发生痴呆时脑内已发生不可逆转病变，死亡率几乎为 100%。

BSE 的流行给养牛业、饲料加工业、牛肉及其产品、活牛、牛精液和胚胎的贸易都造成了严重损失，同时也严重地威胁着人类的生命和健康。本病尚无有效治疗方法，控制措施以预防为主。目前采取的主要措施为：禁止将患病动物骨肉粉等产品作为饲料，以防止通过饲料造成疾病在牛群中的流行；发现患畜立即按有关规定捕杀，禁止将病牛的脑、脊髓、牛肉等加工成任何种类的食品；禁止进口和销售来自发生疯牛病国家的牛肉、牛组织、脏器等为原料生产制成的食品和饲料产品。

7. 甲肝病毒

甲肝病毒即甲型肝炎病毒，为甲型肝炎的病原，其抵抗力强，低温可长期保存，但 98~100℃加热 5min 可完全使之灭活。紫外线照射 1~5min，用甲醛溶液或氯处理，均可使之灭活。传染源主要是急性期感染者和亚临床感染者。尤其是后者无症状，不易发现，是重要的传染源。甲肝病毒通常由粪便排出体外，通过污染的水源、蔬菜、食品、手、用具等经口传染。其中水、贝甲壳类动物是最常见的传染源。1988 年上海发生 31 万人的甲型肝炎大流行，是由于食用了未煮熟受甲肝病毒污染的毛蚶所引起的。甲型肝炎流行以秋冬为主，也有春季流行的。

引起甲型肝炎，潜伏期 15~45d（平均 30d），急性黄疸型病人常有发热、食欲不振、厌油、恶心或呕吐、腹部不适、腹泻或便秘，进而病人的皮肤、角膜发黄、肝肿大、肝区疼痛、尿黄等；无黄疸型病人仅有乏力、恶心、肝区痛和腹胀、消化不良、体重减轻等。经彻底治疗后，预后良好。

甲型肝炎病毒主要通过粪便污染食品和水源，并经口传染，因此加强饮食卫生、保护水源是预防的主要环节。对食品生产、加工人员定期进行体检，做到早发现、早诊断和早隔离。急性病人治愈后，须继续观察 6 个月。对病人的排泄物、血液、食具、物品、床单、衣物等须进行严格消毒。严防饮用水被粪便污染，加强对饮用水的消毒和管理；对餐饮业人员要严格落实卫生制度，养成良好的卫生习惯，对餐饮具进行严格消毒。接种甲肝疫苗有良好的预防效果，向患者注射丙种球蛋白有减轻症状的作用。

8. 脊髓灰质炎病毒

脊髓灰质炎病毒是引起脊髓灰质炎的病原，以小儿多见，故又名小儿麻痹症。

病原体脊髓灰质炎病毒属微小 RNA 病毒，直径 27nm，为肠道病毒之一。该病毒在外界生命力较强，在粪便、污水、乳制品等食品中能存活数月，在 −40℃可保存多年；对乙醇、胃酸及肠液均具有相当强的抵抗力。但对干燥、热的抵抗力弱，加热至 56℃经 30min 被灭活，煮沸后立刻死亡。紫外线及各种氧化消毒剂均能在短期内使之灭活。

病毒可随病人和带毒者的粪便排出，若直接污染饮水、食物、手或经蝇、蟑螂为媒介污染食物，可经口感染。还可在疾病的早期，病毒随咽部分泌物排出，经空气以飞沫传播。

脊髓灰质炎以 1~5 岁儿童发病率高，夏季多见。在流行时以隐性感染及无瘫痪病例为多，仅极少数发生肌肉弛缓性瘫痪。患者出现发热、多汗、烦躁不安、感觉过敏、疼痛、颈背强直、腱反射由亢进转为减弱、肢体不对称弛缓性瘫痪。一旦发现脊髓灰质炎的病人，要对病人进行隔离至少 40d，与之接触过的儿童（未服过脊髓灰质炎疫苗）须观察 20d；必须对病人的粪便、分泌物等及其污染的衣服、用具、食具等进行消毒处理；口服脊髓灰质炎疫苗是预防本病的主要措施。

9. 轮状病毒

感染轮状病毒的食品从业人员在食品加工、运输、销售时可以污染食品。食用被轮状病毒污染的食品，如沙拉、水果以后，由于该病毒具有抵抗蛋白分解酶和胃酸的作用，所以能顺利通过胃到达小肠，引起急性胃肠炎。感染剂量为 10~100 个感染性病毒颗粒。据报道，患者在每毫升粪便中可排出 108~1010 个病毒颗粒。因此，通过病毒污染的手、物品和餐具完全可以使食品中的轮状病毒达到感染剂量。

A 型的轮状病毒可引起婴儿腹泻、冬季腹泻、急性非细菌性感染性腹泻和急性病毒性胃肠炎，常见于冬季发病，是婴幼儿因腹泻而死亡的主要原因。B 型轮状病毒，也称为成人腹泻轮状病毒或 ADRV，是导致我国居民患急性腹泻的主要病原体。C 型轮状病毒，也可引起儿童腹泻，但比较少见。

各种年龄的人对轮状病毒均易感，0.5~2 岁儿童、早产儿、老年人对轮状病毒最易感。B 型轮状病毒在我国引起的腹泻，主要是因为饮用了被粪便污染的水而暴发的。

轮状病毒引起胃肠炎的潜伏期为 1~3d，轻度者仅有低热、恶心、呕吐、排水样便，典型病例有咳嗽、流涕、继而出现呕吐、腹泻，大便多为水样，白色、淡黄色或黄绿色、无黏液或血，腹泻每日可达数十次，大多持续 4~7d，体温在 38℃左右，极少数病例可因严重脱水、电解质紊乱而死亡。

轮状病毒主要存在于肠道内，通过粪便排到外界环境，污染土壤、食品和水源，经消化道途径传染给其他人群。在人群生活密集的地方，轮状病毒主要是通过带毒者的手造成食品污染而传播的，在儿童及老年人病房、幼儿园和家庭中均可暴发。

二、寄生虫及虫卵对食品的污染

（一）寄生虫概述

寄生虫指不能或不能完全独立生存，需在另一生物的体表或体内才能生存，被寄生的生物体称为寄生虫的宿主。成虫和有性繁殖阶段的宿主称为终宿主，幼虫和无性繁殖阶段的宿主称为中间宿主。寄生物从宿主获得营养生长繁殖，给宿主造成伤害，甚至死亡。寄生虫及其虫卵可直接污染食品，也可经含寄生虫的粪便污染水体和土壤等环境，再污染食品，人经口摄入而发生食源性寄生虫病。

（二）寄生虫的预防

（1）防止食品污染。采取措施控制动物养殖、农产品种植过程中的寄生虫污染；加强动物防疫、检疫以及食品卫生检查，防止寄生虫污染的食品流入市场。

（2）杀灭污染寄生虫。包括使用药物驱虫，消灭寄生虫的中间宿主，对寄生虫污染物进行无害化处理，杀灭污染食品的寄生虫等。

（3）防止食入。保证生鲜食品的卫生，生食的果蔬要清洗干净，不生食动物性食品；防止生熟食品的交叉污染；养成良好的卫生习惯。

三、昆虫、鼠类、鸟类对食品的污染

虽然对食品造成危害的只有较少的几种昆虫、鼠类动物和鸟类，但是这些害虫使食品工业每年损失数十亿美元。因此有必要熟悉污染食品的主要害虫及其防治方法。

（一）昆虫

蟑螂是食品加工厂和食品服务设施内最为普遍的一类害虫。它能携带并传播各种病原菌，大多数蟑螂携带约 50 种不同的微生物（例如，沙门菌和志贺菌），并传播骨髓灰质炎和霍乱病原菌——霍乱弧菌。

食品加工和食品服务业中最普遍的季节性昆虫是苍蝇，其中最常见的种类是家蝇和果蝇。

其他危害食品加工和食品服务业的害虫还有许多，如蚂蚁、甲虫、蛾，后两种通常出没于干燥的储藏区内。蚂蚁常于墙壁，特别是热源（如热水管道）附近筑巢。一旦怀疑有蚂蚁侵入，可用吸满糖浆的海绵作诱饵，以杀虫剂杀灭。由于蚂蚁、甲虫和蛾生长所需的食物量很少，所以保持良好的环境卫生、合理存放食物及其他物品是防治这些害虫的必要条件。

（二）老鼠

老鼠既危险又具破坏性，据美国国家饭店协会调查，每年因啮齿类动物给美国造成的经济损失高达 60 亿美元，其中包括它们所吃掉的和污染的食品以及它们损坏的财产，也包括老鼠咬烂电线引起火灾所造成的损失。另外老鼠还能盗食森林的种子，啃食幼苗、树皮，给森林带来严重的危害。老鼠能破坏草原，与牲畜争夺牧草，影响畜牧业。老鼠能直接或间接地传播各种疾病，如钩端螺旋体病、鼠型斑疹伤寒、斑疹伤寒和沙门菌病。

（三）鸟类

鸟类（如鸽子、麻雀和燕八哥）也是食品污染的一大问题。鸟粪携带各种对人有害的微生物，这些微生物有螨、真菌病原、鸟疫病原、假结核病原、弓浆虫病原、沙门菌以及能导致脑炎、鹦鹉热和其他疾病的微生物。而且，鸟类还会将昆虫引入工厂，导致虫害。

第三节 食品的化学性污染

食品的化学性污染种类繁多，较常见和重要的有农药、兽药、有毒金属、N-亚硝基化合物、多环芳烃化合物、杂环胺、二噁英以及来自食品容器、包装材料、食品添加剂的污染等。

一、农药残留及其预防

（一）农药的概念及分类

农药是指用于预防、消灭或者控制危害农业、林业的病、虫、草和其他有害生物以及有目的地调节植物、昆虫生长的化学合成或者来源于生物、其他天然物质的一种物质或者几种物质的混合物及其制剂。使用农药而对环境和食品造成的污染（包括农药本体物及其有毒衍生物的污染）被称为环境农药残留或食品农药残留。

按用途可将农药分为杀（昆）虫剂、杀（真）菌剂、除草剂、杀线虫剂、杀螨剂、杀鼠剂、落叶剂和植物生长调节剂等类型。其中使用最多的是杀虫剂、杀菌剂和除草剂三大类。按化学组成及结构可将农药分为有机磷、氨基甲酸酯、拟除虫菊酯、有机氯、有机砷、有机汞等多种类型。

目前世界上使用的农药原药达 1300 多种。我国使用的有近 200 种原药和近千种制剂，原药的年总产量近 40 万吨，在世界上排第二位。

（二）食品中农药残留的来源

进入环境中的农药，可通过多种途径污染食品。进入人体的农药据估计约 90% 是通过食物摄入的。

1. 施用农药对农作物的直接污染

影响直接污染程度的因素有：

农药性质：内吸磷，对硫磷等内吸性农药残留多，而杀螟松等渗透性农药和拟除虫菊酯类等触杀性农药残留较少，且主要残留在农作物外表（即表面黏附污染）。有机氯、重金属制剂等稳定的品种比有机磷等易降解的品种的残留时间更长。

剂型及施用方法：如油剂比粉剂更易残留，喷洒比拌土施撒残留高。在灌溉水中施用农药则对植物根基部污染较大。

施药浓度、时间和次数：施药浓度高，次数频，距收获间隔期短则残留高。

气象条件：如气温、降雨、风速、日照等，均可影响农药的清除和降解。

农作物的品种、生长发育阶段及食用部分。

2. 农作物从污染的环境中吸收农药

由于施用农药和工业三废的污染，大量农药进入空气、水和土壤，成为环境污染物。农作物便可长期从污染的环境中吸收农药，尤其是从土壤和灌溉水中吸收农药。其吸收量与植物的种类根系情况和食用部分，施用农药的剂型、方式和使用量，以及土壤的种类、结构、酸碱度、有机物和微生物的种类及含量等因素有关。

3. 通过食物链污染食品

如饲料污染农药而导致肉、奶、蛋的污染；含农药的工业废水污染江河湖海进而污染水产品等。某些比较稳定的农药、与特殊组织器官有高度亲和力的农药、有机氯、有机汞、有机锡等可长期贮存于脂肪组织农药，通过食物链的作用可逐级浓缩，称为生物富集作用。

4. 其他来源的污染

粮库内使用熏蒸剂等对粮食造成的污染。在禽畜饲养场所及禽畜身上施用农药对动物性食品的污染。粮食贮存加工、运输销售过程中的污染——如混装、混放、容器及车船污染等。事故性污染——将拌过农药的种子误当粮食吃；误将农药加入或掺入食品中；施用时用错品种或剂量而致农药高残留等。

（三）食品中常见的农药残留及其毒性

1. 有机磷

有机磷农药是目前使用量最大的杀虫剂，常用者如敌百虫、敌敌畏、乐果、马拉硫磷等。此类农药的化学性质较不稳定，易于降解而失去毒性，故不易长期残留，在生物体的蓄积性也较低。但内吸磷、对硫磷等品种对人类等哺乳动物有较大的毒性，大量接触或摄入可致急性中毒甚至死亡。

有机磷属于神经毒剂，主要抑制生物体内胆碱酯酶活性，部分品种有迟发性神经毒作用。慢性中毒主要是神经系统、血液系统和视觉损伤的表现。多数有机磷农药无明显的三致作用。

2. 氨基甲酸酯类

目前使用的氨基甲酸酯类农药品种已有50多个。常用作杀虫剂品种有西维因、涕灭威、混戊威、克百威、灭多威、残杀威等；除草剂有禾大壮、哌草丹、丁草特、野麦畏等；某些品种如涕灭威、克百威还兼有杀线虫活性。氨基甲酸酯类农药的优点是药效快，选择性较高，对温血动物、鱼类和人的毒性较低，易被土壤微生物分解，且不易在生物体内蓄积。

其毒作用机制与有机磷类似，也是胆碱酯酶抑制剂，但其抑制作用有较大的可逆性，水解后酶的活性可不同程度恢复。其急性中毒也主要表现为胆碱能神经兴奋症状，但目前尚未见有迟发性神经毒作用。慢性毒性和三致毒性方面的报道也不完全一致，近年来有研究表明此类农药在弱酸条件下可与亚硝酸盐生成亚硝胺，可能有一定的潜在致癌作用。

3. 拟除虫菊酯类

可用作杀虫剂和杀螨剂。这类农药属于高效低残留类农药，在环境中的降解以异构、酯键断裂、脱卤等光解为主，其次是水解和氧化反应。拟除虫菊酯类农药的缺点是高抗性，即昆虫在较短时间内可对其产生抗药性而使其杀虫活性降低甚至完全丧失。多种农药复配使用可延缓其抗性的发生。

拟除虫菊酯类农药多属中等毒性或低毒性，对胆碱酯酶无抑制作用。急性中毒多为误服或生产性接触引起，主要是神经系统症状，如流涎、多汗、意识障碍、言语不清、反应迟钝、视物模糊、肌肉震颤、呼吸困难等，重者可致昏迷、抽搐、心动过速、瞳孔缩小、对光反射消失、大小便失禁，可因心衰和呼吸困难而死亡。安定剂、中枢性肌肉松弛剂及阿托品类可缓解症状，但不宜使用解磷定等有机磷中毒的特效解毒剂。拟除虫菊酯类农药对皮肤有刺激作用，可致感觉异常（麻木、瘙痒）和迟发性变态反应。因其蓄积性及残留量低，慢性中毒较少见。

4. 有机氯

有机氯农药是早期使用的最主要杀虫剂。在环境中很稳定，不易降解。如滴滴涕（DDT）在土壤中消失 95% 的时间为 3~30 年（平均为 10 年），脂溶性强，故在生物体内主要蓄积于脂肪组织。有机氯多属低毒和中等毒。急性中毒主要是神经系统和肝、肾损害的表现。实验动物长期低剂量摄入有机氯农药，可致慢性中毒，主要表现为肝脏病变、血液和神经系统损害。

有机氯可通过胎盘屏障进入胎儿，部分品种及其代谢产物有一定致畸性。人群流行病学调查也表明，使用这类农药较多地区的畸胎率和死胎率比使用这类农药较少的地区高 10 倍左右。某些有机氯农药在动物实验中有一定致癌作用。

水生生物对有机氯有较强的生物富集作用，其富集系数藻类可达 500，鱼贝类可达 2000~3000，而食鱼的水鸟可达 10 万以上。

5. 杀菌剂

有机汞类杀菌剂如西力生（氯化乙基汞）、赛力散（醋酸苯汞）等，因其毒性大且不易降解，于 1972 年起我国已停止使用。稻脚青、福美砷、田安等有机砷类杀菌剂在体内可转变为毒性很大的 As^{+3}，导致中毒和肿瘤。代森锌、代森铵、代森锰锌等氨基甲酸酯类杀菌剂在环境中和生物体内可转变为致癌物乙烯硫脲。多菌灵、噻菌灵，以及在植物体内可转变为苯丙咪唑的托布律和甲基托布津等苯丙咪唑类杀菌剂，对小麦赤霉病、黑穗病，水稻纹枯病、稻瘟病和甘薯黑斑病等多种农作物病害有较好的防治效果，但近年来有报告表明这类农药在高剂量下可致大鼠生殖功能异常，并有一定致畸、致癌作用。托布津和甲基托布律除可转变为苯丙咪唑外，还可被代谢为乙烯硫代氨基甲酸酯，进而生成乙烯硫脲。

6. 除草剂

大多数除草剂对动物和人的毒性较低，且由于多在农作物生长早期使用，故收获后的残留量通常很低，其危害性相对较小。但部分品种有不同程度的三致活性，应给予足够的重视。

（四）控制食品中农药残留的措施

1. 加强对农药生产和经营的管理

中华人民共和国国务院 1997 年发布的《农药管理条例》中规定由国务院农业行政主管部门负责全国的农药登记和农药监督管理工作，由国务院农业行政主管部门所属的农药检定机构负责全国的农药具体登记工作。

《农药管理条例》中还规定我国实行农药生产许可制度，即生产已依法取得农药登记的农药还必须报国务院化学工业行政管理部门批准。未取得农药登记和农药生产许可证的农药不得生产、销售和使用。同时也强调了对农药经营的管理。

2. 安全合理使用农药

我国已颁布《农药安全使用标准》和《农药合理使用准则》，对主要作物和常用农药规定了最高用药量或最低稀释倍数，最多使用次数和安全间隔期（最后一次施药距收获期的天数），以保证食品中农药残留不致超过最大允许限量标准。同时也应注意对农民的宣传和指导，加强安全防护工作，防止农药污染环境和农药中毒事故。开发高效低毒低残留的新品种，及时淘汰或停用高毒、高残留、长期污染环境的品种，推广先进的施用技术和喷洒器具，大力提倡作物病虫害的综合防治，整治农药生产和使用对环境造成的污染等。

3. 制定和严格执行食品中农药残留限量标准

我国目前已颁布了 33 个食品中农药残留限量国家标准和 24 个相应的农残分析方法标准。联合国粮农组织（FAO）定期出版的《Pesticide Residues in Food》上也载有各类农药的每日允许摄入量和食品法典委员会（CAC）制定的各类食品中的残留限量标准，以及残留量分析方法、实际残留量测定资料和毒理学资料等，可供参考。在经常性食品卫生监督工作中应加强对农药残留量的检测，严格执行食品中农药残留限量标准。

二、有毒金属污染及其预防

（一）食品中有毒金属的来源

食品中的各种元素，有的是人体必需的，如钾、钙、钠、镁、铁等，还有些金属元素，甚至包括某些必需元素，摄入过量也可对人体产生较大的毒性作用或潜在危害，如铬、锰、锌、铜等。而一些元素只少量摄入就会对人体产生毒害作用，如铅、镉、汞、砷等，常称之为有毒金属。这些金属元素可以通过食物和饮水摄入，以及呼吸道吸入和皮肤接触等途径进入人体。食品中的有毒金属来源主要有以下几种：

（1）自然环境中的有毒金属被食用作物吸收。由于不同地区环境中元素分布的不均一性，可造成某些地区某些金属元素的含量较高，而使这些地区生产的植物中该种金属元素含量也较高，如我国的陕西紫阳是富硒地区，该地区生长的植物硒含量相对就高。

（2）工业"三废"及农药化肥的使用造成有毒有害金属元素对食品的污染。随着工农业生产的发展，工业生产中的废水、废气、废渣的不科学排放及农药化肥中的有毒金属元素通过各种渠道进入食品中，对食品造成直接或间接的污染。

（3）其他来源。食品加工、储存、运输和销售过程中使用或接触的机械、管道、容器以及添加剂中含有的有毒有害金属元素导致食品的污染。

（二）食品中有毒金属的毒害作用及其特点

1. 强蓄积性

由于有毒金属的生物半衰期长，它们进入人体后排出的速度缓慢，因此在体内逐渐积累而导致浓度逐渐升高，最终达到产生毒作用的浓度。

2. 生物富集作用

有毒金属可以通过生物链传递并产生富集作用，如鱼、虾等水产品中汞和镉的含量可高达其生存环境浓度的数百甚至数千倍。人类位于食物链的顶端，富集到体内的有毒金属浓度较高。

3. 慢性中毒和远期效应

有毒金属产生的危害多是以慢性中毒和远期效应（如致癌、致畸、致突变作用）为主，有毒金属的污染量通常较少，且由于食品被食用的经常性和人群的广泛性，常造成不易被及时发现的人群慢性中毒，和对健康的远期或潜在危害。

（三）食品中常见的几种有毒金属

1. 镉（Cd）

镉（cadmium）为银白色金属，质地柔软，有延展性。镉金属基本无毒，镉的化合物特别是氧化镉有较大毒性，硫化镉、碳酸镉、氧化镉等不溶于水，镉的硫酸盐、硝酸盐和卤化物均溶于水。镉的有机化合物常见的有辛酸镉、硬脂酸镉、月桂酸铬等。

（1）食品中镉污染的来源

镉在自然界广泛存在，但含量很低。食品中的镉主要来源于环境的污染。锅镉在工业上的应用十分广泛，故由于工业三废尤其是含镉废水的排放对环境造成的污染也较为严重，间接地对食品造成了污染，一般食品中均能检出镉，含量范围在0.004~5mg/kg。但镉也可通过食物链的富集作用而在某些食品中达到很高的浓度。如生活在镉污染水域中的鱼贝及其他水生生物的含镉量可以达污染前的450倍，个别海贝类可高达10^5~3×10^6倍。我国报告镉污染区生产的稻米含镉量也可达5.43mg/kg。一般而言，海产食品、动物性食品（尤其是肾脏）含镉量高于植物性食品，而植物性食品中以谷类和洋葱、豆类、萝卜等蔬菜含镉较多。

镉盐常用作玻璃、陶瓷类容器的上色颜料，并用作金属合金和镀层的成分，以及塑料稳定剂等，许多食品包装材料和容器也含有镉。因此使用这类食品容器和包装材料也可对食品造成镉污染。尤其是用作存放酸性食品时，可致其中的镉大量溶出，严重污染食品，导致镉中毒。

（2）镉污染对人体的危害

被镉污染的食物进入人体，其消化吸收率为5%~10%，食物中镉的存在形式以及膳食中蛋白质、维生素D和钙、锌等元素的含量等因素均可影响镉的吸收。进入人体的镉大部与低分子硫蛋白结合，形成金属硫蛋白，主要蓄积于肝、肾脏，体内的镉可通过粪、尿和毛发等途径排出，半衰期15~30年。正常人血镉<50μg/L，尿镉<3μg/L，发镉<3μg/g。如血镉>250μg/L或尿镉>15μg/L，则表示有过量镉接触和镉中毒的可能。

镉引起人中毒的剂量平均为100mg。急性中毒者主要表现为恶心、流涎、呕吐、腹痛、腹泻，继而引起中枢神经中毒症状。严重者因虚脱而死亡。慢性镉中毒主要损害肾脏、骨骼和消化系统。除急、慢性中毒外，国内外也有不少研究表明，镉及含镉化合物对动物和人体有一定的致畸、致癌和致突变作用。

（3）食品中镉的允许限量

我国食品安全国家标准《食品中污染物限量》（GB 2762—2017）规定食品中镉的允许限量为（≤mg/kg）：大米0.2，面粉0.1，新鲜蔬菜0.05，肉、鱼0.1，新鲜水果0.05。

2. 汞（Hg）

汞（hydrargyrum）又称水银，为银白色液体金属，易蒸发，常温下可以形成汞蒸气。汞不溶于冷的稀硫酸和盐酸，可溶于氢碘酸、硝酸和热硫酸。各种碱溶液一般不与汞发生反应，汞不易与氧作用，但易与硫作用生成硫化汞，与氯作用生成氯化汞及氯化亚汞。与烷基化合物可形成有机汞。汞化合物均有毒性，有机汞毒性大于无机汞。

（1）食品中汞污染的来源

汞及其化合物广泛应用于工农业生产和医药卫生行业，可通过废水、废气、废渣等污染环境。进入人体的汞主要来源于受污染的食物，其中又以鱼贝类食品的甲基汞污染对人体的危害最大。含汞的废水排入江河湖海后，其中所含的金属汞或无机汞可以在水体（尤其是底层污泥）中某些微生物的作用下转变为毒性更大的有机汞（主要是甲基汞），并可由于食物链的生物富集作用而在鱼贝类体内达到很高的含量。故由于水体的汞污染而导致其中生活的鱼贝类含有大量的甲基汞。

汞还可通过含汞农药的使用和废水灌溉农田等途径污染农作物和饲料，造成谷类、蔬菜、水果和动物性食品的汞污染。

（2）汞污染对人体的危害

食品中的金属汞几乎不被吸收，无机汞吸收率亦很低，90%以上随粪便排出，而有机汞的消化道吸收率很高，达95%以上。吸收的汞迅速分布到全身组织和器官，但以肝、肾、脑及血液中含量最多。汞蒸汽较易透过肺泡壁含脂质的细胞膜，与血液中的脂质结合，很快分布到全身各组织。汞在红细胞和其他组织中被氧化成Hg^{2+}，并与蛋白质结合而蓄积，很难再被释放。甲基汞在脑内蓄积，导致脑和神经系统损伤，并可致胎儿和新生儿的汞中毒。

汞是强蓄积性毒物，在人体内的生物半衰期平均为70d左右，在脑内的半衰期为180~250d。体内的汞可通过尿、粪和毛发排出，故毛发中的汞含量可反映体内汞含量情况。

甲基汞中毒的主要表现是神经系统损害的症状，如运动失调、语言障碍、视野缩小、听力障碍、感觉障碍及精神症状等，严重者可致瘫痪、肢体变形、吞咽困难甚至死亡。有报告表明，人体内甲基汞蓄积量达25mg时可出现感觉障碍，55mg时可出现运动失调，90mg时可出现语言障碍，170mg时可出现听觉障碍，200mg时可致死亡。血汞在200μg/L以上，发汞在50μg/g以上，尿汞在2μg/L以上，即表明有汞中毒的可能。血汞＞1mg/L，发汞＞100μg/g可出现明显的中毒症状。

（3）食品中汞的允许限量

我国食品安全国家标准《食品中污染物限量》（GB 2762—2017）规定食品中汞的允许限量为（以汞计）（≤ mg/kg）：粮食0.02，蔬菜、水果、薯类、牛乳0.01，乳制品按牛乳折算，肉、蛋0.05，蛋制品按蛋折算，水产动物及其制品甲基汞0.5。

3. 铅（Pb）

铅（plumbum）为灰白色质软金属，有良好的延展性，在空气中能迅速生成氧化膜。加热400℃以上有大量铅蒸气逸出，在空气中氧化并凝结成烟。铅不溶于水，可溶于硝酸溶液和热硫酸中。

（1）食品中铅污染的来源

污染食品的铅主要来源于环境污染，如空气、水源、土壤污染；食品加工过程中的污染，如接触食品的管道、容器、包装材料、器具等。另外，如锡箔、镀锡铁罐、劣质陶瓷都含有一定量的铅。非职业接触铅的人群摄入铅的主要来源是食品。数据显示，谷类、蔬菜和饮料类是中国人群铅的主要来源，它们对铅摄入的总贡献率在82%以上。

（2）铅污染对人体的危害

铅对生物体内许多器官组织都具有不同程度的损害作用，尤其是对造血系统、神经系统和肾脏的损害尤为明显。铅对造血系统的毒性主要表现为贫血与溶血，是人体铅中毒的早期特征。铅对中枢和外周神经系统有直接的毒性作用。食品铅污染所致的中毒主要是慢性损害作用，临床上表现为贫血、神经衰弱、神经炎和消化系统症状。中度以上铅中毒者可出现多发性神经炎，严重者甚至损害桡神经或脊髓前角细胞，导致"铅麻痹"。儿童对铅的吸收率较高，对铅有其特殊的易感性，铅中毒的儿童表现为生长迟缓、视力发育迟缓、学习能力降低、精神呆滞、癫痫和神经萎缩等。同时，数据显示，铅还具有生殖毒性、胚胎毒性、致畸和致癌作用。

（3）食品中铅的允许限量

我国食品安全国家标准《食品中污染物限量》（GB 2762—2017）规定食品中铅的允许限量为（以铅计）（$\leqslant$ mg/kg）：谷物、薯类0.2，豆类0.2，新鲜蔬菜、水果0.1，肉类0.2，鱼类0.5，蛋类0.2，生乳0.05，乳粉0.5。

4. 砷（As）

砷（arsenic）有灰、黄、黑色三种异形体，灰砷具有金属性。砷是一种非金属元素，但由于其许多理化性质类似于金属，故常将其归为"类金属"之列。砷的化合物广泛存在于土壤和水中。砷的化合物有无机砷和有机砷两类。无机砷在环境中或生物体内可形成甲基砷化物。无机砷化物在酸性环境中经金属催化释放新生态氢，生成砷化氢气体，具有强毒性。海水中的砷主要以偶砷基甘氨酸三甲丙盐、偶砷基胆碱、偶砷基糖的形式存在。

（1）食品中砷的来源

除土壤、水体等环境污染外，一些在农业中广泛使用的除草剂、杀虫剂、杀鼠剂和一些防腐剂等也含有砷化合物，对农作物造成了严重的污染。另外在食品加工过程中也存在砷污染。

（2）砷污染对人体的危害

食品中砷的毒性与其存在的形式和价态有关。元素砷几乎无毒，砷的硫化物毒性也较低，砷的氧化物和盐类毒性较大。三价砷的毒性大于五价砷，无机砷的毒性大于有机砷。食物和饮水中的砷经消化道吸收后与面红蛋白结合，24h后即可分布于全身组织，在肝脏中无机砷经甲基化后可代谢为二甲砷酸，经肾脏排出体外。人体每天大约有 70% 的砷（半衰期为 10~30h）可通过甲基化作用由尿液排出体外。

砷能引起人体急性中毒、亚急性中毒和慢性中毒，并具有致癌性、致畸性和致突变性。急性砷中毒主要表现为胃肠炎症状，严重者可致中枢神经系统麻醉而死亡。慢性中毒主要表现为神经衰弱症候群，皮肤色素异常（白斑或黑皮症），后期可能转化为皮肤癌。流行病学研究表明，长期接触砷与皮肤癌、肺癌、肝癌和膀胱癌等癌症的发生密切相关。砷的生殖和发育毒性较强。研究发现，五价砷和三价砷可通过人和哺乳动物胎盘导致胎儿畸形。

（3）食品中砷的允许限量

我国食品安全国家标准《食品中污染物限量》（GB 2762—2017）规定食品中砷的允许限量为（以总砷计）（≤ mg/kg）：谷物及其制品 0.5，新鲜蔬菜 0.5，肉及肉制品 0.5，生乳 0.1，鱼类 0.1（无机砷）。

三、食品加工、贮藏过程中产生的有害化合物

烟熏、油炸、焙烤、腌制等加工技术，在改善食品的外观和质地、增加风味、延长保质期、钝化有毒物质（如酶抑制剂、红细胞凝集素等）、提高食品的可利用度等方面发挥了很大作用。但是食品贮藏加工过程中也产生了一些有毒有害物质，如 N- 亚硝基化合物、多环芳烃、杂环胺和丙烯酰胺等，相应的食品存在着严重的安全性问题，对人体健康产生很大的危害。

（一）N- 亚硝基化合物

1. N- 亚硝基化合物的结构

N- 亚硝基化合物是一类具有 N- 亚硝基（N-N=O）结构的有机化合物，对动物有较强的致癌作用。目前，人们已研究过的 300 多种亚硝基化合物，90% 以上对动物有不同程度的致癌性。

N 亚硝基化合物是一大类化合物，按其分子结构不同，可分为 N 亚硝胺和 N 亚硝酰胺两大类。

2. N- 亚硝基化合物的危害

N- 亚硝基化合物可诱发大鼠、小鼠、猪、犬、鸟类、鱼等动物的各种组织和器官的肿瘤，以肝癌、食管癌、胃癌、肠癌较多见。其致癌作用需经体内活化，形成重氮烷类，烷化物与 DNA 结合而致癌变。由于各器官对不同亚硝基化合物的活化程度不同，所以对各器官的致癌性也不同。

亚硝基化合物的致癌作用迅速，一次性使用量过多或多次、长期慢性作用均可产生肿瘤。亚硝基化合物可通过实验动物的胎盘，乳汁使胎儿及子代发生中毒、畸胎或肿瘤。流行病学调查发现人类的某些癌症具有明显的地区性分布，且与饮食习惯及食物中亚硝基化合物含量有关。目前认为亚硝基化合物很可能是人类胃癌和食道癌的重要病因。

3. N- 亚硝基化合物的合成

食品中的 N- 亚硝基化合物系由亚硝酸盐和胺类在一定的条件下合成。硝酸盐可以在硝酸还原菌的作用下转化为亚硝酸盐，因此硝酸盐、亚硝酸盐和胺类均为N- 亚硝基化合物的前体物质，这些物质广泛存在于环境和食品中，在适宜的条件下，它们可通过化学或生物学途径合成各种各样的 N- 亚硝基化合物。

（1）亚硝酸盐的产生

蔬菜等农作物在生长过程中，从土壤中吸收硝酸盐等营养成分，在植物体内酶的作用下硝酸盐还原为氨，并进一步与光合作用合成的有机酸生成氨基酸和蛋白质。当光合作用不充分时，植物体内可积蓄较多的硝酸盐。蔬菜中亚硝酸盐含量通常远远低于其硝酸盐含量。在蔬菜的腌制过程中，亚硝酸盐含量明显增高，不新鲜的蔬菜中亚硝酸盐含量也可明显增高。

鱼、肉等动物性食品用硝酸盐腌制是许多国家和地区的一种古老和传统的方法，腌制过程中细菌将硝酸盐还原为亚硝酸盐，亚硝酸盐与肌肉中的乳酸作用生成游离的亚硝酸，亚硝酸的存在既能抑制许多腐败菌的生长，可达到防腐的目的，也可分解产生 NO 与肌红蛋白结合，形成亚硝基肌红蛋白，可使腌肉、腌鱼等保持稳定的红色，从而改善此类食品的感官性状。

使用亚硝酸盐作为食品添加剂目前尚无更好的替代品，故仍允许限量使用。我国规定肉制品中亚硝酸盐残留量（以亚硝酸钠计）不得超过 30mg/kg，肉罐头不得超过 50mg/kg。

（2）亚硝胺的合成

食品中含有的硝酸盐、亚硝酸盐及有机胺类物质在适宜的条件下生成 N- 亚硝基化合物。前体物质越多，形成的 N- 亚硝基化合物越快；合成的速度也与食品的pH 有关，多数在酸性条件下合成速度较快。

人体内也能合成一定量的 N- 亚硝基化合物。由于在 pH < 3 的酸性环境中合成亚硝胺的反应较强，因此胃可能是人体内合成亚硝胺的主要场所。此外，在唾液中及膀胱内（尤其是尿路感染时）也可能合成一定量的亚硝胺。

4. 减少 N- 亚硝基化合物危害的措施

（1）防止食物霉变或被其他微生物污染

由于某些细菌或霉菌等微生物可还原硝酸盐为亚硝酸盐，而且许多微生物可分解蛋白质，生成胺类化合物，或有酶促亚硝基化作用，因此，防止食品霉变或被细菌污染对降低食物中亚硝基化合物含量至为重要。

（2）控制硝酸盐或亚硝酸盐用量

控制食品加工过程中硝酸盐和亚硝基盐使用量，这可以减少亚硝基化前体的量从而减少亚硝胺的合成。在肉类加工可行的情况下，尽可能使用亚硝酸盐的替代品。

（3）减少使用氮肥，施用钼肥

农业用肥及用水与蔬菜中亚硝酸盐和硝酸盐含量有密切关系。使用钼肥有利于降低蔬菜中硝酸盐含量。例如，白萝卜和大白菜等施用钼肥后，亚硝酸盐含量平均降低 1/4 以上。

（4）增加亚硝基化阻断剂的摄入量

维生素 C 有较强的阻断亚硝基化的作用。资料显示，在食管癌高发区，维生素 C 摄入量很低，故增加维生素 C 摄入量可能有重要意义。除维生素 C 外，许多食物成分也有较强的阻断亚硝基化的活性，故对防止亚硝基化合物的危害有一定作用。

我国学者发现大蒜和大蒜素可抑制胃内硝酸盐还原菌的活性，使胃内亚硝酸盐含量明显降低。茶叶中茶多酚、猕猴桃、沙棘果汁等对亚硝胺的生成也有较强阻断作用。

（5）遵守标准并加强监测

严格执行我国食品安全国家标准《食品中污染物限量》（GB 2762—2017）中规定的食品中亚硝酸盐、硝酸盐和 N- 二甲基亚硝胺的限量。

（二）多环芳烃化合物

多环芳烃族化合物是一类具有较强诱癌作用的食品化学污染物，目前已鉴定出数百种，其中苯并（α）芘是多环芳烃的典型代表，对其研究也最为充分。

1. 毒性、致癌性与致突变性

苯并（α）芘对多种动物有肯定的致癌性。可致大鼠、地鼠、豚鼠、兔及猴等动物的多种肿瘤，并可经胎盘使子代发生肿瘤，可致胚胎死亡，或导致仔鼠免疫功能下降。苯并（α）芘常用作短期致突变实验的阳性对照物。在 Ames 试验及其他细菌突变试验、噬菌体诱发果蝇突变、DNA 修复、姐妹染色单体交换、染色体畸变、哺乳类培养细胞基因突变以及哺乳类动物精子畸变等实验中皆呈阳性反应。此外，在人组织培养试验中也发现苯并（α）芘有组织和细胞毒性作用。流行病学研究发现，人类摄入多环芳烃族化合物与胃癌发生率有一定的关系。

2. 苯并（α）芘对食品的污染

多环芳烃主要由各有机物如煤、柴油、汽油、原油及香烟燃烧不完全而来。食品中的多环芳烃主要有以下几个来源：①食品在烘烤或熏制时直接受到污染；②食品成分在烹调加工时经高温裂解或热聚形成，是食品中多环芳烃的主要来源；③植物性食物可吸收土壤、水中污染的多环芳烃，并可被大气飘尘直接污染；④食品加工过程中，受机油，或食品包装材料的污染，以及在柏油马路上晾粮食可使粮食受到污染；⑤污染的水体可使水产品受到污染；⑥植物和微生物体内可合成微量的多环芳烃。

3. 防止苯并（α）芘危害的预防措施

（1）防止污染

加强环境治理，减少环境对食品的污染。

（2）改进食品加工烹调方法

熏制、烘干粮食应改进燃烧过程，改良食品烟熏剂，不使食品直接接触炭火熏制、烘烤，使用熏烟洗净器或冷熏液；粮食、油料种子不在柏油路晾晒，以防沥青污染；食品生产加工过程中要防止润滑油污染食品，或改用食用油做润滑剂。

（3）去毒

对已经造成苯并（α）芘污染的食品可采取不同的方法去毒，如采用活性炭吸附，活性炭是从油脂中去除苯并（α）芘的优良吸附剂。此外，采用日光或紫外线照射也能降低苯并（α）芘含量。

（4）制定并遵守食品中苯并（α）芘限量标准

我国食品安全国家标准《食品中污染物限量》（GB 2762—2017）中对食品中苯并（α）芘的限量做出了规定。

（三）杂环胺类化合物

杂环胺类化合物是一类具有强致突变性的化合物，食品中的杂环胺类化合物主要是富含蛋白质食品在高温烹调加工过程中形成的具有多环芳香族结构的一类化合物。杂环胺类化合物，其主要包括氨基咪唑氮杂芳烃（AIA）和氨基咔啉类杂环胺两大类。AIA 类又称为 IQ 型杂环胺，包括喹啉类（IQ）、喹喔啉类（IQX）、吡啶类和苯并噁嗪类，它们主要是由氨基酸、肌酸、肌酐和糖等物质在常规热加工

（150~300℃）过程中反应生成；氨基咔啉类杂环胺又称非 IQ 型杂环胺，主要是在较高加工温度（＞300℃）下由蛋白质和氨基酸的热解反应生成。

1. 食品中杂环胺类化合物的来源

食品中的杂环胺类化合物主要产生于食品的高温烹调加工过程，尤其是蛋白质含量较高的鱼、肉类食品更易产生。影响食品中杂环胺类化合物形成的因素主要有以下几个方面：

（1）食物成分

在烹调温度、时间和水分相同的情况下，营养成分不同的食物产生的杂环胺类化合物种类和数量有很大差异。一般而言，蛋白质含量较高的食物产生的杂环胺类化合物较多，而蛋白质的氨基酸组成直接影响其所产生的杂环胺类化合物的种类。肌酸或肌酐、游离氨基酸和糖类是氨基咪唑氮杂芳烃的主要前体物质。在肉和鱼类食品中加入肌酸或肌酐可导致其致突变物的增加。

（2）烹调方式

影响烹调过程中杂环胺类化合物生成的关键因素是烹调的温度和时间，随着烹调温度和时间的增加，食品中杂环胺类化合物的含量也随之增加。资料显示，当烹调温度大于 100℃时，杂环胺类化合物开始生成；当温度从 200℃升至 300℃时，杂环胺类化合物的生成量会增加 5 倍。一般来说，温度在 100℃左右的烹调方式（水煮、蒸等），生成的杂环胺类化合物较少。烹调时间对杂环胺类化合物的生成也有一定影响，在 200℃油炸条件下，杂环胺类化合物主要在其油炸过程的前 5min 生成，而在 5~10min 时生成减慢，若进一步延长油炸时间，则杂环胺类化合物的生成量不再明显增加。

食品中的水分是杂环胺类化合物形成的抑制因素，加热温度越高、时间越长、水分含量越少，产生的杂环胺类化合物越多，所以烧、烤、煎、炸等直接与火接触或与灼热的金属表面接触的烹调方法由于可使水分很快丧失且温度较高，其产生杂环胺类化合物的数量远远大于炖、煮等温度较低、水分较多的烹调方法。

2. 杂环胺类化合物对健康的危害

（1）致癌作用

杂环胺类化合物对啮齿类动物具有不同程度的致癌性，其主要的靶器官为肝脏，其次是肠道、前胃等。有研究表明，某些杂环胺类化合物对灵长类动物也具有致癌性。

（2）致突变作用

杂环胺类化合物是间接致突变物。在机体细胞色素 P50 作用下，杂环胺类化合物代谢活化后才具有致突变性，其活性代谢物是 N-羟基化合物，N-羟基化合物经乙酰转移酶和硫转移酶作用，转变为致突变物。

3. 预防杂环胺类化合物污染食品的措施

（1）改变不健康的烹调方式和饮食习惯

杂环胺类化合物的生成和烹调加工方式有关，特别是过高温度烹调食品时，杂环胺类化合物会大量产生。因此，尽量不要采用油煎和油炸的烹调方法，避免过高温度，不要烧焦食物。

（2）增加蔬菜、水果的摄入量

膳食纤维有吸附杂环胺类化合物并降低其活性的作用。而蔬菜和水果中的一些活性成分又可抑制杂环胺类化合物的致突变性和致癌性的作用。

（3）建立完善的杂环胺类化合物的检测方法

开展食物杂环胺类化合物含量检测，研究其生成条件和抑制条件，以及在体内的代谢情况，毒害作用的阈剂量等，尽早制定食品中的允许含量标准。

第四节　食品的物理性污染

物理性污染既包括在食品中存在的碎骨头、碎石头、铁屑、木屑、头发、破玻璃等任何在食品中发现的不正常的、有潜在危险的外来物，也包括在食品中存在的某些放射性物质所产生的辐射。

一、食品杂物污染

食品杂物污染是指一些非食品成分的杂物进入食品中，对食品造成的污染，食品在生产、贮存、运输、销售过程都可能受到杂物污染。

（一）食品杂物污染的来源

食品杂物污染主要来源有以下几方面。食品生产时，灰尘、烟灰、草籽、血污、毛发、粪便、金属颗粒掉落于食品原料中，食品原料贮存时会混有苍蝇、昆虫、鼠毛发等，食品原料运输中铺垫物的污染，在加工过程中因烹饪人员不慎将头发、烟头、线头、指甲掉落在食品原料造成的意外污染，以及为了获取最大利润，故意在食品中添加沙石、水、糖、牛尿等。

（二）食品杂物污染的防治措施

加强食品卫生监督管理是防止食品杂物污染的主要措施，为保证食品安全需要在食品加工过程中通过先进的加工设备和检验设备清除杂物污染，制定食品卫生标准，严格遵守《食品安全法》，坚决打击掺杂、掺假行为。

二、食品放射性污染

（一）天然放射性物质

天然放射性物质是指自然界本身固有的，未受人类活动影响的电离辐射水平。它主要来源于宇宙线和环境中的放射性核素。绝大多数的动物性、植物性食品中都含有不同量的天然放射性物质。但由于不同地区环境的放射性物质不同，不同的动植物以及生物体的不同组织对某些放射性物质的亲和力有较大差异，因此，不同食品中的天然放射性物质可能有很大差异。

食品中的天然放射性核素主要是 ^{40}K（钾）和少量的 ^{226}Ra（镭）、^{228}Ra（镭）、^{210}Po（钋）以及天然钍和天然铀等。

（二）人为放射性物质

食品吸附的人为放射性核素高于自然放射性本底时，称为食品的放射性污染。

人为的放射性物质污染主要来源于几方面：①原子弹和氢弹爆炸时可产生大量的放射性物质，对环境可造成严重的放射性核素污染。②核工业生产中的采矿、冶炼、燃料精制、浓缩、反应堆组件生产和核燃料再处理等过程均可通过三废排放等途径污染环境。③使用人工放射性同位素的科研、生产和医疗单位排放的废水中含有。④意外事故造成的放射性核素泄漏主要引起局部性环境污染，如英国温茨盖尔原子反应堆事故和苏联切尔诺贝利的核事故都造成了严重的环境污染。

人为污染食品的放射性核素主要有 ^{131}I（碘）、^{90}Sr（锶）、^{89}Sr（锶）、^{137}Cs（铯）。

^{131}I 是在核爆炸中早期出现的最突出的裂变产物，它可通过牧草进入牛体，从而造成牛奶污染；通过消化道进入人体，可被胃肠道吸收，并且有选择性地浓集于甲状腺中，造成甲状腺损伤，还可能诱发甲状腺癌。^{131}I 半衰期为 6~8d，对食品长期污染意义不大，对蔬菜的污染具有较大意义，人可通过摄入新鲜蔬菜摄入大量 ^{131}I。

^{131}I 可以通过母乳对婴儿产生潜在危害。

^{90}Sr 在核爆炸过程中大量产生，为全球性沉降，半衰期为 28 年，污染区牛、羊奶中含有大量的 ^{90}Sr。^{90}Sr 进入人体后参与钙代谢过程，大部分沉积于骨骼中。^{90}Sr 广泛存在于土壤中，是食品放射性的重要来源，食品中 ^{90}Sr 浓度随核试验情况而消长。同 ^{90}Sr 相比，^{89}Sr 对食品的污染较轻。

^{137}Cs 半衰期为 30 年，易被机体充分吸收，化学性质与钾相似，参与钾的代谢过程，随血液分布全身，无特殊浓缩器官，主要通过尿液排出，肠道可排出部分，奶中排出少量。

（三）食品放射性污染对人体的危害

电离辐射对人体的影响有外照射和内照射两种形式。

人体暴露于放射性污染的大气环境，电离辐射直接作用于人体体表，称为外照射。外照射主要引起皮肤的损伤甚至导致皮肤癌。穿透性强的 γ 射线也可造成全身性的损伤，引起多器官和组织的疾病。

由于摄入被放射性物质污染的食品和水，电离辐射作用于人体内部，对人体产生影响称为内照射。由于放射性核素在体内分布不均一，且内照射在沉积部位是连续的，致使内照射常以局部损害为主，其主要表现为对免疫系统、生殖系统的损伤和致癌、致畸、致突变作用。辐射可引起白血病、甲状腺癌、乳腺癌、肺癌、肝癌、骨肉瘤等肿瘤。

（四）防止食品放射性污染的措施

预防食品放射性污染一是要加强对放射性污染源的管理，防止意外事故的发生，减少放射性核素在采矿、冶炼、燃料精制、浓缩、生产和使用过程中对环境的污染，对放射性废弃物要及时、妥当地处理与净化；二是要防止摄入被放射性物质污染的食品。

我国 1994 年颁布了《食品中放射性物质限制浓度标准》（GB 14882—1994），对可能被放射性物质污染的食品严格按照国家卫生标准进行检测，使食品中放射性物质的含量控制在允许浓度范围以内。此外，使用辐照工艺作为食品保藏和改善食品品质的方法时，应严格遵守国家标准中对食品辐照的有关规定。

课后习题

一、填空题

1. 按照污染物的性质，食品污染可分为_____、_____、_____。

2. 霉菌毒素是_____在生长、繁殖过程中产生的次生有毒代谢产物。

3. 三致作用或三致效应指的是_____、_____、_____。

4. 电离辐射对人体的影响有_____和_____两种形式。

二、选择题

1. 食品的（　　）污染是食品污染中最为普遍的一类污染。

A. 物理性　　　　　　B. 生物性　　　　　　C. 化学性　　　　D. 辐射性

2. （　　）是污染食品、引起食品腐败变质的主要微生物类群。

A. 细菌　　　　　　　B. 霉菌　　　　　　　C. 病毒　　　　　D. 真菌

3. 曲霉毒素被世界卫生组织（WHO）的癌症研究机构划定为（　　）类致癌物。

A. Ⅰ　　　　　　　　B. Ⅱ　　　　　　　　C. Ⅲ　　　　　　D. Ⅳ

4. 腌制食品容易产生（　　）。

A. 多环芳烃化合物　　　　　　　　　　B. 苯并（α）芘

C. 亚硝酸盐　　　　　　　　　　　　　D. 杂环胺类化合物

三、简答题

1. 食品腐败变质的预防措施有哪些？

2. 食品化学性污染中有哪些污染物？

3. 食品中有毒金属的毒害作用及其特点是什么？

第十一章
食物中毒

学习目标

1. 了解食物中毒的种类。

2. 掌握细菌性食物中毒的致病菌种类及预防中毒的措施。

3. 掌握霉菌毒素食物中毒的种类及预防中毒的措施。

4. 熟悉引起食物中毒的有毒动植物的种类及预防中毒的措施。

5. 了解引起化学性食物中毒的毒素种类及预防中毒的措施。

「全国旅游高等院校精品课程」系列教材·食品营养与卫生

● 引　言

　　食物中毒属食源性疾病，是食源性疾病中最为常见的疾病。按病原物可将食物中毒分为以下五类：细菌性食物中毒、霉菌及其毒素食物中毒、动物性食物中毒、有毒植物中毒、化学性食物中毒。

　　细菌性食物中毒是最常见的食物中毒。常见的食源性致病菌有沙门菌、志贺菌、致病性大肠埃希菌、副溶血性弧菌、变形杆菌、小肠结肠炎耶尔森菌、李斯特菌、空肠弯曲菌和阪崎肠杆菌。霉菌毒素食物中毒主要是由于谷物、油料或植物储存、制作、熟食放置过程中发霉、被有毒的霉菌毒素污染或误用有毒真菌株造成的。食入有毒的动植物性食品引起的食物中毒称为有毒动植物食物中毒。化学性食物中毒不是因食物本身，而是食物在加工、保藏、流通及食用过程中，由于某些原因自外部混入食物中的"化学性毒素"污染所引起的食物中毒。

第一节　食物中毒概述

一、食物中毒的概念

　　食物中毒属食源性疾病，是食源性疾病中最为常见的疾病。食物中毒是指摄入了含有生物性、化学性有毒有害物质的食品或把有毒有害物质当作食品摄入后所出现的非传染性（不同于传染病）的急性、亚急性疾病。食物中毒不包括因暴饮暴食而引起的急性胃肠炎、食源性肠道传染病（如伤寒）和寄生虫病（如旋毛虫病）以及摄入某些有毒、有害物质而引起的以慢性毒害为主要特征（如致癌、致畸、致突变）的疾病。

　　引起食物中毒的食品有：被致病菌、毒素及有毒化学品污染的食品；贮存条件不当，在贮存过程中产生有毒物质的食品，如发芽的马铃薯、霉变粮食等；外观与

302

食物相似而本身含有有毒成分的物质，如毒蕈；本身含有有毒物质，而加工、烹调不当未能将毒物去除的食品，如河豚鱼等。

二、食物中毒的发病特点

食物中毒发生的原因各不相同，但发病具有如下共同特点：①发病潜伏期短，来势急剧，呈爆发性，短时间内可能有多数人发病，发病曲线呈突然上升趋势；②发病与食物有关，患者有食用同一污染食物史；③流行波及范围与污染食物供应范围相一致；④停止污染食物供应后，流行即告终止；⑤中毒患者临床表现基本相似，以恶心、呕吐、腹痛、腹泻等胃肠道症状为主；⑥人与人之间无直接传染。

食物中毒具有一些流行病学特点：①食物中毒发生的季节性与食物中毒的种类有关，细菌性食物中毒主要发生在 5~10 月份，化学性食物中毒全年均可发生；②绝大多数食物中毒的发生有明显的地区性，如我国东南沿海省区多发生副溶血性弧菌食物中毒，肉毒中毒主要发生在新疆等地区，霉变甘蔗中毒多见于北方地区等；③微生物性食物中毒占主要位置，动植物性食物中毒有上升趋势。

三、食物中毒的分类

按病原物，即引起中毒的食物分类，可将食物中毒分为以下五类。

1. 细菌性食物中毒

指摄入含有细菌或细菌毒素的食品而引起的食物中毒。细菌性食物中毒是食物中毒中最多见的一类，发病率通常较高，死亡率较低。发病有明显的季节性，以每年 5~10 月份最多。

2. 霉菌及其毒素食物中毒

指食用被霉菌及其毒素污染的食物而引起的食物中毒。中毒发生主要由被霉菌污染的食品引起，用一般烹调方法加热处理不能破坏食品中的真霉菌毒素，发病率较高，死亡率也较高，发病的季节性及地区性均较明显，如霉变甘蔗中毒常见于初春的北方。

3. 动物性食物中毒

指食用动物性有毒食品而引起的食物中毒。发病率、病死率均较高。引起动物性食物中毒的食品主要有两类：①将天然含有有毒成分的动物当作食品；②在一定条件下产生大量有毒成分的动物性食品。我国发生的动物性食物中毒主要是河豚鱼中毒和肉毒梭菌毒素中毒。

4. 有毒植物中毒

指食用植物性有毒食品引起的食物中毒，如含氰甙果仁、木薯、菜豆、毒蕈等引起的食物中毒。最近几年我国毒蕈中毒发病率、死亡率较高，多见于春、秋暖湿季节。

5. 化学性食物中毒

指食用化学性有毒食品引起的食物中毒。发病的季节性、地区性均不明显，但发病率和病死率均较高，如有机磷农药、鼠药、某些金属或类金属化合物、亚硝酸盐等引起的食物中毒。

第二节　细菌性食物中毒

一、细菌性食物中毒概述

细菌性食物中毒是最常见的食物中毒。常见的食源性致病菌有沙门菌、致贺氏菌、致病性大肠埃希氏菌、副溶血性弧菌、变形杆菌、小肠结肠炎耶尔森氏菌、李斯特菌、空肠弯曲菌和阪崎肠杆菌。这些致病菌在自然界中广泛存在，可污染各种食品，引起发热、腹痛和腹泻。肉及肉制品、禽蛋中各种食源性致病菌的污染率最高。

（一）细菌性食物中毒的流行病学特点

1. 发病率及病死率

沙门菌、变形杆菌、金黄色葡萄球菌等常见的细菌性食物中毒的发病特点是病程短、恢复快、预后好、病死率低，但李斯特菌、小肠结肠炎耶尔森菌、肉毒梭菌、椰毒假单胞菌食物中毒的病死率比较高，分别为 20%~50%、34%~50%、60% 和 50%~100%，且病程长、病情重、恢复慢。

2. 发病季节性

细菌性食物中毒虽全年皆可发生，但以 5~10 月份较多，7~9 月份更易发生，这与夏季气温高、细菌易于大量繁殖密切相关。高温导致食物中毒原因：①食物不新鲜或食用病死牲畜、禽肉；②各类食品混杂存放或贮藏条件差；③肉块过大、加热不够或凉拌菜；④交叉污染或剩余食物处理不当而引起。

3. 引起细菌性食物中毒的主要食品

动物性食品为引起细菌性食物中毒的主要食品，其中畜肉类及其制品居首位，禽肉、鱼、乳、蛋类也占一定比例。植物性食物，如剩饭、米糕、米粉等易出现由金黄色葡萄球菌、蜡样芽孢杆菌等引起的食物中毒。

（二）细菌性食物中毒发生的原因

1. 生熟交叉污染

熟食品被生的食品原料污染，或被与生的食品原料接触过的表面（如容器、手、操作台等）污染，或接触熟食品的容器、手、操作台等被生的食品原料污染。

2. 食品贮存不当

熟食品在 10℃之间的温度条件下存放时间应小于 2h，长时间存放就容易引起变质。另外把易腐原料、半成品食品在不适合的温度下长时间贮存也可能导致食物中毒。

3. 烹饪不科学

食品烧制时间不足、烹调前未彻底解冻等原因，使食品加热时中心部位的温度未达到 70℃，食用后引起中毒。

4. 从业人员带菌污染食品

从业人员患有传染病或是带菌者，操作时通过手部接触等方式污染食品。

此外，经长时间贮存的食品食用前未彻底再加热、中心部位温度不到 70℃以上及进食未经加热处理的生食品，也是细菌性食物中毒的常见原因。

（三）细菌性食物中毒的类型

按发病机制可分为 3 种类型。

1. 感染型食物中毒

病原菌污染食物后，在食物中大量繁殖，摄入了这种含有大量活菌的食物后引起消化道感染而造成的中毒，称为感染型食物中毒。大多由沙门杆菌、副溶血性弧菌、变形杆菌、致病性大肠杆菌等引起。

2. 毒素型食物中毒

食品中污染了病原菌后，这些细菌在食物中繁殖并产生毒素，因食用这种食物中的毒素而引起的中毒，称为毒素型食物中毒。大多由金黄色葡萄球菌、肉毒杆菌引起。

3. 过敏型食物中毒

由于细菌作用，食品中产生大量的有毒胺（如组胺）而使人产生过敏样症状的食物中毒，引起此类型中毒的食品多为不新鲜的鱼。引起此类型中毒的细菌能够代谢产生含组胺酸脱羧酶的细菌。此类酶活性最强的为摩根变形杆菌、组胺无色杆菌和溶血性大肠杆菌。

二、沙门菌食物中毒

（一）病原学特点

沙门菌是食物中毒中最常见的致病菌，猪、牛、羊等健康家畜、家禽和蛋类的带菌率较高。沙门菌是肠杆菌科中的一个重要菌属，种类繁多。目前国际上已发现2300多个血清型。

据统计在世界各国的种类细菌性食物中毒中，沙门菌引起的食物中毒常位列食物中毒原因的榜首，我国内陆地区也以沙门菌为首位。

（二）食物中的来源

引起沙门菌食物中毒的食品主要为动物性食品，特别是畜肉类及其制品，其次为禽肉、蛋类、乳类及其制品，豆制品和糕点有时也发生。由于沙门菌广泛分布于自然界，在人和动物中有广泛的宿主，因此，沙门菌污染肉类食物的概率很高，如家畜中猪、牛、马、羊、猫、犬，家禽中鸡、鸭、鹅等。健康家畜、家禽肠道沙门菌检出率为2%~15%，病猪肠道沙门菌检出率可高达70%。正常人粪便中沙门菌检出率为0.02%~0.2%，腹泻患者粪便沙门菌检出率为8.6%~18.8%。

（三）中毒机制

由于活的沙门菌随食物进入消化道，并在肠道繁殖，之后经肠系膜淋巴组织进入血液循环，出现菌血症，引起全身感染。当细菌被肠系膜、淋巴结和网状内皮细胞破坏时，沙门菌体就释放出内毒素，导致人体中毒。

（四）临床表现

人体在误食被沙门菌污染的食物后，在4~48h（平均约24h）内就会发病，发病时间越短，症状越严重。临床表现有以下 5 种类型，但以急性胃肠炎为最多，同时还有发烧症状。

胃肠炎型：前期症状有头痛、头晕、恶心、痉挛性腹痛、寒战，以后出现呕吐、腹泻、发热。大便多为黄色或黄绿色水样便，有恶臭，内有未消化的食物残渣，偶带脓血。因呕吐、腹泻大量失水，一般急救处理是补充水分和电解质。对重症、发热和有并发症患者，可用抗生素治疗。一般 3~5d 即可恢复，病死率在 1% 左右，主要是儿童、老人或体弱者治疗不及时所致。

类霍乱型：起病急、高热、呕吐、腹泻次数较多，且有严重失水现象。

类伤寒型：胃肠炎症状较轻，但有高热并出现玫瑰疹。

类感冒型：头晕、头痛、发热、全身酸痛、关节痛、咽喉炎、腹痛、腹泻等。

败血症型：寒战、高热持续 1~2 周，并发各种炎症，如肺炎、脑膜炎、心内膜炎等。

（五）预防措施

1. 防止污染

加工冷荤熟肉一定要生熟分开，防止食品被沙门菌污染。控制感染沙门菌的病畜肉类流入市场。

2. 控制细菌繁殖

影响沙门菌繁殖的主要因素是温度和储存时间。沙门菌在 20℃ 以上即能大量繁殖，因此低温冷藏食品温度应控制在 5℃ 以下，避光、隔氧效果更佳。

3. 灭菌要彻底

在食用前彻底加热以杀灭病原菌。烹调肉块不宜过大，肉块深部温度需达到 80℃ 以上，持续 12min；禽蛋煮沸 8min 以上。

三、大肠埃希菌食物中毒

（一）病原学特点

大肠埃希菌俗称大肠杆菌，大多数菌株是人类和动物肠道正常菌群。当宿主免疫力下降或细菌侵入肠外、组织和器官时，可引起肠外感染。大肠埃希菌中，只有少数菌株能直接引起肠道感染，称致病性大肠埃希菌，其发病原因与产生的肠毒素有关。

致病性大肠埃希菌有下列五个病原群。

1. 肠产毒型大肠埃希菌（ETEC）

引起霍乱样肠毒素腹泻（水样泻）。

2. 肠致病型大肠埃希菌（EPEC）

主要引起婴儿腹泻。

3. 肠侵袭型大肠埃希菌（EIEC）

可侵入结肠黏膜上皮，引起痢疾样腹泻（能产生黏液脓血便）。

4. 肠出血型大肠埃希菌（EHEC）

又称产志贺样毒素（VT）大肠埃希菌（SLTEC 或 UTEC），其中 O157：H7 可引起出血性大肠炎和溶血性尿毒综合征（HUS）。临床特征为严重的腹痛、痉挛，反复出血性腹泻，伴发热、呕吐等。严重者可发展为急性肾衰竭。

5. 肠黏附（集聚）型大肠埃希菌（EAggEC）

也是新近报道的一种能引起腹泻的大肠埃希菌。

（二）食物中的来源

病菌基本通过食品和饮品传播。中毒食品主要是肉及肉制品、生牛奶、乳制品、鲜榨果蔬汁、饮用水等，传播途径以通过污染食物经饮食途径感染较多，直接传播较罕见。

（三）中毒机制

该菌毒性极强，很少量的病菌即可使人致病，对细胞破坏力大，主要侵犯小肠远端和结肠，一旦侵入人的肠内，便依附肠壁，产生毒素，引起肠黏膜水肿，同时可引起肾脏、脾脏和大脑的病变，导致人发生出血性结肠炎和溶血性尿毒综合征。

（四）临床表现

1. 急性胃肠炎型

主要由产肠毒性大肠埃希菌引起，潜伏期短者 6h，长者 72h，一般 10~15h。临床症状为水样腹泻、腹痛、恶心、发热 38~40℃。

2. 急性菌痢型

主要由肠侵袭性大肠埃希菌引起，潜伏期一般为 48~72h。主要表现为便、脓性黏液血便，里急后重、腹痛、发热，病程 1~2 周。

3. 出血性肠炎

主要由肠出血性大肠埃希菌引起，潜伏期一般3~4d。主要表现为突发性剧烈腹痛、腹泻，先水便后血便。病程10d左右，病死率为3%~5%，老人、儿童多见。

（五）预防措施

（1）停止食用可疑中毒食品。

（2）不吃生的或加热不彻底的牛奶、肉等动物性食品。不吃不干净的水果、蔬菜。剩余饭菜食用前要彻底加热。防止食品生熟交叉感染。

（3）养成良好的个人卫生习惯，饭前便后洗手。避免与患者密切接触，或者在接触时应特别注意个人卫生。特别要注意保护年老体弱等免疫力低下的人群。

（4）食品加工、生产企业，尤其是餐饮业应严格保证食品加工、运输及销售的安全性。

四、葡萄球菌肠毒素食物中毒

（一）病原学特点

葡萄球菌食物中毒是葡萄球菌肠毒素所引起的疾病，其特征为起病急骤，呕吐剧烈及虚脱。引起中毒的葡萄球菌主要是能够产生肠毒素的葡萄球菌：金黄色葡萄球菌和表皮葡萄球菌。其中以金黄色葡萄球菌致病力最强，此菌耐热性不强，最适宜生长温度为37℃，最适宜pH为7.4。但所产肠毒素耐热性强，一般烹调温度不能将其破坏，218~248℃油温下经30min或100℃下经2h才能被破坏。

（二）食物中的来源

引起中毒的食物种类很多，主要是奶、肉、蛋、鱼类及其制品，此外凉粉、剩饭、糯米糕等食品也能引起中毒。金黄色葡萄球菌引起食物中毒全年皆可发生，但多见于夏秋季。

金黄色葡萄球菌肠毒素的形成与温度、食品受污染的程度和食品的种类及性状有密切关系。一般说来，食物存放的温度越高，产生肠毒素需要的时间越短，在20~37℃下经4~8h即可产生毒素，而在5~6℃的温度下需经18d方能产生毒素。食物受金黄色葡萄球菌污染的程度越严重，繁殖越快也越易形成毒素；此外，含蛋白质丰富、含水分较多、同时含一定量淀粉的食物，如奶油糕点、冰激凌、冰棒等或含油脂较多的食物，如油煎荷包蛋等受金黄色葡萄球菌污染后易形成毒素。

（三）中毒机制

只摄入菌体不会引起中毒，只有摄入达到中毒剂量的该菌肠毒素才会致病。肠毒素作用于胃肠黏膜，引起充血、水肿等炎症，水与电解质代谢紊乱，出现腹泻。同时刺激迷走神经而引起反射性呕吐。

（四）临床表现

人体误食了被污染的食物后，在很短的时间内（1~8h，平均为3h），就会产生肠毒素，引发食物中毒症状。主要症状有恶心、反复呕吐。呕吐物起初为食物，继为水样物，少数可吐出胆汁或含血物及黏液，并有头晕、头痛、腹痛、腹泻等。剧烈呕吐常导致虚脱、肌痉挛及严重失水等现象。体温大多正常或略高。中毒后要注意休息和多饮水，一般不需特殊处理，1~3d痊愈，很少死亡。

（五）预防措施

1.防止污染

防止带菌人群对各种食物的污染，定期对食品加工人员、饮食从业人员、保育员进行健康检查；防止葡萄球菌对奶的污染，要定期对健康奶牛的乳房进行检查。健康奶牛的奶在挤出后，应迅速冷却至10℃以下，此外奶制品应以消毒奶为原料；患局部化脓性感染的畜、禽宰杀后应按病畜、病禽肉处理。

2.防止肠毒素的形成

在低温、通风良好条件下贮藏食品。不仅防止葡萄球菌生长繁殖，也是防止毒素形成的重要条件，如剩饭在常温下存放应置于阴凉通风的地方，其放置时间也不应超过2h，食用前还应彻底加热。

五、副溶血性弧菌食物中毒

（一）病原学特点

副溶血性弧菌属于嗜盐菌，无盐时不生长，革兰阴性，兼性厌氧菌，对酸敏感。广泛存在于近岸海水和鱼、贝类等海产品食物中。它是沿海地区造成食物中毒的常见病原菌之一。我国华东沿海地区该菌的检出率为57.4%~66.5%，尤以夏、秋季较高。海产鱼虾的带菌率平均为45%~48%，夏季高达90%。腌制的鱼贝类带菌率也达42.4%。目前，副溶血性弧菌食物中毒占细菌性食物中毒的第3位，有的沿海城市可占第1位。

（二）食物中的来源

中毒食品主要是海产食品，如梭子鱼、墨鱼、带鱼、蛤蜊、牡蛎、黄泥螺、海蜇、虾、蟹最为多见，其次为盐渍肉食品、蛋品或蔬菜。如墨鱼的带菌率93%，梭子鱼为78%，带鱼为41.2%，黄鱼27.3%。

（三）中毒机制

副溶血性弧菌引起的食物中毒机制有两种类型，即细菌感染型中毒和细菌毒素型中毒。

1. 细菌感染型中毒

主要为大量副溶血性弧菌的活菌侵入肠道。摄入一定数量的致病性副溶血性弧菌，数小时后即可出现急性胃肠道症状。

2. 细菌毒素型中毒

副溶血性弧菌产生的溶血毒素也能引起食物中毒，但不是主要类型。

（四）临床表现

食用被副溶血性弧菌污染的食物后，6~10h出现上腹部阵发性绞痛、腹泻，多数患者在腹泻后出现恶心、呕吐，腹泻多为水样便，重症者为黏液便或脓血便。严重的呕吐、腹泻导致失水过多，可引起虚脱并伴有血压下降。大部分的患者发病后2~3d内会自然痊愈，恢复正常，少数严重病人由于休克、昏迷而死亡，死亡率在0.1%以下。

（五）预防措施

1. 防止细菌污染，充分清洗

夏季从近海捕猎的鱼贝类，均有可能被副溶血性弧菌污染，所以利用本菌嗜盐，于淡水中无法存活的特性，可用自来水充分清洗以除去此菌。同时避免二次污染，对已处理过海鲜类的器具应充分清洗干净。砧板、刀具及容器应标示区别为加工生食或熟食用。

2. 防止细菌繁殖，低温冷藏

副溶血性弧菌对低温极敏感，在 10℃以下不但不生长且易致死，故可用冷藏方法来防止细菌繁殖。但存放时间不要超过 2d。

3. 灭菌，充分加热

副溶血性弧菌不耐热，56℃保持 5min 即可将其杀灭。在食用前充分加热、煮熟是最好的预防方法。避免生食。

4. 烹调时加食醋

因副溶血性弧菌对酸敏感，在食醋中处理 1min 即可将其杀死，所以烹调或调制海产品时可加适量食醋。

六、肉毒梭菌食物中毒

（一）病原学特点

肉毒梭状芽孢杆菌是厌氧菌，对热抵抗力很强，在自然界分布较广。在适宜条件下肉毒梭菌可迅速生长，大量繁殖，产生一种以神经毒性为主要特征的可溶性肉毒毒素。肉毒毒素毒性极强，是目前已知最毒的毒素之一，其毒力比氰化钾强 1 万倍，1μg 即可使人致死。人体消化道中的消化酶、胃酸很难破坏其毒性，但肉毒毒素的组成是简单的蛋白质分子，不耐热，很容易被碱或加热破坏而失去毒性。我国报道的肉毒中毒多为 A 型引起，其次为 B 型、E 型。

（二）食物中的来源

引起中毒的食品种类因地区和饮食习惯不同而异。国内以家庭自制植物性发酵品为多见，如臭豆腐、豆酱、面酱、红豆腐、烂土豆等，其他罐头瓶装食品、腊肉、咸鱼、羊肉、干牛马肉、酱菜和凉拌菜等引起中毒也有报道。在新疆察布查尔地区引起中毒的食品多为家庭自制谷类或豆类发酵食品，在青海主要为越冬密封保存的肉制品。

在国外，引起肉毒中毒主要食品多为肉类、鱼类及其制品、火腿、腊肠及豆类、蔬菜和水果罐头。如日本 90% 以上的肉毒梭菌食物中毒是由家庭自制鱼和鱼类制品引起；欧洲各国肉毒梭菌中毒的食物多为火腿、腊肠及其他肉类制品；美国主要为家庭自制的蔬菜、水果罐头、水产品及肉、乳制品。

（三）中毒机制

该菌的毒素主要作用于中枢神经系统颅脑神经核、外周神经肌肉接头处及自主神经末梢，阻碍乙酰胆碱的释放，影响神经冲动的传递，导致肌肉松弛性麻痹和神经功能不全。

（四）临床表现

人体误食被肉毒梭菌毒素污染的食品后，短者约 2h，长者为 3~8d，通常在 12~36h 内会出现中毒症状。潜伏期越短，症状越严重，死亡率越高。有视力模糊、复视、瞳孔散大、眼睑下垂等眼部症状，以及头晕、无力、语言障碍、吞咽困难、唾液分泌障碍、口渴等症状。初期虽会出现呕吐、恶心等肠胃炎症状，但在数小时内消失，继而有腹部膨胀、便秘、四肢无力、虚弱等现象，但神智一直清醒，重症者会因为呼吸障碍，导致窒息死亡。死亡率高达 30%~60%。

（五）预防措施

（1）不吃生酱及可疑含毒的食品。

（2）自制发酵酱时，腌制前原料要充分清洁并冷却至室温，盐浓度要在 14% 以上。发酵过程中要经常日晒，充分搅拌使氧气充足。

（3）食用前将食品进行彻底加热。肉毒梭菌毒素不耐热，加热至 80℃ 保持 30min 或 100℃ 保持 10~20min，可破坏各型毒素。

七、李斯特菌食物中毒

（一）病原学特点

李斯特菌广泛分布自然界，在土壤、健康带菌者和动物的粪便、江河水、污水、蔬菜、青贮饲料及多种食品中可分离出该菌，并且它在土壤、污水、粪便、牛乳中存活的时间比沙门菌长。单核细胞增多性李斯特菌引起的食物中毒或感染的事件发生较少，但其致死率较高，平均达 33.3%，是细菌中致死率较高的一种，如 2006 年法国因其引起食物中毒，导致 67 人死亡。

李斯特菌属有格氏李斯特菌、单核细胞增多性李斯特菌、默氏李斯特菌等 7 个种。引起人食物中毒的主要是单核细胞增生李斯特菌，它能致病和产生毒素，并可在血液琼脂上产生 β-溶血素，这种溶血物质被称为李斯特菌溶血素 O。

李斯特菌是革兰阳性、不产芽孢和不耐酸的杆菌。李斯特菌在1~45℃均可生长，而在1℃低温条件下仍能生长则是李斯特菌的特征。李斯特菌的最高生长温度为45℃，该菌经58~59℃、10min可被杀灭，在−20℃可存活一年。该菌耐碱不耐酸，在pH9.6中仍能生长；在10%NaCl溶液中可生长，在4℃的20%NaCl中可存活8周。据证实，这种菌可以在潮湿的土壤中存活295d或更长时间。

（二）食物中的来源

任何来源于动物和植物的新鲜食品都可能含有不同的单核细胞增多性李斯特菌。一般来说，这种菌可在原乳、软干酪，新鲜和冷冻的肉类、家禽和海产品以及水果和蔬菜产品中存在。

WHO的调查结果显示，肉及其制品李斯特菌的检出率为30%，家禽的检出率为15%，乳制品为5%~15%，水产品为4%~8%。

由于该菌能在冷藏条件下生长繁殖，故用冰箱冷藏食品不能抑制它的繁殖。如饮用未彻底杀死李斯特的消毒牛乳以及直接食用冰箱内受到交叉污染的冷藏熟食品、乳制品等均可引起食物中毒。

（三）中毒机制

李斯特菌引起食物中毒的机制主要为大量李斯特菌的活菌侵入肠道所致，此外也与李斯特菌溶血素O有关。

李斯特菌侵入肠道后进入肝脏，在肝细胞中李斯特菌能大量繁殖，直到细胞免疫反应强烈后停止，从而损害肝脏的功能。如果感染者机体免疫能力低下，李斯特菌长期存在肝脏，造成菌血症，可侵害大脑和生殖道，引起临床症状。

（四）临床表现

由李斯特菌引起的食物中毒的临床表现一般有两种类型：侵袭型和腹泻型。

侵袭型的潜伏期为2~6周。患者开始常有胃肠炎的症状，最明显的表现是败血症、脑膜炎、脑脊膜炎、发热、有时可引起心内膜炎。孕妇、新生儿、免疫缺陷的人为易感人群。对于孕妇可导致流产、死胎等后果，对于幸存的婴儿则易患脑膜炎，导致智力缺陷或死亡；对于免疫系统有缺陷的人易出现败血症、脑膜炎。少数轻症患者仅有流感样表现。

腹泻型患者的潜伏期一般为8~24h，主要症状为腹泻、腹痛、发热。

（五）预防措施

对冰箱冷藏的熟肉制品及直接入口的方便食品、牛乳等，食用前要彻底加热。

第三节　霉菌毒素食物中毒

由于食入霉变食品引起的食物中毒叫霉菌毒素食物中毒。中毒原因主要是谷物、油料或植物储存过程中生霉，未经适当处理即作食料，或是已做好的食物放久发霉变质误食引起的，或在制作发酵食品时被有毒真菌污染或误用有毒真菌株。

霉菌中毒是由真菌毒素引起的，由于大多数真菌毒素不被高温破坏，所以真菌污染的食品虽经高温蒸煮，食后仍可中毒。

一、黄曲霉毒素中毒

黄曲霉毒素主要是由黄曲霉菌产生的，其他曲霉菌和青霉菌也可产生少许。黄曲霉毒素是二氢呋喃氧杂萘的衍生物，其毒性与结构有关，凡二氢呋喃环末端有双键者毒性较强，并有致癌性。如 AFB_1、AFG_1 和 AFM_1。在天然污染的食品中以 AFB_1 最多见，故在食品检测中以 AFB_1 作为污染指标。

（一）病原学特点

食品被真菌污染，真菌主要寄生于花生、玉米、大米、小麦等谷料及油料中，其中以花生和玉米最易受污染，大米、小麦污染较轻，豆类很少受到污染。一般热带及亚热带地区污染较重。我国长江沿岸以及长江以南地区黄曲霉毒素污染严重，北方各省污染较轻。

（二）中毒症状

早期有胃部不适、腹胀、厌食、呕吐、肠鸣音亢进，过性发热及黄疸等。严重者2~3周内出现肝脾肿大，肝区疼痛、皮肤黏膜黄染，腹腔积液、下肢水肿、黄疸、血尿等。

急性中毒主要为肝损害所致，出现消化道症状，严重者出现水肿，昏迷以致死亡。

慢性中毒主要是指长期摄入小剂量的黄曲霉毒素则造成慢性中毒。主要表现为肝脏出现慢性损伤，如肝实质细胞变性、肝硬化等。

致癌性主要为动物实验证明长期摄入低浓度的黄曲霉毒素或短期摄入高浓度的黄曲霉毒素均可诱发肝癌，此外还可诱发胃癌、肾癌、直肠癌、乳腺癌、卵巢及小肠等部位的肿瘤。

（三）预防措施

防霉、去毒和限制食品中毒素残留是预防黄曲霉毒素危害的三个主要环节。

二、赤霉病麦中毒

麦类、玉米等谷物被镰刀菌菌种侵染引起的赤霉病是一种世界性病害，谷物赤霉病的流行除造成严重减产外，谷物中含有的镰刀菌有毒代谢产物，可引起人畜中毒。

（一）病原学特点

麦类赤霉病每年都会发生，一般情况下，我国每 3~4 年有一次麦类赤霉病大流行。每流行一次，就发生一次人畜食物中毒，一般多发生于麦收以后食用受病害的新麦，也有因误食库存的赤霉病麦或霉玉米而引起中毒。

赤霉病麦引起中毒的有毒成分为赤霉病麦毒素，已经鉴定的至少有 42 种，其中主要有雪腐镰刀菌烯醇、镰刀菌烯酮 –X、T–2 毒素等。这一类毒素都属于单端孢霉烯族化合物，是镰刀菌产生的霉菌代谢产物。

赤霉病麦毒素对热稳定，一般烹调方法并不能去毒。摄入数量越多，发病率越高，发病程度越严重。

（二）中毒症状

赤霉病麦中毒潜伏期一般为 10~30min，也可延长至 2~4h，主要症状有恶心、呕吐、腹痛、腹泻、头昏、头痛、嗜睡、流涎、乏力，少数患者有发烧、畏寒等。症状一般 1d 左右可自行消失，缓慢者一周左右，预后良好。个别重病例有呼吸、脉搏、体温及血压波动、四肢酸软、步态不稳、形似醉酒，故有的地方称为"醉谷病"。一般患者不经治疗可自愈，呕吐严重者应进行补液。

（三）预防措施

1.加强粮食卫生管理

制定粮食中赤霉病麦毒素的限量标准，加强粮食贮藏、运输等过程中卫生管理。

2.减少粮食中病粒或毒素

采用比重分离法分离病粒或用稀释法使病粒的比例降低；根据毒素在谷物中分布特征，可用精碾法去皮去除毒素。毒素对热稳定，一般烹调方法难以将其破坏，但将病麦发酵制成酱油或醋，也可达到去毒效果。

3.加强田间和贮藏期间的防霉管理

选用抗霉品种、降低田间水位、改善田间小气候；使用高效、低毒、低残留的杀菌剂；还应及时脱粒、晾晒，降低谷物水分含量至安全水分含量；贮存的粮食要勤加翻晒，注意通风。

三、霉变甘薯中毒

甘薯（又名红薯、甜薯、地瓜等）可因霉菌作用而引起表面出现黑褐色斑块、变苦、变硬等，称为黑斑病，食用黑斑病甘薯可引起人畜中毒。

（一）病原学特点

造成霉变甘薯中毒（黑斑病甘薯中毒）是由于茄病腐皮镰刀菌或甘薯长喙壳菌的污染以及由此而产生的毒素引起的。引起霉变甘薯中毒的毒素有甘薯黑斑霉酮（甘薯酮）、甘薯霉斑醇（甘薯醇）、甘薯霉斑二醇（甘薯宁）、4-薯醇等。毒素的耐热性强，无论生食或熟食均可引起中毒。毒素在中性环境下很稳定，但遇酸、碱均能破坏。

（二）中毒症状

中毒潜伏期为1~24h。轻者主要表现为头晕、头痛、恶心、呕吐、腹痛、腹泻；重者除上述症状外，同时会有肌肉震颤及痉挛、瞳孔散大、嗜睡、昏迷，3~4d后体温升高，最后死亡。

（三）预防措施

预防霉变甘薯中毒要做好：①做好甘薯的贮藏工作，防止薯皮破损而受病菌污染，注意贮存条件，防止霉变。②经常检查贮藏的甘薯，如发现有褐色或黑色斑点，应及时选出，防止病菌扩散。③已发生黑斑病的甘薯，不论生熟都不能食用，但可作工业酒精的原料。

四、霉变甘蔗中毒

霉变甘蔗中毒是指食用了保存不当而霉变的甘蔗引起的急性食物中毒。主要发生于我国北方地区的初春季节，多见于儿童。

（一）病原学特点

霉变甘蔗质地较软，瓤部外观色泽比正常甘蔗深，一般呈浅棕色，闻之有霉味，切成薄片在显微镜下可见有真菌菌丝侵染，从霉变甘蔗中分离出的产毒真菌为甘蔗节菱孢霉。新鲜甘蔗中甘蔗节菱孢霉的侵染率极低，仅为 0.7%~1.5%，但经过 3 个月储藏后，其污染率可达 34%~56%。

长期贮藏的甘蔗是节菱孢霉发育、繁殖、产毒的良好培养基。甘蔗节菱孢霉产生的毒素为 3-硝基丙酸，是一种神经毒，主要损害中枢神经系统。

（二）中毒症状

潜伏期短，最短仅十几分钟。中毒初期表现为一时性消化道功能紊乱，如恶心、呕吐、腹疼、腹泻、黑便，随后出现神经系统症状，如头昏、头痛和复视。重者可出现阵发性抽搐，表现出四肢强直，屈曲内旋，手呈鸡爪状，眼球向上偏向凝视，瞳孔散大，继而进入昏迷。患者可死于呼吸衰竭，幸存者则留下严重的神经系统后遗症，导致终生残疾。

（三）预防措施

主要在于预防，不吃霉变甘蔗。甘蔗必须于成熟后收割，收割后注意防冻，防霉菌污染繁殖。贮存期不可过长，并定期对甘蔗进行感官检查，严禁变质的霉变甘蔗出售。

第四节　天然有毒动植物中毒

食入有毒的动植物性食品引起的食物中毒称为有毒动植物食物中毒。

动物性中毒食品可分为两类：将天然含有有毒成分的动物或动物的某一部分当作食品，如河豚鱼、甲状腺、蛇胆；在一定条件下产生了大量的有毒成分的动物性食品，如鲐鱼、死螃蟹、死甲鱼等。

植物性中毒食品可分为三类：将天然含有有毒成分的植物或其加工制品当作食品，如大麻油、桐油、有毒蜂蜜、毒草等；将加工过程中未能破坏或除去有毒成分的植物当作食品，如木薯、苦杏仁、四季豆、黄花菜、黄豆浆等；在一定条件下产生了大量的有毒成分的植物性食品，如发芽马铃薯等。

一、河豚中毒

（一）有毒成分

河豚中毒是指食用了含有河豚毒素的鱼类引起的食物中毒。河豚是产于我国沿海各地及长江下游的鱼类，属无鳞鱼的一种，在淡水、海水中均能生活。

引起中毒的河豚毒素可分为河豚素、河豚酸、河豚卵巢毒素及河豚肝脏毒素。其中河豚卵巢毒素是毒性最强的非蛋白质神经毒素。

河豚毒素主要存在于河豚的肝、脾、肾、卵巢、卵子、睾丸、皮肤、血液及眼球中，其中以卵巢毒性最大，肝脏次之。每年春季 2~5 月为河豚鱼的生殖产卵期，此时毒素含量最多，因此春季最易发生中毒。

（二）中毒症状

河豚毒素主要作用于神经系统，阻碍神经传导，可使神经末梢和中枢神经发生麻痹。最初为知觉神经麻痹，继而运动神经麻痹，从而引起外周血管扩张，血压下降，最后出现呼吸中枢和血管运动中枢麻痹。

发病急速而剧烈，潜伏期一般在 10min~3h。起初感觉手指、口唇和舌有刺痛，然后出现恶心、呕吐、腹泻等胃肠症状。同时伴有四肢无力、发冷、口唇、指尖和肢端知觉先出现麻痹并有眩晕。重者瞳孔及角膜反射消失，四肢肌肉麻痹，以致身体摇摆、共济失调，甚至全身麻痹、瘫痪，最后出现语言不清、血压和体温下降。一般预后不良。常因呼吸麻痹、循环衰竭而死亡，致死时间最快在食后 1.5h。

（三）预防措施

首先，让广大居民认识到河豚有毒勿食；其次，让广大居民能识别河豚以防误食；最后，加强对河豚鱼流入农贸市场管理，集中对河豚鱼加工处理。加工处理时，应弃掉鱼头、充分放血、去除内脏、皮，最后用清水反复冲洗鱼肉，然后将其制成干制品。

二、鱼类组胺中毒

（一）有毒成分

鱼类组胺中毒是由于食用了含有一定数量组胺的鱼类食品所引起的过敏性食物中毒，主要发生在沿海地区以及有食用海产鱼习惯的地区。

组胺是组氨酸的分解产物，因此组胺的产生与鱼类所含组氨酸的多少有直接关系。一般海鱼中的青皮红肉鱼如竹夹鱼、金枪鱼等鱼体含有较多的组氨酸。当鱼体不新鲜或腐败时，污染于体内的细菌如组胺无色杆菌，特别是摩氏摩根变形杆菌产生的脱羧酶，使游离组氨酸经脱羧酶作用产生组胺。一般认为鱼体中组胺超过 200mg/100g 时，即可引起中毒。

（二）中毒症状

潜伏期一般为 0.5~1h，最短可为 5min，最长达 4h。中毒特点是发病快、症状轻、恢复迅速，发病率可达 50% 左右，偶有死亡病例。

以局部或全身毛细血管扩张、通透性增强、支气管收缩为主，主要症状有脸红、头晕、头痛、心慌、脉快、胸闷和呼吸促迫等，部分病人出现眼结膜充血、瞳孔散大、视物模糊、脸发胀、唇水肿、口和舌及四肢发麻、恶心呕吐、腹痛、荨麻疹、全身潮红、血压下降等。

（三）预防措施

选购鱼时要注意其新鲜度，如发现鱼眼变红、色泽不鲜艳、鱼体无弹性时不应选购及食用；鱼购买后要注意贮藏保鲜，防止鱼类腐败变质；对易产生组胺的鱼，烹调前除去内脏、洗净，切段后在冷水或盐水中浸泡，以减少组胺量；应选用加热充分的烹调方法，如红烧，不宜油煎或油炸。组胺为碱性物质，烹调时加少许食醋，可降低组胺毒性；对体弱、过敏体质的人及患有慢性气管炎、哮喘、心脏病等病人最好不食用或少食用青皮红肉鱼。

三、麻痹性贝类中毒

（一）有毒成分

太平洋沿岸地区有些贝类在3~9月可使人中毒，中毒的特点为神经麻痹，所以称为麻痹性贝类中毒。

贝类在某些地区、某个时期有毒与海水中的藻类有关。当贝类食入膝沟藻科的藻类等有毒的藻类后，其所含的有毒物质即进入贝体内并在贝体内呈结合状态，但对贝类本身没有毒性。当人食用这种贝类后，毒素可迅速从贝肉中释放出来并对人呈现毒性作用。贝类中毒的发生往往与水域中藻类大量繁殖、集结形成所谓"赤潮"有关。

目前已从贝类中分离、提纯了几种毒素，其中石房蛤毒素发现得最早。石房蛤毒素为神经毒，主要的毒作用为阻断神经传导，作用机制与河豚毒素相似。

（二）中毒症状

潜伏期短，仅5~20min。中毒时开始为唇、舌、指尖麻木，随后腿、颈部麻痹，然后运动失调。患者可伴有头痛、头晕、恶心和呕吐，最后出现呼吸困难。膈肌对此毒素特别敏感，重症者常在2~24h因呼吸麻痹而死亡，病死率为5%~18%。病程超过24h后，则预后良好。

目前对贝类中毒尚无有效解毒剂，有效的抢救措施是尽早采取催吐、洗胃、导泻，设法去除毒素，同时对症治疗。

（三）预防措施

主要应进行预防性监测，当发现贝类生长的海水中有大量海藻存在时，应测定当时捕捞的贝类所含的毒素量。美国 FDA 规定，新鲜、冷冻和生产罐头食品的贝类中，石房蛤毒素最高允许含量不应超过 80μg/100g。

四、毒蕈中毒

（一）有毒成分

蕈类又称蘑菇，属于真菌植物。毒蕈是指食后可引起食物中毒的蕈类。毒蕈中毒多发生于高温多雨的夏秋季节，往往由于个人采摘野生鲜蘑菇，又缺乏识别有毒与无毒蘑菇的经验，误食毒蕈造成。我国目前已鉴定的蕈类中，可食用蕈 300 种，有毒蕈类约 100 种，其中含有剧毒可致死的有 10 余种。

有毒蕈类的特征包括颜色鲜艳、有疣、有环、有托，不被虫咬。我国毒蕈种类多，毒素成分也比较复杂，多耐热。主要的毒素类型有胃肠毒素，神经毒素，溶血毒素、原浆毒素、肝毒素。

（二）中毒症状

根据所含有毒成分的临床表现，一般可将毒蕈分为以下几个类型。

1. 胃肠毒型

症状常以胃肠炎为主。中毒的潜伏期比较短，一般为 0.5~6h。主要症状为剧烈的腹痛、腹泻、水样便、恶心、呕吐，体温不高。一般经过适当对症处理可迅速恢复，病程短，一般 2~3d，死亡率低。

引起此型中毒的毒蕈代表为黑伞蕈属和乳菇属的某些蕈种，毒素可能为类树脂物质、苯酚、类甲酚、呱啶或蘑菇酸等。

2. 神经精神型

此型中毒潜伏期为 0.5~4h。临床表现除有胃肠反应外，主要是神经精神症状：流涎、流泪、大汗、瞳孔缩小、脉缓等，重症患者出现谵妄、精神错乱、幻视、幻听、狂笑、动作不稳、意识障碍等，也可有瞳孔散大、心跳过速、血压升高、体温上升等。如果误食牛肝蕈属中的某些毒蕈中毒时，还有特有的"小人国幻觉"，患者可见一尺高，穿着鲜艳的小人在眼前跑动。经及时治疗后症状可迅速缓解，病程一般 1~2d，预后良好，死亡率低。

3. 溶血型

此型中毒由鹿花蕈引起，有毒成分为鹿花蕈素，属甲基联胺化合物，有强烈的溶血作用，可使红细胞遭到破坏。此类中毒潜伏期一般为6~12h，多于胃肠炎症状后出现溶血性黄疸、肝脾大，少数病人出现蛋白尿。有时溶血后有肾脏损害。严重中毒病例可因肝、肾功能受损和心衰而死亡。

4. 脏器损害型

此型中毒最为严重，有毒成分主要为毒肽类和毒伞肽类，存在于毒伞蕈属、褐鳞小伞蕈及秋生盔孢伞蕈中。此类毒素剧毒，对人致死量为0.1mg/kg体重，可使体内大部分器官发生细胞变性。含此毒素的新鲜蘑菇50g即可使成人致死，几乎无一例外。发生中毒如不及时抢救死亡率很高，可达50%~60%，其中毒伞蕈属中毒可达90%。

5. 光过敏性皮炎型

因误食胶陀螺（猪嘴蘑）引起。中毒时身体裸露部位如颜面出现肿胀、疼痛，特别是嘴唇肿胀、外翻，形如猪嘴唇。还有指尖疼痛、指甲根部出血等。

（三）预防措施

切勿采摘自己不认识的蘑菇食用；毫无识别毒蕈经验者千万不要自己采摘蘑菇食用。

五、氰苷类植物中毒

（一）有毒成分

引起氰苷食物中毒的是杏、桃、李和枇杷等核仁和木薯、杏仁中含有苦杏仁苷，木薯和亚麻籽中含有亚麻苦苷。其中以苦杏仁引起的中毒最为多见，后果最严重。氰苷在酶或酸的作用下释放出氢氰酸，氢氰酸能抑制细胞色素氧化酶活性，导致组织细胞窒息而中毒，多因呼吸中枢麻痹而死亡。

（二）中毒症状

苦杏仁中毒潜伏期为半小时至数小时，一般为1~2h。主要症状为口内苦涩、头晕、头痛、恶心、呕吐、心慌、脉速、四肢无力，继而出现不同程度的呼吸困难、胸闷，有时可闻到苦杏仁味。严重者意识不清、呼吸微弱、四肢冰冷、昏迷，常发出尖叫。继而意识丧失，瞳孔散大，对光反射消失，牙关紧闭，全身阵发性痉挛，最后因呼吸麻痹或心跳停止而死亡，也可引起周围神经症状。空腹、年幼及体弱者中毒症状重，病死率高。

（三）预防措施

加强卫生宣教，掌握安全食用方法。用苦杏仁加工时，要反复用水浸泡，充分加热，使氢氰酸挥发掉后再食用。禁止生食木薯，木薯在食用前必须去皮洗净，开盖煮沸后再用水浸泡16h；不喝煮木薯的汤，一次也不宜过量食用。

六、其他有毒动植物食物中毒

（一）发芽马铃薯中毒

马铃薯别名土豆、山药蛋等。马铃薯中含有龙葵素。马铃薯的龙葵素含量随品种和季节不同而有所不同，新鲜组织含量一般每千克20~100mg，一般不会使人中毒。龙葵素含量在马铃薯储藏过程中会逐渐增加，特别是当马铃薯发芽、表皮变青或储存不当出现黑斑和光照时，均可大大提高龙葵素的含量。如发芽部位龙葵素含量可高达420~730mg/100g，而一般人只要食进200~400mg龙葵素就会引起中毒。

龙葵素对胃肠道黏膜有较强的刺激作用，对呼吸中枢有麻痹作用，并能引起脑水肿、充血。此外对红细胞有溶血作用。中毒潜伏期一般为1~12h。先有咽喉抓痒感及烧灼感，上腹部烧灼感或疼痛，其后出现胃肠炎症状。此外可有头晕、头痛、瞳孔散大、耳鸣等症状，严重者出现抽搐。可因呼吸麻痹而死亡。

预防发芽马铃薯中毒应做到：对已发芽的马铃薯食用时去皮、去芽、挖去芽周围组织，经充分加热后食用；因龙葵素遇醋易分解，故烹调时放些食醋，可加速龙葵素的破坏。对发芽多者或皮肉变黑绿者不能食用。

（二）菜豆中毒

菜豆因地区不同又称为豆角、芸豆、梅豆角、扁豆、四季豆等，是人们普遍食用的蔬菜。生的菜豆中含有对人体有害的成分，人们食用了炒、煮不透的菜豆后可中毒。

菜豆中的含毒成分目前尚未十分清楚，可能与其含有的皂苷及红细胞凝集素有关。菜豆中毒是因为烹调时没有充分加热，豆内所含毒素未完全破坏造成。中毒程度与食入量一致。

菜豆中毒的潜伏期一般为1~5h。主要症状有恶心、呕吐、腹痛、腹泻、头晕、头痛，少数病人有胸闷、心慌、出冷汗等。体温一般正常。本中毒病程短，恢复快，多数病人在 24h 内恢复健康。预后良好，无死亡。

预防措施为：烹调时炒熟煮透，最好炖食，以破坏其中的毒素。

（三）鲜黄花菜中毒

黄花菜又名金针菜，为多年生草本植物，是一种味道鲜美、营养丰富的花用蔬菜。但鲜黄花菜中含有秋水仙碱，这种物质本身并无毒性，但当它进入人体并在组织间被氧化后，会迅速生成二秋水仙碱，其是一种剧毒物质。成年人一次食入 0.1~0.2mg 二秋水仙碱（相当于 50~100g 鲜黄花菜）即可引起中毒，一次摄入 3~20mg 即可导致死亡。二秋水仙碱主要对人体胃肠道、泌尿系统具有毒性并产生强烈的刺激作用。

鲜黄花菜引起的中毒一般在 4h 内出现症状。主要是嗓子发干、心慌胸闷、头痛、呕吐、腹痛及腹泻，重者还可出现血尿、血便、昏迷等。

预防鲜黄花菜中毒，在烹调前处理即浸泡处理，先将鲜黄花菜焯水，然后清水浸泡 2~3h，中间换水，因秋水仙碱易溶于水，经此处理后可去除大部分，或采摘后先晒干再食用，可保证安全。

（四）白果中毒

白果又名银杏，是我国特产，味带香甜，可以煮或炒食，有祛痰、止咳、润肺、定喘等功效。但在白果的肉质外种皮、种仁及绿色的胚中含有有毒成分白果二酚、白果酚、白果酸等，其中尤以白果二酚毒性最大。

当人皮肤接触种仁或肉质外种皮后可引起皮炎、皮肤红肿。经皮肤吸收或食入白果的有毒部位后，中毒的主要表现为中枢神经系统损害和胃肠道症状。中毒的潜伏期为 1~12h。轻者精神呆滞、反应迟钝、食欲不振、口干、头晕、呕吐、腹泻等，1~2d 可愈。重者除胃肠道症状外还有抽搐、肢体强直、呼吸困难、神志不清、瞳孔散大等。严重者常于 1~2d 因呼吸衰竭、心脏衰竭而危及生命。一般儿童中毒量为 10~50 粒。

预防中毒措施为：采集白果时避免与种皮接触；不生食白果及变质的白果；生白果去壳及果肉中绿色的胚，加水煮熟后弃水再食用，但也应控制数量。

（五）生豆浆中毒

豆浆营养丰富，很受人们喜欢，但是生豆浆中含有一种胰蛋白酶抑制剂，进入机体后会抑制体内胰蛋白酶的正常活性，并对胃肠道有刺激作用，所以喝了生的或未煮开的豆浆后容易引起中毒。

一般在食用生豆浆或未煮开的豆浆后数分钟至 1h，会出现恶心、呕吐、腹痛、腹胀和腹泻等胃肠炎症状。预防的措施是将豆浆充分煮开后再食用。在出售或饮用豆浆前，应将豆浆烧开煮透，通常锅内豆浆出现泡沫沸腾时，温度只有 80~90℃，这时尚不能将豆浆内的毒素完全破坏，应减小火力，以免豆浆溢出，再继续煮沸5~10 分钟后，才能将豆浆内的有毒物质彻底破坏。

第五节　化学性食物中毒

化学性食物中毒不是因食物本身，而是食物在加工、保藏、流通及食用过程中，由于某些原因自外部混入食物中的"化学性毒素"污染所引起的食物中毒。

化学性食物中毒的特点是：发病快，潜伏期短，多数在数分钟至数小时内发病，少数有超过一天发病的；中毒程度严重，病程比细菌性食物中毒长；发病率和病死率高；季节性和地域性不明显；中毒食物无特异性，散发性发病；偶然性较大。

一、亚硝酸盐食物中毒

（一）亚硝酸盐中毒的食物来源

亚硝酸盐食物中毒指食用了含硝酸盐及亚硝酸盐的蔬菜，或误食亚硝酸盐后引起的一种高铁血红蛋白血症，也称肠源性青紫症。常见的亚硝酸盐有亚硝酸钠和亚硝酸钾，蔬菜中常含有较多的硝酸盐，特别是当大量施用含硝酸盐的化肥或土壤中缺钼时，可增加植物中的硝酸盐；新鲜的叶菜类含有硝酸盐，但一般摄入量并无碍，如大量摄入后在肠道内由于硝酸盐还原菌的作用也可转化为亚硝酸盐，因此新鲜蔬菜煮熟后若存置过久，或不新鲜蔬菜中，亚硝酸盐的含量会明显增高；刚腌制不久的蔬菜含有大量亚硝酸盐，尤其第 7~8d 达高峰，一般于腌后 20d 降至最低；苦井水含较多的硝酸盐；腌肉制品中会加入过量硝酸盐或亚硝酸盐；当误将亚硝酸盐当作食盐应用以及食用含亚硝酸盐的食物过多时，都可以使大量亚硝酸盐进入血

326

液引起中毒。

（二）中毒症状

误食纯亚硝酸盐引起的中毒，潜伏期一般为 10~15min，大量食入蔬菜或未腌透蔬菜者，潜伏期一般为 1~3h，个别长达 20h 后发病，出现头痛、头晕、无力、胸闷、气短、嗜睡、心悸、恶心、呕吐、腹痛、腹泻，口唇、指甲及全身皮肤、黏膜发绀等，严重者可有心率减慢、心律不齐、昏迷和惊厥等症状，常因呼吸循环衰竭而死亡。

（三）预防措施

（1）保持蔬菜新鲜，禁食腐烂变质的蔬菜。短时间不要进食大量含硝酸盐较多的蔬菜；勿食大量刚腌制的蔬菜，腌菜时盐应稍多，至少腌制 15d 再食用。

（2）肉制品中硝酸盐和亚硝酸盐的用量应严格遵守国家卫生标准的规定。

（3）不喝苦井水，不用苦井水煮饭、煮粥，尤其勿存放过夜。

（4）妥善保管好亚硝酸盐，防止错把其当成食盐或碱误食。

二、有机磷农药中毒

（一）有机磷农药中毒的食物来源

有机磷农药是目前应用最广泛的杀虫剂。有机磷农药有一定毒性，在生产和使用过程中如不注意防护，往往可污染环境和食品，而使人发生食物中毒。由于误食引起的急性中毒，每年都有发生。

引起中毒的原因有：误食或把盛装过农药的容器再盛装其他食物引起中毒或误食农药毒杀的禽、畜；喷洒农药不久的瓜果、蔬菜，未经安全间隔期即采摘食用。

（二）中毒症状

有机磷农药中毒的机理，一般认为是抑制了胆碱酯酶的活性，造成组织中乙酰胆碱的积聚。即有机磷农药进入人体后与体内胆碱酯酶迅速结合，形成磷酰化胆碱酯酶，使胆碱酯酶活性受到抑制，失去催化水解乙酰胆碱的能力，结果使大量乙酰胆碱在体内蓄积，导致以乙酰胆碱为传导介质的胆碱能神经处于过度兴奋状态，从而出现中毒症状。

中毒的潜伏期一般在 2h 以内，误服农药者可立即发病。根据中毒症状的轻重可将急性中毒分为三度。轻度中毒表现为头痛、头晕、恶心、呕吐、多汗、流涎、胸闷无力、视力模糊等，瞳孔可能缩小。血中胆碱酯酶活力减少 30%~50%。中度中毒除上述症状外，出现肌束震颤、轻度呼吸困难、瞳孔明显缩小、血压升高、意识轻度障碍、血中胆碱酯酶活力减少 50%~70%。重度中毒出现瞳孔缩小如针尖大，呼吸极度困难、出现青紫、肺肿、抽搐、昏迷、呼吸衰竭、大小便失禁等，少数病人出现脑水肿。血中胆碱酯酶活力减少 70% 以上。上述症状中以瞳孔缩小、肌束震颤、血压升高、肺水肿、多汗为主要特点。

需要特别注意的是某些有机磷农药，如马拉硫磷、敌百虫、对硫磷、乐果、甲基对硫磷等有迟发性神经毒性，即在急性中毒后的第二周产生神经症状，主要表现为下肢软弱无力、运动失调及神经麻痹等。

（三）预防措施

（1）健全农药的保管使用制度，农药必须有固定的专用储存场所，专人管理，其周围不能存放食品。

（2）配制及喷洒农药的器具要妥善保管。

（3）喷洒农药最好在早晚无风时进行，必须穿工作服，戴手套、口罩，有风时在上风向喷洒，喷药后须用肥皂洗净手、脸，方可饮水和进食。

（4）喷洒农药及收获瓜、果、蔬菜，必须遵守安全间隔期。

（5）禁止食用因剧毒农药致死的各种畜禽；禁止孕妇、乳母参加喷药工作。

三、砷化物食物中毒

（一）砷化物中毒的食物来源

元素砷不溶于水，无毒性，但其化合物一般都有毒，最常见的为三氧化二砷，俗称砒霜，也称白砒，不纯的三氧化二砷含有少量硫化砷，俗称红砒。三氧化二砷和一些砷的化合物广泛应用于农业杀虫，由于误食，水果蔬菜残留量过高，用盛放过砷化物的容器装食品造成污染，食品工业用原料或添加剂中含砷量过高都可造成食物中毒；砷化物进入人体后对消化道具有直接的腐蚀作用。砷是细胞原浆毒物，与细胞酶蛋白的硫基结合，使酶失去活性，破坏细胞的正常代谢，使中枢神经发生功能紊乱；砷化物可麻痹血管运动中枢并直接作用于毛细血管，使胃肠黏膜及各个脏器瘀血及出血，甚至可引发全身性出血，引起实质性脏器的损害。

（二）中毒症状

潜伏期短，仅十数分钟至数小时。开始口腔有金属味，口咽部及食道有灼烧感，继而恶心、剧烈呕吐、腹痛、腹泻，可出现严重脱水和电解质失衡、排肠肌痉挛、体温下降、四肢发冷、血压下降，甚至休克；重症患者可出现神经系统症状，有剧烈头痛、头昏、烦躁不安、惊厥、昏迷等。当肾脏受到损害时，可出现尿闭、蛋白尿、血尿、尿中毒等症，还可造成肝脏、心肌损害，砷化物中毒还可严重地引起皮肤黏膜的损伤。

（三）预防措施

（1）严格保管农药，实行专人专管、领用登记，砷化物农药必须染成易识别的颜色。包装上标明"有害"字样，禁止与食物一起存放。

（2）使用含砷农药拌种的容器、用具必须专用并作明显标记。砷中毒的家畜禽，应深埋销毁，严禁食用。

（3）含砷农药用于水果、蔬菜时，应遵守安全间隔期。

（4）食品工业所用含砷原料，含砷量不得超过国家标准。

第六节　食物中毒的应急处理

餐饮企业对食物中毒的方针应该是以预防为主，严防中毒事故发生，但是一旦发生中毒事故，管理人员也不能惊慌失措，致使事态扩大，造成更加严重的后果。管理人员要立即通报医院和卫生防疫部门，尽量抢救中毒者，并为卫生防疫部门采样检验、追查事故发生原因提供各种方便。这样做既可以控制污染源，防止食物中毒事故再次发生，又可以分清法律责任，尽量减少企业的损失。

一、食物中毒的一般急救处理

在食物中毒事故发生后，及时抢救中毒者非常重要。首先应抢救中毒者的生命，安抚其他顾客，尽量缩小事态，降低人们的恐慌感。企业管理人员有必要了解急救处理的知识，以便配合抢救人员的工作。

对食物中毒的一般性急救处理分以下几个步骤进行。

1. 尽快排除胃肠道内未被吸收的毒物

食物中毒的潜伏期短，一般在进食后 10 多分钟到 1~2 小时之内就会发生中毒症状，此时中毒者的胃肠内尚有含大量毒素的食物未被消化吸收，及时排除毒物是抢救中毒者生命、减轻中毒症状的有力措施。排除的过程可分为催吐、洗胃、灌肠及导泻，此过程对非细菌性食物中毒的抢救尤为重要，进行得越早、越彻底，效果越好。但对于肝硬化、心脏病和胃溃疡患者，原则上禁忌催吐和洗胃。催吐的方式是先让患者饮用大量温开水或用催吐剂，然后刺激患者的咽部令其呕吐，如此反复进行到呕吐物中没有食物为止。如果实施急救时间距摄取有毒食物时间较长，食物中毒物已经进入肠内，则要服泻药（当然，已经服泻药的就不必再服了）。中毒已久的病人，则可用 1% 盐水，40℃温肥皂水或清水，进行高位连续灌肠。

2. 防止毒物吸收和保护胃肠道黏膜

中毒后，应尽快用拮抗剂，其作用是吸附毒素或暂时与毒物结合，从而使胃肠道上未被吸收的毒物毒性减低或变为无毒，或是使毒物与胃肠道黏膜隔开而延缓吸收。在餐厅里，牛乳、豆浆、蛋清是容易找到的拮抗剂，它能沉淀砷、汞等重金属，也有中和酸碱的能力，并能保护胃黏膜，阻止吸收毒物。中药解毒常用甘草绿豆汤：甘草 50g，绿豆若干（最好打碎），煎汤服用。

3. 促进已吸收的毒物排泄

一般毒物（或毒素）进入人体后多由肝脏解毒，或经肾脏随尿排出，或经胆管排至肠道随粪便排出。根据病情应大量饮水或静脉输液以稀释体内毒物，这对保护肝、肾，促进毒素排泄十分重要。输入 5% 葡萄糖盐或 10% 葡萄糖溶液均可。

4. 对症治疗

排除毒物、减少毒物的吸收和解毒治疗虽然是抢救食物中毒的首要措施，但由于毒物已经损及有关器官，使其正常功能减退或紊乱，发生各种严重症状，如不积极进行对症治疗，必将影响病人的恢复。因此，必须采取有效措施进行对症治疗。急救时，排毒、解毒和对症治疗同时进行，可收到更好的效果。

二、食物中毒事故处理程序

发生可疑食物中毒事件时，卫生行政部门应按照《食物中毒事故处理办法》《食物中毒诊断标准及处理总则》《食品卫生监督程序》的要求及时报告，并组织和开展对病人的紧急抢救、现场调查和对可疑食品的控制、处理等工作，同时注意收集与中毒事件有关的违反《食品安全法》的证据，做好对肇事者追究法律责任的证据收集工作。

（一）报告登记

发生食物中毒或者疑似食物中毒事故的单位和接收食物中毒或者疑似食物中毒病人进行治疗的单位应当及时向所在地人民政府卫生行政部门报告发生食物中毒事故的单位、地址、时间、中毒人数以及可疑食物等有关内容。

县级以上地方人民政府卫生行政部门接到食物中毒或者疑似食物中毒事故的报告，应当及时填写《食物中毒报告登记表》，并报告同级人民政府和上级卫生行政部门。对于中毒人数超过 30 人及以上的、食物中毒发生在学校、地区性或者全国性重要活动期间的等情况实施紧急报告制度。

（二）组织开展现场调查

1. 成立调查组

县级以上地方人民政府卫生行政部门在接到食物中毒的报告后，应立即着手在 2h 内做好人员和设备的准备工作，组成调查处理小组赶赴现场。调查处理小组应由有经验的专业技术人员领导，由食品卫生监督人员、检验人员或流行病学医师组成。调查人员应分头进行对病人和中毒场所的调查。

2. 开展现场卫生学和流行病学调查

现场卫生学和流行病学调查内容包括对病人、同餐进食者的调查，对可疑食品加工现场的卫生学调查，采样进行现场快速检验或动物实验、实验室检验，根据初步调查结果提出可能的发病原因及防止中毒扩散的控制措施等内容。对上述内容的调查应进行必要的分工，尽可能同时进行。

对病人和同餐进食者的调查：调查人员在协助抢救病人的同时，应向病人详细了解有关发病情况，内容包括各种临床症状与体征及诊治情况，重点观察与询问患者的主诉症状、发病经过、精神状态和呕吐、排泄物的性状；详细登记发病时间、可疑餐次（无可疑餐次应调查发病前 72h 内的进餐食谱情况）的进餐时间及食用量等。

通过对病人的调查应完成以下内容：发病人数；可疑餐次的同餐进食人数及范围、去向；共同进食的食品；临床表现及共同点（包括潜伏期和临床症状、体征）；用药情况和治疗效果；需要进一步采取的抢救和控制措施。

（三）样品的采集与检验及调查资料的技术分析

在样品采集现场，调查人员应尽一切可能完成对中毒发生现场可疑食品和病人排泄物（大便和尿的标本、呕吐物）的样本收集工作。

样品应在最短的时间内送往实验室检验，不能及时送样的应在现场对样品进行冷藏；结合病人临床表现和流行病学特征，推断中毒原因和毒物的性质，选择检验项目；实验室在收到中毒样品后应在最短的时间内开始检验，检验结果的报告一般最迟不得超过 5d；为检查样品的毒（性）力，可在检验的同时进行动物试验。

在获取现场卫生学调查的资料和实验室检验结果后，结合临床表现、流行病学资料、可疑食品加工制作情况和实验室检验结果进行汇总分析，按各类食物中毒诊断标准确定的判定依据和原则做出综合判定。

（四）事件控制和处理

在食物中毒暴发事件责任认定之后，对肇事单位要及时采取最终控制和处理措施：要立即追回已售出的感染或中毒食品，并对所有感染或中毒食品视不同性质进行深埋、消毒、销毁等无害化处理，对有使用价值的（如用工业用酒精制造的酒）可作工业用，对感染或中毒场所包括工用具、设备均要进行全面严格的清洗消毒；要根据相关法律法规，对肇事单位采取责令停止生产经营、销毁导致食物中毒的食品、没收违法所得以及罚款等行政处罚措施，对制售有毒有害食品致人死亡等触犯刑法的，还要追究刑事责任；食物中毒调查结束后，应整理调查资料，撰写调查报告。

课后习题

一、填空题

1. _____属食源性疾病，是食源性疾病中最为常见的疾病。

2. 引起沙门菌食物中毒的食品主要为_____食品。

3. 大肠_____俗称大肠杆菌。

4. 甘薯可因_____作用而引起表面出现黑褐色斑块，变苦、变硬等，称为黑斑病。

二、选择题

1. （   ）食物中毒是最常见的食物中毒。

A. 物理性　　　　　B. 霉菌性　　　　　C. 化学性　　　　　D. 细菌性

2. 副溶血性弧菌广泛存在于（　　　）食物中。

A. 畜肉　　　　　　B. 近岸海水和鱼、贝类等海产品

C. 蛋类　　　　　　D. 谷物

3. 河豚中毒是指食用了含有（　　　）毒素的鱼类引起的食物中毒。

A. 河豚　　　　　　B. 黄曲霉菌　　　　　C. 组胺　　　　　D. 砷化物

4. 烹调时（　　　）可防止菜豆中毒。

A. 放醋　　　　　　B. 用盐腌透　　　　　C. 快炒　　　　　D. 炒熟煮透

三、简答题

1. 按病原物，即引起中毒的食物分类，可将食物中毒分为哪几类？

2. 食物中毒后，如何防止毒物吸收和保护胃肠道黏膜？

附录　中国居民膳食营养素参考摄入量

表1　能量和蛋白质的（RNIs）及脂肪供能比

RNIs of energy and protein and percentage of energy from fat

年龄 Age /岁 Year	能量 Energy#				蛋白质 Protein		脂肪 Fat
	RNI/MJ		RNI/kcal		RNI/g		占能量百分比 energy/%
	男 M	女 F	男 M	女 F	男 M	女 F	
0~	0.4MJ/kg		95kcal/kg*		1.5–3g/(kg · d)		45–50
0.5~							35–40
1~	4.60	4.40	1100	1050	35	35	
2~	5.02	4.81	1200	1150	40	40	30–35
3~	5.64	5.43	1350	1300	45	45	
4~	6.06	5.83	1450	1400	50	50	
5~	6.70	6.27	1600	1500	55	55	
6~	7.10	6.67	1700	1600	55	55	
7~	7.53	7.10	1800	1700	60	60	25–30
8~	7.94	7.53	1900	1800	65	65	
9~	8.36	7.94	2000	1900	65	65	
10~	8.80	8.36	2100	2000	70	65	
11~	10.04	9.20	2400	2200	75	75	
14~	12.00	9.62	2900	2400	85	80	25–30
18~							20–30
体力活动 PAL^							
轻 Light	10.03	8.80	2400	2100	75	65	
中 Moderate	11.29	9.62	2700	2300	80	70	

年龄 Age /岁 Year	能量 Energy#				蛋白质 Protein		脂肪 Fat
	RNI/MJ		RNI/kcal		RNI/g		占能量百分比 energy/%
	男 M	女 F	男 M	女 F	男 M	女 F	
重 Heavy	13.38	11.30	3200	2700	90	80	
孕妇 Preganant-women		+0.84		+200	+5,+15,+20		
乳母 Lactating-mothers		+2.09		+500		+20	
50~							20–30
体力活动 PAL^							
轻 Light	9.62	8.00	2300	1900			
中 Moderate	10.87	8.36	2600	2000			
重 Heavy	13.00	9.20	3100	2200			
60~					75	65	20–30
体力活动 PAL^							
轻 Light	7.94	7.53	1900	1800			
中 Moderate	9.20	8.36	2200	2000			
70~					75	65	20–30
体力活动 PAL^							
轻 Light	7.94	7.10	1900	1700			
中 Moderate	8.80	8.00	2100	1900			
80~	7.74	7.10	1900	1700	75	65	20–30

各年龄组的能量的 RNI 值与其 EAR 值相同。The RNIs of energy are the same as the EARs.

* 为 AI 值，非母乳喂养应增加 20%。* AI value，add 20% to non-breastfeeding infants.

PAL ▲，体力活动水平。physical activity level

（凡表中数字阙如之处表示未制定该参考值）

表 2　常量和微量元素的推荐摄入量（RNIs）或适宜摄入量（AIs）

RNIs or AIs of some elements

年龄 Age/岁 Year	钙 Ca AI /mg	磷 P AI /mg	钾 K AI /mg	钠 Na AI /mg	镁 Mg AI /mg	铁 Fe AI /mg 男 M	铁 Fe AI /mg 女 F	碘 I RNI /μg	锌 Zn RNI /mg 男 M	锌 Zn RNI /mg 女 F	硒 Se RNI /μg	铜 Cu AI /mg	氟 F AI /μg	铬 Cr AI /μg	锰 Mn AI /mg	钼 Mo AI /μg
0~	300	150	500	200	30	0.3	0.3	50	1.5	1.5	15 (AI)	0.4	0.1	10		
0.5~	400	300	700	500	70	10	10	50	8.0	8.0	20 (AI)	0.6	0.4	15		
1~	600	450	1000	650	100	12	12	50	9.0	9.0	20	0.8	0.6	20		15
4~	800	500	1500	900	150	12	12	90	12.0	12.0	25	1.0	0.8	30		20
7~	800	700	1500	1000	250	12	12	90	13.5	13.5	35	1.2	1.0	30		30
11~	1000	1000	1500	1200	350	16	18	120	18.0	15.0	45	1.8	1.2	40		50
14~	1000	1000	2000	1800	350	20	25	150	19.0	15.5	50	2.0	1.4	40		50
18~	800	700	2000	2200	350	15	20	150	15.0	11.5	50	2.0	1.5	50	3.5	60
50~	1000	700	2000	2200	350	15	15	150	11.5	11.5	50	2.0	1.5	50	3.5	60

年龄 Age/岁 Year	钙 Ca AI /mg	磷 P AI /mg	钾 K AI /mg	钠 Na AI /mg	镁 Mg AI /mg	铁 Fe AI /mg	碘 I RNI /μg	锌 Zn RNI /mg	硒 Se RNI /μg	铜 Cu AI /mg	氟 F AI /μg	铬 Cr AI /μg	锰 Mn AI /mg	钼 Mo AI /μg
孕妇 Pregnant women														
早期 1st trimester	800	700	2500	2200	400	15	200	11.5	50					
中期 2nd trimester	1000	700	2500	2200	400	25	200	16.5	50					
晚期 3 rd trimester	1200	700	2500	2200	400	35	200	16.5	50					
乳母 Lactating mothers	1200	700	2500	2200	400	25	200	21.5	65					

（凡表中数字阙如之处表示未制定该参考值）

表 3　脂溶性和水溶性维生素的推荐摄入量（RNIs）或适宜摄入量（AIs）

RNIs or AIs of some fat soluble and water soluble vitamins

年龄 Age/岁 Year	维生素 A VA RNI/µgRE 男 M	女 F	维生素 D VD RNI/µg	维生素 E VE AI/mgα-TE*	维生素 B₁ VB₁ RNI/mg 男 M	女 F	维生素 B₂ VB₂ RNI/mg 男 M	女 F	维生素 B₆ VB₆ AI/mg	维生素 B₁₂ VB₁₂ AI/µg	维生素 C VC RNI/mg	泛酸 Pantothenic acid AI/mg	叶酸 Folic acid RNI/µgDFE	烟酸 Niacin RNI/mgNE 男 M	女 F	胆碱 Choline AI/mg	生物素 Biotin AI/µg
0~	400（AI）		10	3	0.2（AI）		0.4（AI）		0.1	0.4	40	1.7	65（AI）	2（AI）		100	5
0.5~	400（AI）		10	3	0.3（AI）		0.5（AI）		0.3	0.5	50	1.8	80（AI）	3（AI）		150	6
1~	500		10	4	0.6		0.6		0.5	0.9	60	2.0	150	6		200	8
4~	600		10	5	0.7		0.7		0.6	1.2	70	3.0	200	7		250	12
7~	700		10	7	0.9		1.0		0.7	1.2	80	4.0	200	9		300	16
11~	700		5	10	1.2		1.2		0.9	1.8	90	5.0	300	12		350	20
14~	800	700	5	14	1.5	1.2	1.5	1.2	1.1	2.4	100	5.0	400	15	12	450	25
18~	800	700	5	14	1.4	1.3	1.4	1.2	1.2	2.4	100	5.0	400	14	13	450	30
50~	800	700	10	14	1.3	1.3	1.4	1.4	1.5	2.4	100	5.0	400	13	13	450	30

年龄 Age/岁 Year	维生素A VA RNI/μgRE	维生素D VD RNI/μg	维生素E VE AI/mgα-TE*	维生素B₁ VB₁ RNI/mg	维生素B₂ VB₂ RNI/mg	维生素B₆ VB₆ AI/mg	维生素B₁₂ VB₁₂ AI/μg	维生素C VC RNI/mg	泛酸 Pantothenic acid AI/mg	叶酸 Folic acid RNI/μgDFE	烟酸 Niacin RNI/mgNE	胆碱 Choline AI/mg	生物素 Biotin AI/μg
孕妇 Preganant women					1.7								
早期 1st trimester	800	5	14	1.5	1.7	1.9	2.6	100	6.0	600	15	500	30
中期 2nd trimester	900	10	14	1.5	1.7	1.9	2.6	130	6.0	600	15	500	30
晚期 3rd trimester	900	10	14	1.5	1.7	1.9	2.6	130	6.0	600	15	500	30
乳母 Lactating mothers	1200	10	14	1.8	1.7	1.9	2.8	130	7.0	500	18	500	35

* α-TE= α-生育酚当量。α-TE is tocopherol quivalent.（凡表中数字阙如之处表示未制定该参考值）

表 4　某些微量营养素的最高摄入量 ULs
ULs of some micronutrients

年龄 Age/岁 Year	钙 Ca/mg	磷 P/mg	镁 Mg/mg	铁 Fe/mg	碘 I/μg	锌 Zn/mg	硒 Se/μg	铜 Cu/mg	氟 F/mg	铬 Cr/μg	锰 Mn/mg	钼 Mo/μg	维生素A VA/μgRE	维生素D VD/μg	维生素B₁ VB₁/mg	维生素C VC/mg	叶酸 Folic acid/μgDFE	烟酸 Niacin/mg NE*	胆碱 Choline/mg
0~				10			55		0.4							400			600
0.5~				30		13	80		0.8							500			800
1~	2000	3000	200	30		23	120	1.5	1.2	200		80			50	600	300	10	1000
4~	2000	3000	300	30		23	180	2.0	1.6	300		110	2000	20	50	700	400	15	1500
7~	2000	3000	500	30	800	28	240	3.5	2.0	300		160	2000	20	50	800	400	20	2000
11~	2000	3500	700	50	800	男 M 37 / 女 F 34	300	5.0	2.4	400		280	2000	20	50	900	600	30	2500

年龄 Age/岁 Year	钙 Ca/mg	磷 P/mg	镁 Mg/mg	铁 Fe/mg	碘 I/μg	锌 Zn/mg	硒 Se/μg	铜 Cu/mg	氟 F/mg	铬 Cr/μg	锰 Mn/mg	钼 Mo/μg	维生素A VA/μgRE	维生素D VD/μg	维生素B$_1$ VB$_1$/mg	维生素C VC/mg	叶酸 Folic acid/μgDFE	烟酸 Niacin/mgNE*	胆碱 Choline/mg
14~	2000	3500	700	50	800	42 35	360	7.0	2.8	400		280	2000	20	50	1000	800	30	3000
18~	2000	3500	700	50	1000	45 37	400	8.0	3.0	500	10	350	3000	20	50	1000	1000	35	3500
50~	2000	3500^	700	50	1000	37 37	400	8.0	3.0	500	10	350	3000	20	50	1000	1000	35	3500
孕妇	2000	3000	700	60	1000	35	400						2400	20		1000	1000		3500
乳母	2000	3500	700	50	1000	35	400							20		1000	1000		3500

注: * NE=烟酸当量。NE is niacin equivalent

\# DFE=膳食叶酸当量。DFE is dietary foalte equivalent

▲ 60岁以上磷的 UL 为3000mg。UL of phosphorus is 300mg for people 60 years over.

（凡表中数字阙如之处表示未制定该该参考值）

表 5　蛋白质及某些微量营养素的平均需要量（EARs）

EARs of some protein and micronutrients

年龄 Age/岁 Year	蛋白质 Protein/（g/kg）	锌 Zn /mg		硒 Se /μg	维生素 A VA /μgRE*	维生素 D VD /μg	维生素 B$_1$ VB$_1$ /mg		维生素 B$_2$ VB$_2$ /mg		维生素 C VC /mg	叶酸 Folic acid /μg DFE
0~	2.25~1.25	1.5			375	8.88*						
0.5~	1.25~1.15	6.7			400	13.8*						
1~		7.4		17	300		0.4		0.5		13	320
4~		8.7		20			0.5		0.6		22	320
7~		9.7		26	700		0.5		0.8		39	320
		男 M	女 F				男 M	女 F	男 M	女 F		
11~		13.1	10.8	36	700		0.7		1			320
14~		13.9	11.2	40			1	0.9	1.3	1	13	320
18~	0.92	13.2	8.3	41			1.4	1.3	1.2	1	75	320
孕妇							1.3		1.45		66	520
早期		8.3		50								
中期		65		50								
晚期		+5		50								
乳母	+0.18	+10		65			1.3		1.4		96	450
50~	0.92										75	320

注：* 0~2.9 岁南方 8.88μg，北方地区为 13.8μg。0~2.9years，8.88μg for north，13.8μg for south china.

\# RE 为视黄醇当量。RE is retinol equivalent

（凡表中数字阙如之处表示未制定该参考值）

342

课后习题答案

第一章

一、填空题

1. 食品营养学主要研究食物、营养与人体生长发育和健康的关系。

2. 自 1982 年始，全国营养调查每 10 年进行一次。

第二章

一、填空题

1. 国际上通常以焦耳和卡路里为热能的计量单位。

2. 碳水化合物、蛋白质和脂肪是三大产能营养素，普遍存在于各种食物中。

3. 年龄越小，基础代谢率越高。

第三章

一、填空题

1. 根据食物蛋白质所含氨基酸的种类和数量分类，蛋白质可以分为完全蛋白质、半完全蛋白质、不完全蛋白质。

2. 碳水化合物主要由碳、氢和氧三种元素组成。

3. 自然界最常见的双糖是蔗糖及乳糖。

4. 脂肪是由甘油和脂肪酸组成的三酰甘油酯。

5. 维生素的种类很多，一般按其溶解性质分为水溶性维生素和脂溶性维生素两大类。

二、选择题

1. A   2. B   3. B   4. C   5. B

第四章

一、选择题

1. A　　2. B　　3. C　　4. A　　5. D

二、判断题

1. 谷类是中国居民膳食中维生素 B_1 的主要来源。（√）

2. 谷类的维生素主要存在于胚乳中。（×）糊粉层和谷胚层

3. 由于大豆富含饱和脂肪酸，所以是高血压、动脉粥样硬化等疾病患者的理想食物。（×）不饱和脂肪酸

4. 大豆发芽前几乎不含维生素 C。（√）

5. 水果中的碳水化合物主要以多糖的形式存在，食之甘甜。（×）双糖或单糖

第五章

一、选择题

1. A　　2. B

二、判断题

1. 冷冻保藏能杀灭微生物。（×）抑制微生物的生长繁殖

2. 制作酸奶用的是酶处理技术。（×）发酵处理技术

3. 牛奶经巴氏杀菌后蛋白质和脂肪几乎不受损害。（√）

第六章

一、选择题

1. C　　2. C　　3. A　　4. D　　5. C

二、判断题

1. 营养缺乏病的病因可分为原发性和继发性两种。（√）

2. 维生素 A 缺乏病是以眼、皮肤改变为主的全身性疾病。（√）

3. 标准体重（kg）= 身高（cm）–105。（√）

4. 维生素 D 严重缺乏可引起坏血病。（×）维生素 C

5. 欧洲国家中患乳糖不耐症的人数高于亚洲。（×）低于

第七章

一、选择题

1. D　　2. D　　3. C　　4. D　　5. B

二、判断题

1. DRIs 是应用于健康人的膳食营养标准，也是为患有营养缺乏病的人设计的营养补充标准。（×）不是

2. 平衡膳食宝塔建议的各类食物的摄入量一般是指食物的熟重。（×）生重

3. 成人每天摄入蔬菜 300~500g 是适宜的。（√）

4. 对许多营养素来说，没有 UL 值意味着过多摄入这些营养素没有潜在的危险。（×）并不意味着

5. 烹调油也应多样化，应经常更换种类，食用多种植物油。（√）

第八章

一、选择题

1. A　　2. C　　3. D　　4. D　　5. B

二、判断题

1. 为了保证能量摄入量达到推荐摄入量标准，孕妇应尽可能进食能量密度高的食物。（×）易引起体重过多增长

2. 考虑产褥期妇女的身体状况，膳食应以动物性食物为主，限制蔬菜水果的摄入。（×）适量摄入蔬菜水果

3. 人乳中乳糖的含量比牛乳高。（√）

4. 学龄前儿童每天最基本的食物是奶类及其制品。（×）谷类

第九章

一、选择题

1. A　　2. C　　3. D　　4. C　　5. A

二、判断题

1. 宴会菜单要根据本单位的利润需要设计。（×）不能只

2. 家宴的特点是标准不高，没有高档海鲜和工艺造型菜；气氛随意。（×）便宴

3. 特殊膳食是在常规膳食的基础上，根据就餐者的特殊饮食需要而设计的膳

食。（√）

　4.婚宴大多就餐标准较高，要求菜点色彩绚丽，菜点名称喜庆吉利。（√）

　5.痛风患者在缓解期，可选用动物内脏、浓肉汤等菜品。（×）不可

第十章

一、填空题

1.食品污染按污染物的性质可分为<u>生物性污染</u>、<u>化学性污染</u>、<u>物理性污染</u>。

2.霉菌毒素是<u>霉菌</u>在生长、繁殖过程中产生的次生有毒代谢产物。

3.三致作用或三致效应指的是<u>致癌</u>、<u>致畸</u>、<u>致突变</u>。

4.电离辐射对人体的影响有<u>外照射</u>和<u>内照射</u>两种形式。

二、选择题。

1.B　　2.A　　3.A　　4.C

第十一章

一、填空题

1.<u>食物中毒</u>属食源性疾病，是食源性疾病中最为常见的疾病。

2.引起沙门菌食物中毒的食品主要为<u>动物性</u>食品。

3.大肠埃希菌俗称大肠杆菌。

4.甘薯可因<u>霉菌</u>作用而引起表面出现黑褐色斑块，变苦、变硬等，称为黑斑病。

二、选择题

1.D　　2.B　　3.A　　4.D

参考文献

[1] 苏爱梅, 孙健乐. 食品营养与健康 [M]. 北京: 中国质检出版社, 中国标准出版社, 2013.

[2] 李铎. 食品营养学 [M]. 北京: 化学工业出版社, 2011.

[3] 石瑞. 食品营养学 [M]. 北京: 化学工业出版社, 2012.

[4] 姜忠丽. 食品营养与安全卫生学 [M]. 北京: 化学工业出版社, 2010.

[5] 周才琼. 食品营养学 [M]. 北京: 高等教育出版社, 2011.

[6] 贾洪信, 冯尚坤. 食品营养与卫生 [M]. 北京: 中国农业大学出版社, 2019.

[7] 李京东, 倪雪朋. 食品营养与卫生 [M]. 北京: 中国轻工业出版社, 2018.

[8] 吴定, 高云. 食品营养与卫生保健 [M]. 北京: 中国质检出版社, 中国标准出版社, 2013.

[9] 刘方成. 配餐应用 [M]. 北京: 中国轻工业出版社, 2011.

[10] 张首玉. 营养配餐与设计 [M]. 北京: 中国科学技术出版社, 2013.

[11] 劳动和社会保障部中国就业培训技术指导中心, 劳动和社会保障部教育培训中心组织编写. 营养配餐员 [M]. 北京: 中国劳动社会保障出版社, 2003.

[12] 周才琼, 周玉林. 食品营养学 [M]. 北京: 中国质检出版社, 中国标准出版社, 2012.

[13] 蔡智军. 食品营养与配餐 [M]. 北京: 化学工业出版社, 2011.

[14] 孙耀军. 营养师速查手册 [M]. 北京: 化学工业出版社, 2013.

[15] 何一成. 健康饮食事典 [M]. 北京: 中国纺织出版社, 2011.

[16] 赵霖, 鲍善芬, 傅红. 油脂营养健康 [M]. 北京: 人民卫生出版社, 2011.

[17] 张首玉. 营养配膳基础 [M]. 北京: 机械工业出版社, 2011.

[18] 周俭. 中国传统营养学的起源和发展 [J]. 营养学报, 2008, 30 (4): 341-344.

［19］刘伟彬 . 营养强化政策概述［J］. 营养学报，2005，27（4）：265-267.

［20］宋子刚 . 科技部"十一五"大城市营养配餐产业化团餐标准科研项目［J］. 中国食品，2012，7（13）：64-67.

［21］颜廷才，刁恩杰 . 食品安全与质量管理学［M］. 北京：化学工业出版社，2017.

［22］北京知录国际营养医学研究院 . 科学营养配餐［M］. 北京：化学工业出版社，2008.